全国中医药行业高等职业教育"十四五"规划教材
全国高等医药职业院校规划教材（第六版）

康复心理

（第二版）

（供康复治疗技术等专业用）

主　编　彭咏梅

全国百佳图书出版单位
中国中医药出版社
·北　京·

图书在版编目（CIP）数据

康复心理 / 彭咏梅主编 . -- 2 版 . 北京：
中国中医药出版社 , 2024. 12. -- (全国中医药
行业高等职业教育"十四五"规划教材).
ISBN 978-7-5132-9040-1

Ⅰ. R493

中国国家版本馆 CIP 数据核字第 2024X4V662 号

融合教材服务说明

全国中医药行业职业教育"十四五"规划教材为新形态融合教材，各教材配套数字教材和相关数字化
教学资源（PPT 课件、视频、复习思考题答案等）仅在全国中医药行业教育云平台"医开讲"发布。

资源访问说明

到"医开讲"网站（jh.e-lesson.cn）或扫描教材内任意二维码注册登录后，输入封底"激活码"进行
账号绑定后即可访问相关数字化资源（注意：激活码只可绑定一个账号，为避免不必要的损失，请您
刮开序列号立即进行账号绑定激活）。

联系我们

如您在使用数字资源的过程中遇到问题，请扫描右侧二维码联系我们。

中国中医药出版社出版

北京经济技术开发区科创十三街 31 号院二区 8 号楼
邮政编码　100176
传真　010-64405721
唐山市润丰印务有限公司印刷
各地新华书店经销

开本 850×1168　1/16　印张 14.75　字数 397 千字
2024 年 12 月第 2 版　2024 年 12 月第 1 次印刷
书号　ISBN 978 - 7 - 5132 - 9040 - 1

定价　55.00 元
网址　www.cptcm.com

服 务 热 线　010-64405510
购 书 热 线　010-89535836
维 权 打 假　010-64405753

微信服务号　zgzyycbs
微商城网址　https://kdt.im/LIdUGr
官 方 微 博　http://e.weibo.com/cptcm
天猫旗舰店网址　https://zgzyycbs.tmall.com

如有印装质量问题请与本社出版部联系（010-64405510）

全国中医药行业高等职业教育"十四五"规划教材
全国高等医药职业院校规划教材（第六版）

《康复心理》编委会

全国中医药行业高等职业教育"十四五"规划教材
全国高等医药职业院校规划教材（第六版）

《康复心理》
融合出版数字化资源编创委员会

主 编

彭咏梅（湖南中医药高等专科学校）

副主编

杨 阳（沧州医学高等专科学校）　　　　凌 瑞（湖南中医药高等专科学校）

杨 珺（福建生物工程职业技术学院）　　王 静（江西中医药高等专科学校）

李 桐（山东中医药高等专科学校）

编 委（以姓氏笔画为序）

马军峰（渭南职业技术学院）　　　　　吕新暖（广西中医药大学附属国际壮医医院）

刘 丁（广东岭南职业技术学院）　　　李先贵（湖南中医药高等专科学校）

周 瑕（长沙民政职业技术学院）　　　周宇菲（大理护理职业学院）

钟兴泉（重庆三峡医药高等专科学校）　段青青（四川中医药高等专科学校）

前　言

"全国中医药行业高等职业教育'十四五'规划教材"是为贯彻党的二十大精神和习近平总书记关于职业教育工作和教材工作的重要指示批示精神，落实《中医药发展战略规划纲要（2016—2030年）》（以下简称《纲要》）等文件精神，在国家中医药管理局领导和全国中医药职业教育教学指导委员会指导下统一规划建设的，旨在提升中医药职业教育对全民健康和地方经济的贡献度，提高职业技术院校学生的实践操作能力，实现职业教育与产业需求、岗位胜任能力严密对接，突出新时代中医药职业教育的特色。鉴于由中医药行业主管部门主持编写的"全国高等医药职业院校规划教材"（三版以前称"统编教材"）在2006年后已陆续出版第三版、第四版、第五版，故本套"十四五"行业规划教材为第六版。

中国中医药出版社是全国中医药行业规划教材唯一出版基地，为国家中医、中西医结合执业（助理）医师资格考试大纲和细则、实践技能指导用书，全国中医药专业技术资格考试大纲和细则唯一授权出版单位，与国家中医药管理局中医师资格认证中心建立了良好的战略伙伴关系。

本套教材由50余所开展中医药高等职业教育的院校及相关医院、医药企业等单位，按照教育部公布的《高等职业学校专业教学标准》内容，并结合全国中医药行业高等职业教育"十三五"规划教材建设实际联合组织编写。本套教材供中医学、中药学、针灸推拿、中医骨伤、中医康复技术、中医养生保健、护理、康复治疗技术8个专业使用。

本套教材具有以下特点：

1. 坚持立德树人，融入课程思政内容和党的二十大精神。把立德树人贯穿教材建设全过程、各方面，体现课程思政建设新要求，发挥中医药文化的育人优势，推进课程思政与中医药人文的融合，大力培育和践行社会主义核心价值观，健全德技并修、工学结合的育人机制，努力培养德智体美劳全面发展的社会主义建设者和接班人。

2. 加强教材编写顶层设计，科学构建教材的主体框架，打造职业行动能力导向明确的金教材。教材编写落实"三个面向"，始终围绕中医药职业教育技术技能型、应用型中医药人才培养目标，以学生为中心，以岗位胜任力、产业需求为导向，内容设计符合职业院校学生认知特点和职业教育教学实际，体现了先进的职业教育理念，贴近学生、贴近岗位、贴近社会，注重科学性、先进性、针对性、适用性、实用性。

3. 突出理论与实践相结合，强调动手能力、实践能力的培养。鼓励专业课程教材融入中医药特色产业发展的新技术、新工艺、新规范、新标准，满足学生适应项目学习、案例学习、模块化学习等不同学习方式的要求，注重以典型工作任务、案例等为载体组织教学单元，有效地激发学生的学习兴趣和创新潜能。同时，编写队伍积极吸纳了职业教育"双师型"教师。

4. 强调质量意识，打造精品示范教材。将质量意识、精品意识贯穿教材编写全过程。教材围绕"十三五"行业规划教材评价调查报告中指出的问题，以问题为导向，有针对性地对上一版教材内容进行修订完善，力求打造适应中医药职业教育人才培养需求的精品示范教材。

5. 加强教材数字化建设。适应新形态教材建设需求，打造精品融合教材，探索新型数字教材。将新技术融入教材建设，丰富数字化教学资源，满足中医药职业教育教学需求。

6. 与考试接轨。编写内容科学、规范，突出职业教育技术技能人才培养目标，与执业助理医师、药师、护士等执业资格考试大纲一致，与考试接轨，提高学生的执业考试通过率。

本套教材的建设，得到国家中医药管理局领导的指导与大力支持，凝聚了全国中医药行业职业教育工作者的集体智慧，体现了全国中医药行业齐心协力、求真务实的工作作风，代表了全国中医药行业为"十四五"期间中医药事业发展和人才培养所做的共同努力，谨此向有关单位和个人致以衷心的感谢。希望本套教材的出版，能够对全国中医药行业职业教育教学发展和中医药人才培养产生积极的推动作用。需要说明的是，尽管所有组织者与编写者竭尽心智，精益求精，本套教材仍有一定的提升空间，敬请各教学单位、教学人员及广大学生多提宝贵意见和建议，以便修订时进一步提高。

国家中医药管理局教材办公室
全国中医药职业教育教学指导委员会
2024 年 12 月

编写说明

在康复治疗体系中，心理康复占据至关重要的地位。心理康复是运用系统的心理学理论与方法，从生物－心理－社会角度出发，针对患者的伤残和疾病情况，实施精准的心理干预措施，以提高患者的心理健康水平。心理康复对于帮助患者恢复身体功能、克服障碍，以健康的心理状态重新融入社会生活具有十分重要的意义。

本教材在杨小兵主编的全国中医药行业高等职业教育"十三五"规划教材《康复心理》（第一版）基础之上，对教材内容进行了重新编排。本教材突出职业教育的特点，在内容编排上，根据康复治疗师的工作过程和典型工作任务，采用"模块－项目－任务"的递进式结构来设计。在教学目标上，根据职业教育的最新要求，设定三维目标，即素质目标、知识目标和能力目标。全书以为患者提供心理支持、提高其训练的依从性为目标，巧妙地运用心理学理论和心理咨询的基本技术，以加快康复治疗进程，促进患者心理康复。全书分为三个模块和十五个项目，每个项目下设3～4个子任务。内容组织遵循"是什么（概述）－为什么（原理、理论、影响因素）－怎么做（运用、操作方法或程序等）"的逻辑主线。本教材在党的二十大精神引领下，融入课程思政元素，以培养具有爱心、耐心、同理心、责任心和敬畏之心的康复治疗师为目标，通过在案例导入、知识链接和案例分析部分，穿插名人励志故事、伤残人士奋斗事迹及中华优秀传统文化等思政素材，强化思政教育，为健康中国战略贡献力量。

本教材虽专为康复专业学生设计，但其中的心理学基础、心理康复技术、心理康复的常见内容同样适用于所有追求身心健康的人，因此本教材亦可用于临床医学、针灸推拿学、中医养生保健等专业。本教材编委会成员为长期从事心理学教学与心理咨询的教师或临床经验丰富的医务人员，确保了内容的科学性与实用性。因此，本教材同样适用于临床指导，供医务人员阅读使用。

本教材共分为十五个项目：项目一由彭咏梅编写，项目二由毛怡编写，项目三由段青青编写，项目四由李桐编写，项目五由钟兴泉编写，项目六由王静编写，项目七由杨珺编写，项目八由凌瑞编写，项目九由刘丁编写，项目十和项目十四由杨阳编写，项目十一由周瑕编写，项目十二由马军峰编写，项目十三由吕新暖编写，项目十五由周宇菲编写。全部书稿由彭咏梅进行统稿。本教材数字化工作由彭咏梅负责，《康复心理》融合出版数字化资源编创编委会全体成员共同参与完成。任课教师可以根据各自学校的需要和自身特点安排具体的授课计划。

本教材在编写过程中参阅了部分专家学者的著作和最新的研究文献，在此致以诚挚的谢意，我们也衷心感谢对本教材编写给予无私指导与支持的老师和医务人员。鉴于康复心理的相关知识不断发展和更新，且编者的水平和实践经验有限，若有疏忽和不足之处，敬请广大师生与读者提出宝贵意见，以便再版时修订提高。

《康复心理》编委会

2024 年 11 月

目 录

模块一　心理基础知识

项目一　导　论

扫一扫，查阅本项目PPT、视频等数字资源

【学习目标】

素质目标：培养以人为本的观念，提升心理康复意识。

知识目标：阐述康复心理学的概念和心理康复的作用；阐释生物－心理－社会医学模式对康复心理的作用；区分正常心理与异常心理的表现；列举康复心理的运用领域。

能力目标：提升自主查阅心理学相关资料的能力；提升团队协作的能力。

【案例导入】

案例描述

李威（化名），男性，42岁，康复科"常住人口"。李威在工地施工时遭遇安全事故，导致高位截瘫，自此开始了漫长的康复历程。至今，他已在医院康复科进行了长达5年的治疗与康复。在此期间，李威的日常照料全由父母负责，配偶已与其离异，家中尚有一个正在读高中的女儿。目前，李威每天需接受一系列康复训练，他的情绪低落，表情呆滞，沉默寡言，几乎不与人交流，除了玩手机，对其他任何事物都缺乏兴趣和动力。在康复治疗师的指导下进行训练时，李威表现出明显的抗拒与被动。

面对此种情况，你会如何帮助他？

案例分析

李威因工伤致残，日常生活完全依赖于父母的照料。面对这一现状，他深感自责，认为自己成为父母的负担，也遗憾无法履行作为父亲的责任，给予女儿应有的关爱与抚养。他对康复训练被动、不积极，甚至对未来失去信心与希望。面对此种情况，要充分考虑到心理因素、社会因素对李威康复行为和结果的影响，积极辅以心理康复。可以通过聆听他的故事，共情他的感受，帮助其宣泄抑郁无助的情绪；尽量挖掘他能完成的事项，协助他找到自身可能尚未意识到的能力；鼓励多与其他人交流，找到应对残疾生活方式或策略，激励他积极地面对未来人生。

任务一　康复心理学的概述

《上古天真论》曰："夫上古圣人之教下也，皆谓之虚邪贼风，避之有时。恬惔虚无，真气从之，精神内守，病安从来。"《青囊秘录》也提到"善医者，必先医其心，而后医其身"。说明自

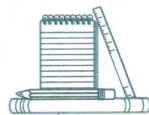

古以来，养生保健和疾病康复过程中，调养心神、关注心理非常重要。随着全球老龄化进程的不断加速，以及自然灾害、意外事故等突发事件的频发，与之相关的慢性疾病、躯体残疾和各类创伤的病例逐年上升，使得人们在康复过程中的心理需求日益增长，从而推动了康复心理学的快速发展。

一、康复心理学的概念

康复心理学是一门研究康复领域中有关心理问题的学科，是康复医学的重要组成部分。作为康复医学和心理学的交叉学科，康复心理学将心理学的系统知识应用在康复医学的各个方面，主要研究伤、病、残者的心理现象，尤其是心理因素对残疾的发生、发展和转归的作用，促进伤残个体的心理康复，帮助其恢复社会功能，融入社会。心理康复与躯体康复同样重要。心理康复工作者在工作中主要了解残疾人及其家属的行为、经历、态度，评定康复治疗的有效性，评估残疾人及其所处的环境，设计和实施康复方案，并控制整个实施过程。在临床康复心理实践中，心理康复工作者主要处理各种社会、心理和实际问题，诸如社会活动状态、情绪好坏、家庭关系、日常生活、就业和独立生活等。

二、康复心理学发展简史

康复心理学的研究起源于国外。1898 年，美国克利夫兰市成立克利夫兰康复中心，标志着康复心理成为一项专门的研究课题和工作任务。1920 年，美国国会为残疾军人制定了一项特别的职业康复法案。1943 年，联邦政府通过了《Barden–Lafollette 法案》，允许为精神心理障碍人群提供职业康复咨询服务。第二次世界大战后，经过美国的腊斯克（H. A. Rusk）（"现代康复之父"）和英国的古特曼（L. Guttmann）（"残奥会之父"）等学者的倡导，康复医学成为一门独立的学科。1949 年，美国心理学会成立了"失能的心理因素全国理事会"，这一专业小组后来发展成为美国心理学会的康复心理部门。1958 年，美国心理学会成立了第 22 分会——康复心理学分会。

20 世纪 40 年代末至 50 年代初，我国心理学家黄嘉音教授在精神科尝试运用心理学原理对患者的病因进行分析和解释，并进行了支持疗法的实践，这标志着我国的康复心理治疗迈出了第一步。中华人民共和国成立后，老一代医学心理学工作者创立的针对神经衰弱的"快速综合治疗方法"受到了学术界和社会的广泛关注。1966—1977 年，整个心理学基本处于停滞阶段。1978 年以后，我国改革开放政策为康复心理学的发展提供了有利条件，政府的支持和社会的需求，使得高等医学院校普遍开设了医学心理学等课程。1988 年成立的中国康复研究中心设立了心理康复科，提供康复心理学服务。1994 年，中国康复医学会成立了康复心理学专业委员会，进一步推动了我国的康复心理工作。2008 年四川汶川大地震发生后，从政府、机构到志愿组织各个层面，开展了大量的心理救援和心理康复工作，这对我国康复心理学的需求、研究及人才培养等方面都起到了积极的推动作用。2021 年，康复心理学作为中国心理学会的分支机构正式成立。如今，心理康复服务正逐步走向社区和家庭，为更多需要帮助的人带去温暖与希望。

三、康复心理学的研究对象、内容和方法

（一）研究对象

康复心理学的研究对象主要包括残疾人、老年人和各种慢性伤病患者，目的在于激发康复活动中（康复对象、家属、康复治疗师等）的积极性和主动性，最大程度提升康复的效果。康复对象是指因各种原因导致躯体、视力、听力、言语、智力和精神等方面功能丧失或者异常，

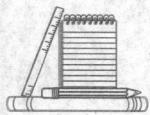

从而影响其正常生活和工作能力的人群。各类慢性疾病、心身疾病、重大应激等均可导致个体心身功能失常，这类人群亦是康复心理的研究和服务对象。此外，某些特定人群如儿童、老年人、女性，由于其自身生理心理发展的特殊性，在康复过程中也需要对其重点关注。

（二）研究内容

影响康复对象康复治疗进程、效果的所有心理社会因素，均为康复心理学的研究内容。主要包括如下几个方面。

1. 心理行为与病残的关系 心理与病残关系复杂，可互为因果，相互影响。病残者的个性、应对方式及周围健康人群，尤其是家人或朋友、同事的态度，直接作用于其心理变化，进而影响其康复进程。心理康复阶段学说认为，康复患者对残疾的反应通常会经历"否认—愤怒—谈判—抑郁—承认—接受"六个阶段。Krueger 等在 1984 年提出心理康复过程中包含了心理休克期、否认期、抑郁反应期、依赖反应期及适应期等阶段。这些阶段虽非每位康复患者必经之路，但对大多数患者而言，它们构成了心理康复过程中的基本规律。康复心理专业人员可根据这种规律，更好地理解患者的心理行为表现，充分调动患者的主观能动性，促进其身心功能的康复。

2. 运用心理咨询的方法促进患者康复 一方面，运用心理咨询工作的基本原则和方法对康复对象提供心理咨询服务，给予心理支持，帮助其宣泄不良情绪，克服紧张、焦虑、抑郁等常见心理问题；对康复对象进行心理健康教育，让其了解心理与身体症状、健康行为的关系，提升心理健康素养；协助康复对象改善人际关系，减少因疾病和不幸造成的痛苦与不安，促进其积极行动，融入社会。心理咨询的重点是心理危机干预，帮助某些患者度过短期内的情绪危机，鼓励患者重拾生活希望。另一方面，心理咨询中的多种心理行为技术也可以应用在心理康复中，帮助解决残疾康复效果不佳的问题。其中认知行为技术的应用最为广泛，包括基于认知行为理论的理性情绪疗法、认知重建、放松训练、阳性强化法，以及心理暗示和催眠术。团体心理辅导或咨询相较于个体心理咨询更高效。在康复过程中，定期将具有类似问题的康复患者集中起来进行团体心理辅导，通过成员之间的经验分享与心理支持和鼓励，帮助患者坚定信念。

3. 心理评估在康复医学中的应用 运用心理测验，对康复患者心理行为变化情况和心理特征进行测验和评定，了解其心理障碍的性质和程度，掌握康复过程中的心理行为变化情况，研究其心理变化规律。康复心理测验种类多样，常用的有智力测验、个性测验、情绪评定、心理评定、神经心理和神经影像评估、功能状态和生活质量评估、人格与病理心理评估、司法心理学评估等。康复心理测验为康复心理学专业人员提供了系统有规律的参考框架，以评估心理康复的效果，并预测患者心理康复的潜力。

知识链接

中医心理学

中医心理学是以中国传统文化为背景，以中医理论为指导，积极融合现代科学尤其是医学心理学和精神病学知识，研究人类的心理活动规律，并用以指导临床实践的一门学科。中医心理学主要以形神合一论、心主神明论、心神感知论、五脏神志论、人格体质论、阴阳睡梦论等基础理论作为研究的理论依据。中医心理学是中医心理卫生保健的基础。心理卫生保健，传统中医称为"养心""调神""摄生"等。《素问·上古天真论》提出"治未病"的积极预防疾病的思想，指出"恬淡虚无，真气从之，精神内守，病安从来""是以嗜欲不能劳其目，淫邪不能惑其心"。由此可见，养心调神是中医心理学独特的理论核心和卫生保健措施。

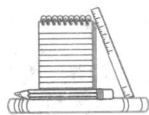

(三) 研究方法

康复心理学与其他学科的研究方法基本相似，以下对其常用的研究方法进行简要介绍。

1. 观察法　指研究者直接观察和记录康复患者或团体的行为活动，从而分析研究两个或多个变量间存在何种关系的一种方法。此法是科学研究史上最原始、应用最广泛的一种方法，从事任何研究几乎都离不开观察法。

根据是否预先设置情境，观察法可分为自然观察法和控制观察法。自然观察法即在自然情境中对研究对象的行为直接观察、记录，而后分析解释，从而获得行为变化的规律。控制观察法即在预先设置的情境中进行观察。在康复心理学研究中，现场观察法被广泛运用，它既可以单独采用自然观察法或控制观察法，也可以将二者结合，以达到更全面的观察和分析效果。

观察法的优点与缺点：①优点：使用方便，可随时获得康复对象不愿或不能报告的行为结果，资料具有较强的可靠性，结果具有较大的现实意义。此外，观察法无须人为地对康复对象施加任何外部影响，即可收集到许多生动活泼的实际资料。②缺点：观察的质量在很大程度上依赖于观察者的能力水平。同时，观察活动本身也可能影响被观察者的行为表现，使观察结果失真。因此，在使用观察法时，必须考虑并采取措施以避免观察者主观因素所导致的误差。

2. 调查法　指通过晤谈、访问、座谈、问卷等方式，对康复对象进行资料收集，并对获得资料加以分析的研究方法。

（1）晤谈法或访问法　通过与康复对象进行晤谈，了解其心理活动，同时观察其在晤谈过程中的行为反应，以非语言信息补充、验证所获得的语言信息，经过记录、分析后得出研究结果。晤谈法是开展康复心理评估、心理咨询、心理治疗及其相关研究中最常用的方法之一，通常采用一对一的访谈方式，其效果在很大程度上取决于研究者的晤谈技巧。

（2）座谈法　一种由少数研究者同时面对多个康复对象进行的访谈形式。相较于晤谈，座谈法的范围更广，便于在一次访谈中收集到较多的同类资料或信息，满足分析、研究的需要。

（3）问卷法　采用事先设计的调查问卷，当场或通过函件交由康复对象填写，然后对回收的问卷数据进行分析研究。此法适用于在短时间内书面收集大范围人群的相关资料。问卷法的研究质量取决于多个因素，包括研究者的思路（研究目的、内容、要求等）、问卷设计的技巧及康复对象的合作程度等。例如，问卷所设计的提问是否能准确反映研究者的研究重心、指导语是否能让康复对象一目了然、设问策略是否得当、结果是否便于统计分析等。此外，对于开放式问卷，还需考虑题量适中与否、能否激发康复对象的回答兴趣等；对于封闭式问卷，则需关注是否有一致的答卷标准、分级是否适当等。问卷法简便易行，信息容量大，但其结果的真实性、可靠性可能受到各种因素的影响而有所差异。

3. 测验法　也称心理测验法，是指以心理测验为手段，对康复对象的心理反应、行为特征等变量进行定量评估的方法，通过测验结果揭示康复对象的心理活动规律。此法需采用标准化、具有良好信度和效度的通用量表，如人格量表、智力量表、行为量表、症状量表等。心理测验和量表种类繁多，必须严格按照心理测试规范实施，以确保得出正确的结论。心理测验作为一种有效的定量手段，在康复心理工作中应用十分普遍。

4. 实验法　是指在控制的情境下，研究者系统地操纵自变量，使其发生系统性改变，观察因变量随自变量改变所受到的影响，以探究自变量与因变量之间的因果关系，掌握知果溯因、知因推果的科学规律。实验法被公认为科学方法中最为严谨的一种方法，也是唯一能够完整体现陈述、解释、预测、控制这四个层次科学研究目的的方法。但实验研究的质量在很大程度上取决于实验设计，例如，由于实验组与对照组的不匹配，以及许多中间变量（特别是心理变量）

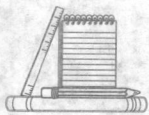

的干扰，都可能影响实验结果的可靠性。

5. 个案法　也称为案例研究法，是指对某一个体、某一群体或某一组织在较长时间内连续进行调查，从而研究其行为发展变化的全过程。个案研究方法被广泛应用于心理学、教育学等领域。此法常用于研究特殊对象，如问题青少年、孤独症患者等。个案研究法通过收集案主的个人资料，如家庭背景、健康状况、外形特征、人格特性、重要成长史、问题发展史、生理心理症状、家庭适应等方面的信息，来深入研究问题的本质。

任务二　医学模式对康复心理的影响

一、医学模式的发展

医学模式（medical model）是在一定历史时期内，医学发展的基本观念、概念框架、思维方式及其发展规范的综合体现，主要反映人们如何运用特定观点和方法研究、处理医学领域的各种问题。它是在长期的医学实践活动过程中逐渐形成的，用于观察和处理医学领域内相关问题的基本思想和主要方法，其核心在于医学观。迄今为止，医学模式的发展主要经历了神灵主义医学模式、自然哲学医学模式、机械论医学模式、生物医学模式和生物－心理－社会医学模式五个阶段。

（一）神灵主义医学模式

在人类早期，由于社会生产力水平低下，认识和实践能力受到限制，人们无法对疾病和健康形成正确的认识，只能根据直观的医疗经验和想象，借助神话、宗教和巫术进行解释，将疾病视为鬼神作祟或天谴神罚，以有限的药物治疗与祈祷神灵相结合的方式应对。在此基础上，逐渐形成了神灵医学模式。虽然这种模式原始且粗糙，但它毕竟是早期人类艰难探索和智慧的结晶，且在某些情况下确实能"缓解"或"治愈"某些疾病，其背后的原因值得我们深入探索。

（二）自然哲学医学模式

公元前3000年左右，出现了以朴素唯物主义论、整体观和心身一元论为基础的自然哲学医学模式。在东方，以《黄帝内经》中的"天人合一""天人相应"和"内伤七情，外感六淫"等观点为代表，强调将人与宇宙相联系，探索疾病和健康的问题，并注重心身统一，认为人所处的自然环境与其健康状况密切相关。在西方，则以希波克拉底所提出的医学思想体系及体液说为代表，他主张"治病先治人""知道患病的人是什么样的人比知道某人患什么病更为重要"。这些观点至今仍对医学有着启迪和指导作用。然而，不可否认的是，由于当时的历史背景和科学技术发展水平的限制，这一模式在生命本质的认识及疾病和健康观念上存在诸多局限。

（三）机械论医学模式

15世纪下半叶，欧洲的文艺复兴运动推动了社会变革和生产力的发展，机器生产逐渐取代了手工生产，人们开始摆脱宗教神学的束缚，转而推崇机械决定论。在这一背景下，人们把人比作机器，认为疾病仅是这架"机器"的某部分机械出现故障，并用机械观来解释一切人体现象，因而忽视了人的生物性、社会性及复杂的内部矛盾。医生的任务就是"修补机器"，即头痛医头、脚痛医脚，这标志着以"修理机器"（治疗）为主的机械医学模式的形成。

（四）生物医学模式

自18世纪下半叶到19世纪，随着能量守恒和转化定律、生物进化论和细胞学说的三大发现，机械唯物主义的根基受到动摇。生命学科的问世，为解决医学领域的重大难题提供了必要

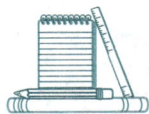

的技术支撑和科学依据，推动了医学由经验医学、实验医学向现代医学的转变。由此，人们对机体的变化、生命现象，以及健康和疾病有了更为科学的认识，以生物医学为基础的近代生物医学模式应运而生。生物医学模式追求因果性规律，运用"观察、假设、求证、结论"的逻辑来解释、诊断、治疗和预防疾病。在生物医学模式下，任何疾病都被视为生物机制的紊乱，可以在器官、细胞和生物大分子层面找到形态、结构和生物指标的特定变化。然而，这也导致了一些医生过于关注疾病本身，而忽视了患者的整体状况和心理需求。

（五）生物－心理－社会医学模式

20世纪50年代以来，"疾病谱"和"死因谱"发生了显著变化。传染病和寄生虫病不再是威胁人类健康的主要疾病，而心脏病、恶性肿瘤和脑血管病等则成为主要死因。随着全球化和城市化进程的加快，环境污染、心理压力、不良生活习惯（如吸烟、酗酒）等危险因素普遍暴露，慢性非传染性疾病（简称"慢性病"）发病率急剧上升。因此，仅关注生物因素的生物医学模式已无法全面解决当今人类的健康和疾病问题。1977年，美国精神病学和内科学教授恩格尔（G. L. Engel）提出了"生物－心理－社会医学模式"。这种模式以系统论为概念框架，以心身一元论为基本指导思想，强调在考虑疾病生物学因素的同时，还需关注心理因素及环境和社会因素对疾病的影响。这些因素被视为相互联系、相互影响的整体。生物－心理－社会医学模式将人看成一个完整的个体，既是一个生物人，也是一个社会人。个体生活在特定的生活环境和复杂的人际关系网中，亲属、同事、邻居等社会关系以及周围的自然环境和社会环境（包括文化、经济、教育等）均对个体的身心健康产生深远影响。

二、生物－心理－社会医学模式在现代医学中的意义

1. 承认心理社会因素是致病的重要原因　从20世纪三四十年代起，心理应激与疾病的关系开始受到重视。人是一个对社会和自然界开放的有机系统，自然或社会环境可以通过心、身两方面对机体产生影响，引起机体分子、细胞水平乃至器官、系统的变化。无数事实证明，心理社会因素对身体健康可以产生有利或有害的影响。因此，心理社会因素像其他各种致病因素一样，可以成为致病的重要原因。

2. 关注与心理社会因素有关的疾病　随着烈性传染病、寄生虫病的基本消除，人群中最常见的病死原因已转变为与心理社会因素有密切关系的疾病，如心脑血管疾病和肿瘤等。同时，在现代化建设过程中，人们的心理压力增大，心身疾病的发病率显著上升。医务工作者也关注到这种趋势，并开始进行大量相关研究。

3. 全面评估患者是诊断治疗的前提　人不单单是各种内脏器官的总和，而是具有心、身两方面功能，充满生命活力的完整系统。人置身于复杂的社会生活中，伴随着复杂的心理活动。疾病不是一种抽象的概念，也不是病理室中的标本，而是发生在活生生的个体身上的过程。因此，离开患者的具体情境，抽象的疾病概念便失去了意义。所以，医学研究必须从生物、心理、社会三方面全面了解患者，才能对他们做出准确的诊断与恰当的处理。

4. 心理状态的改变可以预测身体功能的变化　在疾病早期，机体往往仅表现为功能上的变化，有些患者的心理状态对此却颇为敏感，容易发生变化。现有的各种实验室检查方法，一般需待器质性改变后才能显示出异常，对早期功能性改变的诊查作用有限。而应用心理学的观察方法和测量技术，可以弥补这方面的不足，如神经心理检查，能在早期就正确地判断出脑功能的变化和可能的病变部位。

5. 应用心理治疗技术可提高医疗质量　多数疾病与心理因素都有着密切的联系。在医护工

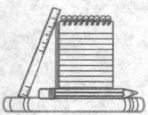

作中，运用心理学的知识和方法可以更好地遵循科学的规律进行心理疏导，根据患者的心理特点，因势利导地开展工作，从而改善患者的情绪状态，辅助治疗疾病，促进健康恢复。

6. 良好的医患关系可以提高治疗的效果　医患关系作为一种特殊的人际关系，其质量直接影响医生与患者之间交流效果。如果患者不信任医生，不提供准确、全面的病史信息，或者不配合治疗，那么即使再高的医疗水平也难以充分发挥作用。现代医学研究证明，良好的医患关系具有治疗作用。例如，对医生充满信心的糖尿病患者，往往能够减少胰岛素的用量，显示出更好的治疗效果。

三、生物 – 心理 – 社会医学模式下康复心理学发展

医学模式的转变催生了康复心理学。在生物 – 心理 – 社会医学模式下，医学的服务对象不仅仅是患者，还扩展到健康人群和长久以来被遗忘、被忽视的非健康人群。医学服务的目的也不再局限于治愈伤痛，而是涵盖了促进人类健康、提升其幸福感，进而提高人类的生存质量；其服务方式强调要对患者进行全面负责。社会的进步和发展为康复心理的发展创造了有利条件。随着物质文明的不断提升，人们越来越重视精神文明，关注人的价值，并致力于提升人的整体素质。在发达国家，卫生保健事业已逐步与社会福利事业相结合，形成了新的发展趋势。这种趋势启示我们，应当更加关注那些不幸的非健康人群和病后伤残者的生活处境，并努力改善他们的不幸现状。正是这样的社会需求和人文关怀，也促使了康复心理学的产生并推动了其不断发展。

知识链接

在轮椅上重建生活，脊髓损伤者和他们的"希望之家"

在所有肢体残疾类别中，脊髓损伤被视为残疾程度最为严重的一种，亦被称作高位截瘫。杜鹏因脊髓瘤而不幸成了高位截瘫患者，之后被"困"在屋里长达 5 年之久。但他没有自暴自弃，而是自学视频剪辑，并且做得非常好，得到了很多人的认可。同样，唐占鑫因车祸导致脊髓损伤，也成了高位截瘫患者。此后的三年里，她的饮食起居全由父母悉心照料。直到有一天，她注意到父母的白发和皱纹，决定努力锻炼自己的自理能力。

2014 年，唐占鑫、杜鹏等四位脊髓损伤者在东城区共同创立了北京市第一个脊髓损伤者"希望之家"。团队成员秉持着"生活重建"的理念，希望能让脊髓损伤者重新获得自理能力，最终能够走出家门，重新融入社会。

在中国残联的大力支持下，北京"生活重建训练营"模式被推广至全国。截至 2023 年，北京"希望之家"已成功助力 700 人实现就业增收，并在全国 30 个省、自治区、直辖市培训了 400 多名骨干"伤友领袖"，这些人进一步服务的残疾人数已超过 5000 名。

任务三　变态心理与康复心理的关系

一、变态心理

（一）变态心理的定义与分类

"变态"（异常）是相对于"常态"（正常）而言的，但心理世界如此复杂，以至于我们很难

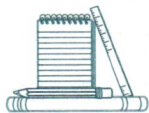

明确地界定常态与变态的界限。广义的变态心理指所有偏离正常的心理活动，狭义的变态心理则通常指心理障碍。心理障碍是一种不被某种特定文化所期待或视为非典型的行为反应，常常表现为内部的心理功能紊乱，并伴随着痛苦体验或功能性损伤。

根据心理功能紊乱的严重程度，广义的变态心理可分为心理问题、神经症、精神病。

1. 心理问题   一般是指个体意识到自己的心理出现了某些异常，这些异常让其困扰，但尚未达到疾病的诊断标准。只有当这些问题严重到影响了其正常的生活和工作时，才可能被进一步视为心理疾病。

2. 神经症   主要指由心理社会（环境）因素引起的一组精神障碍，表现为焦虑、抑郁、恐惧、强迫、疑病症或神经衰弱等症状。神经症患者能够明确感受到自己的痛苦，并因此产生强烈的就医愿望。它属于轻度的精神疾病。

3. 精神病   通常没有明显的发病诱因，更多是由生物学因素所导致。精神病患者往往无法意识到自己有病，缺乏对自身精神疾病的认识和判断能力，因此通常由家属要求或强迫其前往医院就诊。它属于重度的精神疾病。

（二）正常心理与变态心理的区分

一般认为，区分心理的正常与异常应该从心理学角度切入，以心理学对人类心理活动的一般性定义为依据。因此，可以从以下三个原则来区分。

1. 主观世界与客观世界的统一性原则   精神病态的幻觉是无对象的知觉，妄想则是一种脱离现实的病理性思维。例如，若一个人听到了别人在议论他、说他的坏话，并坚信有人在害他、攻击他、诽谤他，因此感到非常愤怒，痛不欲生。然而，在我们看来，这些想法根本没有事实依据。这种人的主观世界与客观世界是不统一的，其所想所反映的情感难以被他人理解。因此，我们可以评价这个人的心理是不正常的。这种情况多见于精神分裂症。

2. 心理活动的内在协调性原则   知、情、意、行协调一致是人类精神活动的整体性表现。一个人的心理过程应与其内心体验及环境保持一致，在该笑的场合笑，该哭的场合哭。例如，儿子结婚办喜事时喜气洋洋，已故亲人办丧事时痛哭流涕，这就是情感与所处的环境协调一致的表现。病态则相反，表现为情感与环境的脱节，该哭时不哭，该笑时不笑，这是反常、病态的表现。这种情况常见于精神分裂症。

3. 人格的相对稳定性原则   "江山易改，本性难移"，说明了人格的相对稳定性。若一个人在没有明显外界因素干扰的情况下性格出现反常，如平素开朗外向，突然变得沉默寡言、孤僻不接触人，我们可以认为这破坏了他性格的稳定性，是反常的表现。这种情况多见于抑郁症患者。

综上所述，区分心理正常与异常的三原则中，自知力是判断和鉴别的关键指标。完整的自知力是指患者对其自身精神病态的认识和批判能力，是判断是否存在精神障碍及其严重程度、疗效的指征。它是"自我认知"与"自我现实"的统一，是现实检验的一把尺子。自知力贯穿这三个原则。

除上述内容外，有专家综合心理障碍的特点和表现，归纳出心理障碍包括七个基本要素。这些要素中，包含得越多，个体越有可能被判定为存在心理障碍。以下是对这七个要素的描述。

1. 痛苦   患心理障碍的人通常是痛苦的。一个强迫症患者，尽管自己认为完全没有必要，但可能会一天洗一百次手。这样的内心冲突会让他焦虑而痛苦。抑郁症患者则看不到未来的希望，对生活的一切失去兴趣，同时伴随失眠、食欲减退，他所感受到的痛苦甚至可能迫使他产生自杀的念头。需要注意的是，并非所有的心理障碍都是令人痛苦的，也并非所有的痛苦都能

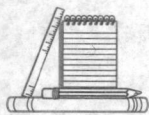

直接构成心理障碍。例如，躁狂症患者发作时也可能整天处于自我感觉极为良好的状态，他精力充沛，思维敏捷，头脑里充满"伟大"的幻想，他并不会感到痛苦。因此，尽管痛苦在判定心理障碍中占据重要地位，但它既不是充分条件，也不是必要条件。

2. 适应不良 几乎所有的心理障碍都会导致适应方面的问题。例如，社交恐惧症患者可能完全失去与人交流的能力，这使他难以适应正常的人际环境；抑郁症患者则可能终日自怨自艾，无精打采，无法胜任任何工作，失去生活目标。当然，必须评估适应不良的严重程度，只有当这种适应不良严重影响到正常生活和工作时，才应被认为是心理障碍。

3. 不合理性 人们习惯于为行为寻找合理的解释。当某个行为怪异到无法理解时，我们倾向于认为它是异常的。例如，精神分裂症患者可能会声称其头发是特制的天线，他可以通过这些天线与外星人进行沟通。在诉说的时候，可能还会伴随相应的动作和神秘的笑意。这类想法和举动很难用常规的方式进行解释，医生通常会诊断其存在妄想症状。

但需要注意的是，行为具有文化特异性。也就是说，在一种文化下合理的行为，在另一种文化下可能是不合理的。例如，在某些非洲部落中，小女孩为了形成装饰性的伤疤，会用小刀划破自己的手和脸。这样的行为如果发生在中国这样的文化背景下，一定会被认为是病理性的，但在她们的文化背景下却是正常被接受的。

4. 不可预知性和失去控制感 一个生性温和的人在不同时间、不同情境下通常会表现出平静稳定、从容淡定的神态。这使人们觉得，这个人的行为是可预知和可控的。而边缘型人格障碍患者则可能表现出极不稳定的行为，如前一天还乐观积极，第二天就突然产生自杀念头。这种情绪和行为的迅速变化令人难以捉摸和预测，从而产生失控感。

不过，在一些特殊的环境中，有些人可能故意表现出不稳定的行为或情绪以迷惑他人，这种行为或情绪虽然不可预知，但属于正常的策略性行为。

5. 少见和非传统性 有心理障碍的人表现出来的行为方式经常是少见的和非传统的。例如，露阴癖患者经常在阴暗人少的地方对年轻女性突然暴露生殖器。但是，如果把少见和非传统性作为界定心理障碍的唯一标准就会带来很多问题，因为社会标准和个人特质之间界限模糊。例如，一位老人在家里养了一条大蟒蛇，从不与人交往，其行为虽古怪，但未必是心理障碍。

6. 旁观者不适 心理障碍患者的某些行为可能使旁观者不适。例如，躁狂症患者发病时在阳台上通宵唱歌，干扰邻居休息。此外，过度依赖、过度讨好或过度敌视等人格障碍表现也会让旁人不适。但需注意区分，某些性格特质如邋遢、虽让人不悦，但并不直接等同于心理障碍。

7. 违背标准 社会都有其行为规范，我们习惯于把符合规范的行为看成正常的，违背规范则被视为异常。例如，有劳动能力的成年人拒绝工作，长期依赖父母供养，这样的行为通常被认为是不正常的。

（三）变态心理的影响因素

现代医学模式从生物、心理、社会三个方面来综合考量变态心理产生的原因。以抑郁症为例，其病因可能涉及多个方面，包括家族遗传因素、早期经历过的心理创伤、较为负面的思维方式，以及缺乏一定的社会支持。

1. 生物学因素

（1）遗传 通过双生子研究、基因检测等手段发现，变态心理的产生与遗传密切相关。例如，双相情感障碍的遗传率通常在70%以上，精神分裂症的遗传度则高达80%。

（2）神经发育异常 近年来，神经发育异常成为心理障碍和精神障碍病因学研究的热点，认为个体从胚胎期就出现了神经病理病变，出生后与外界环境的相互作用下，精神活动的异常

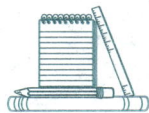

表现逐渐显现。一般而言，这些症状在青春期或青年早期更为多见。不同脑区的发育障碍会导致产生不同类型的精神障碍。此外，神经发育异常除了与遗传因素有关外，还与母孕期和围生期感染、营养缺乏等因素密切相关。例如，精神分裂症的发病就与母孕期、围生期的感染有关，并存在大脑结构异常的可能性。

（3）严重躯体疾病　某些躯体疾病可继发精神活动的异常。例如，肝性脑病是由病毒性肝炎、重症中毒性肝炎、肝硬化、原发性肝癌等各类严重的肝脏疾病引起，患者会出现性格、行为的改变等一系列精神症状。

（4）颅脑损伤　包括外伤性和非外伤性颅脑受损。外伤性损伤，包括交通事故、高处坠落等引发的颅脑外伤，以及产伤所导致的新生儿颅脑损伤等；非外伤性损伤，包括颅脑肿瘤、脑出血所导致的器质性病变。这些损伤均可以导致患者出现精神活动的异常，如思维迟缓、情感淡漠、意志减退、记忆力减退、定向力障碍、意识障碍等症状。

2. 心理学因素　主要包括因个体早期成长经历而形成的认知、情绪、行为模式和人格特征。例如，敏感、焦虑的个体容易因生活琐事感到压力，情绪不稳定，也更容易遭遇心理问题。此外，早期成长中的创伤经历（如自然灾害、意外事故、亲人离世、家庭暴力、童年期虐待等）可能导致个体形成负面的思维方式（如"我什么都做不好，我是无能为力的"）和不适应的行为方式（如遇到问题或困难时逃避、回避，或采用饮酒、吸毒、攻击他人等危险行为方式）。人格因素是指患者的病前人格对个体的影响。很多精神障碍患者都具有其独特的性格特征，如精神分裂症患者，其病前性格多具有极端内向、孤僻、敏感、多疑的特点；焦虑性障碍患者病前多脆弱敏感、持续紧张，具有强烈的不安全感，自我接纳感低；强迫性障碍患者则表现为矛盾纠结、举棋不定、患得患失、优柔寡断等。

3. 社会学因素　社会学因素主要指社会压力、社会环境、社会变迁、社会支持等，如工作压力、生活环境、家庭关系、战争、人际关系等。

（1）社会支持　是影响个体心理承受能力最主要的因素，包括正式支持和非正式支持。正式支持来自社会群体，是由社会正式组织的各种制度性支持；非正式支持则来自家庭、亲友等非正式组织的支持。任何形式的支持都来自人，因此，可以狭义地把社会支持理解成人际关系。社会支持度或人际关系的好坏直接影响个体在面对压力时的心理承受能力，从而影响其精神状态。研究表明，社会支持度高的中年女性在遭遇重大创伤性事件时，发生抑郁的概率远低于社会支持度低的女性。

（2）社会生活事件　通常是指个体在生活中所遭遇的难以接受的事件，如婚姻关系问题、失业、亲人离世、失败与挫折等，称为"精神刺激"。除了巨大的创伤性事件外，一些小事件也可能诱发精神障碍，关键在于，这个事件对个体来说，往往是其心理上无法接受和逾越的障碍。以分离（转换）障碍为例，其发病通常与生活事件有着直接的联系，但这些事件让外人看来可能微不足道。因此，应激性事件与个体的遗传素质（易感性）之间的相互作用，导致个体产生心理障碍。

二、变态心理与康复心理的关系

康复的范围涵盖了躯体康复、心理康复和职业康复，这是一个复杂的系统工程，需要多专业的协同合作，参与的专业人员一般包括物理治疗师（或物理治疗士）、作业治疗师（或作业治疗士）、言语矫正师、心理治疗师、假肢与矫形器师、文体治疗师及社会工作者。值得注意的

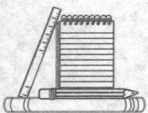

是，除心理治疗师外，其他从事康复的工作者虽然不能对神经症和精神疾病的康复对象进行心理康复，但需了解变态心理的表现及判断标准，以便能够及时发现有潜在心理疾病的康复对象，并为其提供适当的建议。

通过心理评估收集康复对象的心理行为信息，根据变态心理的表现和判定标准，对康复对象做初步的判断，明确其心理状况是属于心理问题、神经症还是精神疾病，这对制定有效的心理康复计划至关重要。不同严重程度的变态心理，其心理康复方法或手段不同。例如，针对存在心理问题的康复对象，运用心理咨询技术给予一定的心理支持和心理健康教育，就能帮助其心理康复；对于神经症或精神疾病的康复对象，则需要转诊到专业的心理治疗师或精神科医生处，进行全面的评估和系统化的治疗。

任务四　康复心理的应用

世界卫生组织（WHO）于 2001 年发布《国际功能、残疾和健康分类》（International Classification of Functioning，Disability and Health，ICF），并将其作为残疾与康复的理论基础与指导思想。ICF 作为评定个体健康状态的综合模式，不仅适用于伤、病、残者，也适用于无病损者和健康人，这一分类体系有效地将康复的概念融入了全民健康覆盖的范畴中，并贯穿个体的全生命周期健康管理之中。康复治疗师基于 ICF 模式，致力于从功能和结构、活动和参与、环境和个人因素的角度对残疾康复的相关问题开展系统研究，并在医疗机构、康复机构、教育机构、社区机构等为有需求的残疾人和功能障碍者提供康复支持服务。

一、在医疗机构中的运用

医院的康复心理服务旨在为身体伤残患者提供心理支持和专业指导。康复心理专业人员与医生、护士及其他医疗团队紧密协作，共同制订个性化的康复计划，以促进患者的身心康复。他们通过评估患者的心理状态，提供心理咨询、教育和支持，帮助患者调整心态，积极适应伤残状态。此外，康复心理专业人员还可以为医护人员提供心理支持与专业培训，以增强他们理解和关怀患者的能力。

二、在康复机构中的运用

康复机构是专为身体伤残人士提供长期照护和支持的场所。在这些机构中，康复心理专业人员不仅为身体伤残人士及其家庭提供心理咨询、教育和培训，还致力于帮助他们更好地适应日常生活，融入社会。通过与残疾人服务机构的紧密合作，开展各种形式的活动，如团体辅导、讲座和康复训练等，以增强身体伤残人士的自我意识和自信心，进而提高其生活质量。此外，康复心理专业人员还可以为机构工作人员提供必要的培训与支持，以帮助他们更好地理解和照顾残疾人。

三、在特殊教育学校中的运用

特殊教育学校是由政府、企业事业组织、社会团体、其他社会组织及公民个人依法举办的，专对残疾儿童、青少年提供义务教育的机构。特殊教育的目的和任务是最大限度地满足社会要求和特殊儿童的教育需要，发掘并发展他们的潜能，使他们能够增长知识、掌握技能、完善人

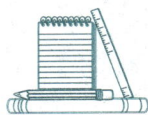

格，并增强社会适应能力，最终成为对社会有用的人。康复心理工作者在特殊教育学校中，一方面可根据特殊儿童的心理行为发育特点，有针对性地制定教育和康复训练方案，促进儿童健康成长；另一方面，他们还为特殊儿童的家长提供心理健康教育、个体心理干预服务，以缓解家长的焦虑情绪，传授与特殊儿童相处和互动的方法，共同为特殊儿童营造一个温馨和谐的家庭环境。

四、在社区中的应用

社区作为身体伤残人士生活的重要场所，其环境对伤残人士的心理健康具有重要影响。在社区中，康复心理专业人员通过与社区组织及居民合作，为身体伤残人士提供心理支持和指导。他们通过开展心理咨询、教育讲座、康复训练等各种活动，帮助身体伤残人士克服心理障碍，提高其生活质量。此外，康复心理专业人员还可以为社区工作人员提供培训与支持，以增强他们服务身体伤残人士的能力与意识。

心理实践

1. 团体活动

（1）你做我学

活动目的：放松、缓解焦虑，活跃气氛；帮助成员增强对自身身体的感知，提升对自我存在的实质性认识。

活动时间：15～30分钟。

活动准备：空旷的教室或适宜的室外场地。

活动过程：①全体成员围成圆圈，面对圆心站立，带领者也参与其中；②带领者先带头做一个动作，要求成员不评价、不思考，直接模仿三遍；③随后，每个人依次做一个自己独创的动作，全体成员一起模仿；④活动结束后，教师邀请小组成员分享经验，并引导所有成员分享团体活动的感受和看法。

（2）创建团体

活动目的：创建团体，营造和谐的小组学习氛围，促进团体成员之间的相互了解，增进团体凝聚力。

活动时间：30分钟。

活动准备：大白纸、彩笔，以及多媒体教室。

活动过程：①根据课程需要和班级人数，将学生进行分组，建议每组6～8人；②每组成员围坐一起，讨论并确定队名、队歌、队徽、队形、队长、口号宣言、小组契约等内容；③每个小组在大白纸上写下队名、队歌、队长、队员、口号宣言、小组契约等，鼓励以图文并茂的方式呈现，同时在小组内练习队歌和队形；④每个小组在班级内轮流介绍并展示团体活动成果，包括唱队歌、摆队形；⑤展示完毕后，由教师引导大家分享团体创建活动的感受和体会。

2. 案例分析

（1）案例描述

身残志坚不言弃，乐于助人暖人心

人生的磨难有很多，如果我们总是计较自己所失去的，便会忘记自己所拥有的。这是鲜娇姣的人生感悟。她是一名轮椅舞蹈运动员，也是手工编织老师，还是一位残疾人的心理辅导师。她出生在一个普通家庭，23岁那年，一场突如其来的车祸，让她的余生从此与轮椅为伴。她没

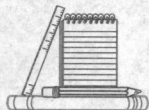

有气馁，而是沉着冷静地面对一切。她自力更生，亲手制作电子产品，以此谋生。她看到家乡的青壮年大都外出务工，留守的老人、妇女们生活单调。于是，她萌生念头，牵头组建了"留守妇女团队"，利用闲暇时间，共同从事电子零件组装工作。经过大家的共同努力，团队日益壮大，其影响力也随之扩展，吸引了越来越多留守妇女的加入。

2015 年，鲜娇姣创立了个人品牌"娇媄饰界"。2020 年，鲜娇姣受聘为残疾人联合会职业技能培训手工编织老师，引导和帮助更多的病友参加生活重建训练与职业重建辅导，助他们掌握一技之长，重燃生活的希望。

（2）案例思考

鲜娇姣身残志坚不言弃、乐于助人暖人心的事迹对你有什么启发？在面对有残疾的康复对象时，你该如何为他做心理疏导，帮助其重拾生活的信心与希望？请结合本章内容思考与回答。

3. 实践训练

以小组为单位，围绕心理康复、心理健康相关的任意主题进行收集资料，采用调查访谈的方式进行项目实施，最终以课件和视频的方式展示项目成果。课件要求简洁美观、配色合理，每页的字体和字数适当。视频时长控制在 3 ～ 5 分钟。本训练旨在促使大家进一步加深对康复心理的研究对象、内容和研究方法的理解，并熟练掌握相关学习方法。

复习思考

1. 名词解释

康复心理学　变态心理　神经症　生物 – 心理 – 社会医学模式

2. 简答题

（1）简述"生物 – 心理 – 社会医学模式"对康复心理的影响。

（2）简述心理康复对康复对象重返社会的作用。

（3）简述康复心理的运用领域。

扫一扫，查阅
复习思考题答案

项目二　人的基本心理活动

扫一扫，查阅
本项目 PPT、
视频等数字资源

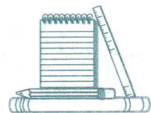

【学习目标】

素质目标：激发对心理学知识的学习兴趣，逐渐养成心理学思维方式，塑造自身记忆、思维、意志等方面的良好品质。

知识目标：描述感觉、知觉、思维的特征；阐述记忆的过程、遗忘的原因、意志的特征。理解感觉、知觉、记忆、思维、意志过程、情绪、情感的定义。

能力目标：能在生活实践中运用感觉、知觉、记忆理论理解事物本质。

【案例导入】

案例描述

三名高中同学进入大学后，分别按照自己的理想选择了艺术、商学和医学专业，暑假期间，他们相约去看望共同的朋友。到朋友家后，朋友与他们愉快地交谈起来。艺术专业的同学说道：

"我沿着街道走，看见在天空的映衬下，城市像一个巨大的穹窿，暗暗的金红色在落日的余晖中泛着微光，宛如一幅美丽的画卷。"商学专业的同学讲道："我看见一个男孩摆了一个冷饮小摊，地址选在两条街道的交汇处，紧挨地铁的入口处。这个男孩选的位置很有价值，他将来能成为一个很好的商人。"而医学专业的同学说道："我路过药店，看见里面的药品种类丰富，用于治疗各种疾病或者保健。其实我觉得，人更加需要的是良好的生活方式和积极乐观的心态。"三个专业的同学走在大街上，所见所想各不相同，你知道为什么吗？

案例分析

三个专业的同学之所以视角各异，原因在于他们对事物的关注具有不同的选择性。这种差异源于他们各自所接受的不同教育和训练。教育本身具有一个很重要的作用，就是引导人们关注不同的刺激，即注意不同的事物。随着时间的推移，这种注意逐渐成为一种习惯，使得人们对某个领域的事物产生更浓厚的兴趣，并形成较高的认知水平和技能。

任务一　心理现象及其实质

常言道"人心非常复杂"，我们所说的"人心"究竟是什么？它实质上是指人的心理活动，即心理现象。那么，心理现象又是如何产生的呢？

一、脑是心理活动的器官

大脑是世界上最复杂的系统之一。其高度发达的结构，帮助人类在漫长的生物进化历程中成为自然界万物的主宰。心理作为大脑的功能，其活动离不开大脑这一器官。大脑发育不良，或受到伤害，人的心理就会出现问题。通过动物进化的历程可以看出，神经系统产生后才会有心理活动，且神经系统越复杂，心理活动也就越复杂。在自然界中，植物和无机物没有心理，缺乏神经系统的动物也不会出现心理活动。人的心理活动以脑的生理活动为基础，并随着大脑的逐步发展而不断完善。心理生理学和医学临床研究表明，大脑的不同部位与不同的心理活动紧密相关。

二、客观现实是心理的源泉

虽然大脑为心理活动提供了必要的物质基础，但它本身并不等同于心理活动。客观现实是心理活动产生的源泉。各种心理现象都是客观事物作用于人的感觉器官，再通过大脑的加工处理而形成的。离开客观现实来研究人的心理现象，心理便成了无本之木、无源之水。

客观现实包括自然环境和社会环境，以及人类自身。人类的各种心理活动，无论简单还是复杂，都能从客观现实中找到其产生的根源。例如，我们所看到的彩虹其实是光波作用于视觉器官而引起的视觉体验，听到的音乐则是声波作用于听觉器官而引起的听觉体验。医生对患者的诊断也是基于患者的症状、体征及在疾病过程中的各种病理表现之间的相互关系。即便是科幻、神话中的虚构形象，其原始素材同样源自客观现实。

三、社会实践是心理活动产生的基础

人脑是对客观现实的反映，但这种反映并非简单、机械的复制、摄影和翻版，而是一种具有主观能动性的反映。人的心理是一种主观映象，这种映象既可以是事物外部的形象，也可以是内在的体验，还可以是公式和概念等。它是主观的，但并非与物质世界完全割裂。

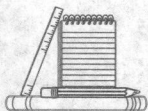

20世纪20年代，在印度的森林里发现了两个"狼孩"。尽管"狼孩"有正常的人脑，身处自然环境之中，但由于脱离了人类社会，缺乏人类的社会实践活动，即使后来经过教育、改造，但他们仍具有狼的本性，而未能形成正常人的心理。由此可见，社会实践活动是人类心理活动产生的基础，在心理发展过程中起着积极、重要的作用，且早期尤为显著。

完整、健康的心理现象，是人脑和社会环境相互作用的结果，是自然因素和社会因素相互结合的产物。心理学是介于自然科学与社会科学之间的交叉学科或边缘学科，其任务在于共同探索心理的实质及其发展规律。

四、心理现象的内容

心理学是研究人的心理现象或心理活动发生、发展及其规律的科学。心理现象包括心理过程和个性心理两方面。

心理过程包括认识过程、情感过程和意志过程。其中认识过程是最基本的心理过程，情感和意志则是在认识的基础上产生的。认识过程是指人在认识客观事物的过程中，为了弄清客观事物的性质和规律而产生的心理现象，包括感觉、知觉、记忆、想象和思维等心理活动。情感过程指人在认识客观事物的过程中所产生的态度体验或感受，如"愉快""满意""热爱""厌恶""欣慰""遗憾"等心理活动。意志过程是指在认识的支持与情感的推动下，人们有意识地克服内心障碍与外部困难，而坚持实现目标的过程。

个性心理是每个个体所具有的稳定的心理现象，包括个性倾向性和个性心理特征两方面。个性倾向性是个体对事物的态度和行为的内部动力系统，是具有一定的动力性和稳定性的心理成分。个性倾向性是个性心理的重要组成部分，对相关的心理活动具有支配和控制的作用，包括需要、兴趣、自我意识、价值观等。个性心理特征则是个体身上经常表现出来的本质的、稳定的心理特质，主要包括能力、气质和性格，其中性格居于核心地位。

任务二 认知过程

认知过程是人们对客观事物的察觉和认识的过程，包括感觉、知觉、记忆、思维、想象、注意等心理活动。

一、感觉

（一）感觉的定义

感觉（sensation）是人脑对直接作用于感觉器官的客观事物的个别属性的直接反映。感觉是认知过程的起点，通过感觉器官感受到的是客观事物的个别属性，如颜色、声音、气味、温度等。当这些个别属性直接作用于人的眼、耳、鼻、舌、身等感觉器官时，就会在大脑中引起相应的视觉、听觉、嗅觉、味觉、皮肤感觉等。

感觉是人的认知过程的初级阶段，也是人认识客观世界的开端。感觉是一个相对简单的心理过程，但它在我们的生活实践中却具有极其重要的意义。一切高级的、复杂的心理活动都是基于感觉获得的材料，是在感觉的基础上产生的。没有感觉，人就无法形成知觉、记忆、思维、想象、情感等其他各种高级的心理活动。

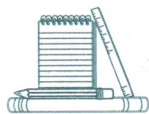

知识链接

感觉剥夺实验

　　1954年，加拿大麦吉尔大学的心理学家贝克斯顿和赫伦等人进行了"感觉剥夺"实验。实验中给受试者戴上半透明的护目镜，使其难以产生视觉；利用空气调节器发出的单调声音来限制其听觉；手臂被戴上纸筒套袖和手套，腿脚用夹板固定，以限制其触觉。受试者被单独安置在实验室里，试验初期，受试者尚能安静地入睡；但不久后，受试者开始失眠，不耐烦，并急切地寻求刺激，他们唱歌、打口哨、自言自语，用两只手套相互敲打，或用它们去探索这间小屋的每一个角落；几小时后，受试者开始感到恐慌。实验期间，受试者每天可获得20美元的报酬。但即使这样，也难以让他们在实验室中按要求坚持2～3天。那些在实验室连续待了三四天的受试者相继出现错觉、幻觉、注意力涣散、思维迟钝、紧张、焦虑、恐惧等病理心理现象，这些现象需要经过一段时间的正常生活后才能逐渐恢复。该实验表明，来自外界的刺激作用于感觉器官，保证了机体与环境的信息平衡，这对于维持人的正常生存是至关重要的。

（二）感觉的分类

1. 外部感觉　是指机体接受外部刺激，反映外界事物的个别属性的感觉。外部感觉包括视觉、听觉、味觉、嗅觉和皮肤感觉等。其中，皮肤感觉又包括温觉、冷觉、触觉和痛觉等。

2. 内部感觉　是指机体接受自身的刺激，反映机体的位置、运动和内脏器官不同状态的感觉，包括平衡觉、运动觉和机体觉等。机体觉又称内脏感觉，是对机体饥、渴、痛、温等状态的感觉。

（三）感觉的特征

1. 感觉的个体差异性　由于先天遗传、后天条件的不同，个体的各种感觉会出现明显的差异，称为感觉的个体差异性。

　　感觉的个体差异性主要体现为感觉阈限的差异。感觉阈限是测量人的感觉系统感受性大小的指标，以刚能引起感觉或差别感觉的刺激量的大小来表示。感受性是指人对刺激物的感觉能力。感受性的高低是用感觉阈限的大小来度量的，两者呈反比关系：感觉阈限越高，感受性越低；反之，感觉阈限越低，感受性越高。

　　对感受性和感觉阈限的研究，在疾病的诊断及治疗工作中具有重要意义。医生如能了解、掌握患者的感受性水平及其发展情况，对于疾病的防治将会产生积极作用。

2. 感觉的适应性　是指感受器官在持续受到某种刺激物的作用下，其感受性发生变化的特性。这种适应性既可以引起感受性的提高，也可以导致感受性降低。例如，"入悠兰之室，久而不闻其香，入鲍鱼之肆，久而不闻其臭"，是古人通过观察发现的嗅觉适应功能，生动地描述了嗅觉的适应性。

3. 感觉对比　指同一感觉器官在不同刺激物的作用下，感觉在强度和性质上发生变化的现象。例如，将一个灰色小方块纸放在黑色背景上，灰色会显得更亮；而放在白色背景上则显得更暗。又如，吃完糖后再吃苹果，会感到苹果酸，这是味觉的即时对比。

4. 感觉后像　是指在刺激作用停止后，感觉在短暂的时间内仍不消失的现象。感觉后像在视觉中表现得尤为明显。我们熟知的电影放映正是依靠视觉后像的作用来实现的。

5. 联觉　是指一种感受器官在受到刺激时，不仅产生该刺激对应的特定感觉，还同时产生另一种不同感觉的现象。色彩视觉引起联觉的现象十分普遍，如红、橙、黄等色，类似太阳、

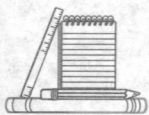

火光的颜色，常引起温暖的感觉，因而被称为暖色；蓝、青、绿等色，类似蓝天、海水、树林的颜色，往往引起寒冷、凉快的感觉，被称为冷色。

6. 感觉的补偿 人的感受性不仅可以在一定条件下发生暂时性的变化，而且可以通过实践活动和训练得到充分的提高和发展。当人的某种感觉能力缺失后，其他感觉能力会突出发展，以弥补这种感觉缺陷。凭着感觉的相互补偿，依然能够获得生活和学习的能力。

知识链接

感觉障碍

感觉障碍是指个体在反映刺激物个别属性的过程中，出现的困难和异常状态。感觉障碍对人的各种心理过程具有广泛的影响，可能造成知觉障碍，使运动反馈信息紊乱而导致运动功能失调。具体表现为对外界刺激的感受能力异常增高，或是对外界刺激物的性质产生错误判断，甚至对来自躯体内部的刺激产生异样的不适感。有关感觉障碍脑机制的心理学研究，肯定了人类大脑皮层中央沟后部区域的损伤与感觉障碍的发生有关。在临床上，神经症和精神病均可表现出感觉障碍的症状，前者更为多见。

常见的感觉障碍：①感觉过敏：对外界刺激的感受能力异常增高；②感觉减退和感觉缺失：对外界刺激的感受能力明显下降；③感觉倒错：对外界刺激物的性质产生错误的感觉；④内感性不适：对来自躯体内部的刺激产生异样不适感。

二、知觉

（一）知觉的定义

知觉（perception）是人脑对直接作用于感觉器官的客观事物的各个部分和属性的整体反映。

知觉以感觉为基础，但并非感觉的简单相加。感觉和知觉的共同处在于，它们都是对当前客观事物的反映，都源于客观世界，且都是人脑对现存刺激的反映，因此，二者很难截然分开。可以认为，感觉是知觉的基础和前提，知觉是感觉的深入和发展，感觉、知觉是同一认识过程的不同阶段。

知觉与感觉存在差异。首先，感觉只是对事物个别属性的直接反映，而知觉则是对事物多种属性及事物间外在联系的整体反映；其次，感觉的生理机制是单一感受器活动的结果，而知觉则是多种感受器协同作用的结果；最后，知觉的产生受个体知识和经验的影响，并受兴趣、爱好、动机、需要等因素的制约，而感觉则受其影响较小，更多受到先天因素的制约。

（二）知觉的分类

知觉大致分为物体知觉和社会知觉。物体知觉以非社会性的物体作为知觉对象，而社会知觉则以社会性的人作为知觉对象。其中，物体知觉又可以分成空间知觉、时间知觉和运动知觉。

1. 空间知觉 是对物体的形状、大小、远近、方位等空间特性的知觉。空间知觉包括距离知觉和方位知觉。距离知觉是指人对物体距离远近或深度深浅的知觉，人们通过单眼线索和双眼线索来判断物体空间位置的远近。方位知觉是指对物体的空间位置及对自己在空间所处位置的知觉。

2. 时间知觉 是指人对客观物质现象延续性和顺序性的反映。时间知觉的形成受到个体当时的情绪、态度、身心状况及活动性质等因素的影响，如患者在住院期间缺乏社会活动，往往会产生"度日如年"的知觉。

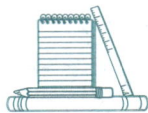

3. 运动知觉　是指人对物体在空间位移的知觉。运动知觉包括真动知觉和似动知觉。真动知觉是指观察者处于静止状态时，物体的实际运动连续刺激视网膜各点所产生的物体在运动的知觉。似动知觉则是指在一定时间和空间条件下，将静止的物体感知为运动的现象。需要注意的是，物体运动太慢和太快都无法形成运动知觉，例如手表的时针由于运动太慢难以觉察，而运动太快的物体在视觉上呈现为一闪而过。

（三）知觉的特征

1. 知觉的整体性　知觉的对象由不同的部分和属性组成，但人们并不将其感知为个别孤立的部分，而是自动将其知觉为一个有组织的整体，知觉的这种特性称为知觉的整体性。

2. 知觉的理解性　在感知当前事物时，人们总是根据以往的经验来解释它，赋予其特定的意义，并用语言或符号将其标示出来，知觉的这种特性称为知觉的理解性。

3. 知觉的选择性　在面对复杂的客观事物时，人们总是有选择地以对自己有重要意义的刺激物作为知觉的对象，而将其他事物视为背景。这种对知觉对象进行有意识选择和集中注意的特性，即为知觉的选择性。选择的对象不同，知觉的内容就不一样。

4. 知觉的恒常性　当客观条件在一定范围内改变时，人们对同一物体的知觉映象仍能保持相对稳定，这种不因条件变化而改变知觉映像的特性，即为知觉的恒常性。观察同一物体时，知觉并不完全随观察条件距离、角度、明度等的改变而改变，而是表现出大小恒常性、亮度恒常性、颜色恒常性和形状恒常性等。

知识链接

知觉障碍

　　知觉障碍是由各种原因引起的知觉异常的现象。知觉障碍是心理过程障碍中最常见的，同时也是许多精神病的主要症状。知觉障碍大体分为错觉、幻觉和感知综合障碍。

　　1. 错觉　是指在特定条件下对客观事物所产生的某种固有倾向的歪曲知觉。错觉是一种特殊的感知觉，有时会给社会生活带来麻烦，但人们也可以掌握错觉发生的规律，运用错觉为社会服务。错觉有多种类型，如视错觉、形重错觉、时间错觉、运动错觉、对比错觉、似动错觉等。

　　2. 幻觉　是指在没有外界任何刺激作用的情况下，感觉器官所出现的虚幻知觉。幻觉是一种不正常的感知觉。临床上，幻觉是精神病患者常见的症状，少数正常人在疲劳时也可能体验到幻觉。

　　3. 感知综合障碍　是指个体在感知某一事物时，对事物的整体认识正确，但对其某些属性（如形状、大小、距离、时间等）却产生了与实际情况不相符的感知。多见于颞叶癫痫或脑瘤、脑炎等脑器质性精神障碍患者，以及抑郁症、精神分裂症患者。常见的症状包括视物变形症、空间知觉障碍、非真实感和体形障碍等。

三、记忆

（一）记忆的定义

记忆（memory）是人脑对过去经验的反映。人们在生活实践中感知过的事物、思考过的问题、体验过的情绪及练习过的动作等，都可以成为过去的经验，进而成为记忆的内容。记忆使

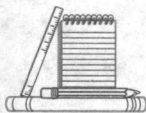

心理活动成为一个连续、完整、发展的过程。记忆是人类智慧的源泉，是心理发展的基石。

（二）记忆的过程

记忆的过程分为识记、保持、再现三个基本环节。

1. 识记　即识别并记住事物。从信息加工的观点来看，识记是信息输入和编码的过程。识记是记忆活动的开端，是其他环节的前提和基础。

根据识记时的目的性和意志努力程度的不同，可划分为无意识记和有意识记。无意识记是指事先没有预定目的，也不需要意志努力的识记，又称不随意识记。有意识记是指有预定目的，并经过一定意志努力的识记，又称随意识记。

2. 保持　是将识记获得的知识、经验和技能在头脑中储存、巩固的过程。它是记忆的中间环节，是实现回忆的必要前提。

保持是一个动态的过程。识记过的材料在头脑中的保持并不是固定不变的，这种变化既体现在数量上，又表现在质量上。在量的方面，保持量一般随时间的推移而下降。在质的方面，则可能有以下三种变化：一是内容简略和概括，不重要的细节趋于消失；二是内容变得更加完整、合理且更有意义；三是内容变得更具体，或更为夸张与突出。

3. 再现　是指从记忆中提取已有信息的过程，包括再认和回忆两种形式。识记的信息再次出现时能把它认出来，称为再认；过去经历过的，现在不在眼前的事物能在头脑中重现，称为回忆。

记忆过程中的三个环节相互依存，密切联系。没有识记就谈不上对经验的保持，没有识记和保持，就不可能对经历过的事物进行回忆或再认。因此，识记和保持是再现的前提，再现则是识记和保持的结果。

从信息加工论的观点看，记忆就是一个信息加工的过程，是人脑对外界输入的信息进行编码、储存和提取的过程。对信息进行编码相当于识记过程，对信息的储存相当于保持过程，对信息的提取相当于回忆或再认过程。如何对信息编码，直接影响到记忆的储存和以后的提取。一般情况下，对信息采用多种方式编码会收到更好的记忆效果。在储存过程中，信息的保存并不是自动的，需要主观努力，而且，已经储存的信息还有可能受到破坏。心理学家关注和研究的就是影响记忆储存的因素。

（三）记忆的分类

1. 根据记忆内容分类

（1）形象记忆　是指以感知过的事物形象为内容的记忆。这种记忆所保持的是事物的具体形象，具有鲜明的直观性，它以表象的形式储存。

（2）情绪记忆　是指个人以曾经体验过的情绪或情感为内容的记忆。引起情绪和情感的事件已经过去，但对该事件的体验则保存在记忆中，在一定条件下，这种情绪、情感又会重新被体验到。

（3）运动记忆　又称动作记忆，是指个人以过去做过的运动或操练过的动作为内容的记忆。运动记忆中的信息保持和提取都较容易，不容易遗忘。运动记忆在人们的社会生活中起着重要的作用。

（4）语词逻辑记忆　又称意义记忆，是指对概念、判断、推理等抽象内容的记忆。

2. 根据记忆内容保持时间的长短分类

（1）瞬时记忆　又称感觉登记，是指刺激停止作用后仍在脑中继续短暂保持其映象的记忆。瞬时记忆是人类记忆信息加工的第一个阶段。感觉器官接收到的刺激并非全部登记在瞬时记忆

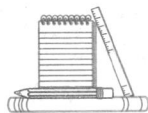

中，而是具有选择性的。

瞬时记忆具有以下特点：①进入瞬时记忆中的信息完全依据它所具有的物理特征编码，并以感知的顺序被登记，具有鲜明的形象性。②进入瞬时记忆的信息保持时间很短暂，图像记忆保持的时间约1秒；声像记忆虽超过1秒，但不长于4秒。

（2）短时记忆　又称工作记忆，是指人脑中的信息在1分钟之内进行加工编码的记忆。

短时记忆具有以下特点：①短时记忆中的信息在无复述的情况下，保持时间一般只有5～20秒，最长不超过1分钟；②短时记忆中，只有被加工处理编码的信息才能被转入长时记忆；③信息从短时记忆转入长时记忆的机制是复述。

（3）长时记忆　又称为永久性记忆，是指信息经过充分的加工后，在人脑中保持1分钟以上，甚至保持终生的记忆。

长时记忆具有以下特点：①长时记忆的容量无限；②长时记忆中的信息在理论上被认为是永久存在的；③长时记忆主要由短时记忆中的信息通过加工而来，也有一些是印象深刻的内容一次性直接进入长时记忆系统而被贮存起来。

瞬时记忆、短时记忆和长时记忆系统虽然在信息的保持时间和容量方面存在差异，处于记忆系统的不同加工阶段，但相互之间有着十分密切的联系。信息首先进入感觉记忆，那些引起个体注意的感觉信息才会进入短时记忆，在短时记忆中存储的信息经过加工再储存到长时记忆中，而这些保存在长时记忆中的信息在需要时又会被提取到短时记忆中。

（四）记忆的规律

1. 遗忘　是指识记过的内容不能回忆或再认，或者出现错误的回忆或再认。用信息加工论的观点来说，遗忘就是信息提取不出来或提取出现错误。

2. 遗忘曲线　德国心理学家艾宾浩斯是最早对人类记忆和遗忘规律进行实验研究的。艾宾浩斯绘制出一条遗忘曲线，即艾宾浩斯遗忘曲线。艾宾浩斯的开创性研究带来了两个重要发现：一是揭示了遗忘的进程为先快后慢，即遗忘的速度开始很快，随着时间的推移，遗忘的速度越来越慢；二是揭示了长时记忆中的信息能够持续保存的时间长短。通过研究发现，在长时记忆中，信息可以保留数十年。因此，儿童时期学过的东西，即使多年没有使用，一旦有机会重新学习，都会较快地恢复到原有水平。

四、思维

（一）思维的定义

思维（thinking）是人脑对客观现实间接的概括性反映，它揭示了事物的本质特征及事物之间规律性的联系。间接性和概括性是思维的两个基本特征。

1. 间接性　指人们通过其他媒介来认识客观事物。例如，通过思维的间接性，我们可以借助已有的知识经验，或用已知的条件来推测未知的事物。

2. 概括性　指思维反映同一类事物的共同特征或事物间所具有的联系。例如，可以通过患者发热、咳嗽、鼻塞、脉数、舌苔红等信息而诊断为风热感冒。

（二）思维的分类

1. 根据思维过程中凭借物的不同和解决问题的方式分类

（1）**动作思维**　是指以实际动作来解决具体问题的思维，这类思维也称为操作思维或实践思维。

（2）**形象思维**　是指以事物的具体形象和表象来解决问题的思维。形象思维是个体发展的

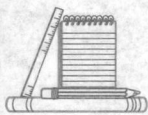

重要内容，学龄前儿童教育的主要形式是形象思维。在幼儿园教儿童算术时，多采用实物或图片作为教具，以适应儿童的形象思维发展特点。有些成年人在工作中也需要大量借助形象思维，如画家、作家、设计师等。

（3）抽象思维　是指以概念和理论知识来解决问题的思维。人们运用数字、符号、公式进行运算，采用逻辑规则进行推理、演绎等都属于抽象思维。

2. 根据思维过程中探索答案的方向分类

（1）聚合思维　又称求同思维、集中思维、辐合思维，是指把问题所提供的各种信息聚合起来，朝着一个方向得出一个正确答案的思维。这种思维以求同为特点，是一种有方向、有范围、有组织、有条理的思维形式。

（2）发散思维　又称求异思维、分散思维、辐射思维，是指从一个目标出发，沿着各种不同途径去思考探求多种答案的思维。

3. 根据思维过程是否有明确的逻辑形式和逻辑规则分类

（1）直觉思维　是一种非逻辑思维，它是人脑对于突然出现的新现象能够迅速理解并作出判断的思维方式。

（2）逻辑思维　是指严格遵循规律，逐步进行分析与推导，最后得出合乎逻辑的正确答案或作出合理结论的思维。

4. 根据思维的创新程度分类

（1）常规性思维　又称习惯性思维，是指人们运用已经获得的知识经验，按照现有的方案和程序，采用常规方法、固定模式来解决问题的思维方式。

（2）创造性思维　是指以新颖、独创的方式来解决问题的思维。创造性思维是求同和求异等多种思维方式的结合。

（三）思维的过程

人类的思维活动主要在解决问题的过程中展开，先后经历四个基本阶段：发现问题、分析问题、提出假设、验证假设。

1. 发现问题　是指识别问题的存在，产生解决问题的需要与动机。发现问题是问题解决的起点和动力，其主要任务是找出问题的本质、抓住问题的核心。能否发现问题与人对活动的态度、兴趣及现有的知识经验密切相关。人对活动的态度越积极，越有兴趣，与之相联系的知识经验越丰富，就越容易发现问题、提出问题。

2. 分析问题　是指抓住问题的核心与关键，找出它们之间的联系，确定问题解决的方向。这个阶段的主要特点是搜集与问题有关的资料，抓住主要问题进行分析，找出解决问题的有利因素，克服不利因素。

3. 提出假设　是指提出问题解决的方案、策略，根据一定的法则、方法和途径去解决问题。这个阶段是具有创造性的阶段，也是解决问题的关键。假设的提出要依靠已有的知识和经验，并且和前一阶段问题是否明确相联系。

4. 验证假设　是指通过一定的方法确定所提出的问题是否符合实际、符合原理。验证假设有两种方式：一种是通过实践活动进行实际操作；另一种是通过智力活动进行检验。

（四）思维的品质

1. 思维的广阔性　又称思维的广度，是指在思维的过程中能全面认识问题，兼顾整体与局部，以及正面与反面。

2. 思维的深刻性　又称思维的深度，是指在思维的过程中，能透过问题的现象而深入问题

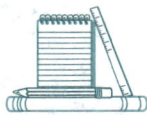

的本质，揭示现象产生的根本原因。思维的深刻性与广阔性是紧密联系的，建立在深刻性基础上的广阔性才能全面，建立在广阔性基础上的深刻性才能深入事物的本质。

3.思维的敏捷性　又称思维的灵活性，是指在思维过程中能够迅速发现问题并及时解决问题。思维的敏捷性包括两个方面，一是在短时间内获得正确的思维结果，二是在旧的思维方法不可行时，能立即寻求新的解决途径。

4.思维的逻辑性　是指思维清楚、准确、严密，思考问题时合乎逻辑。医务人员工作的每一环节要求都非常严谨，所以思维的逻辑性是其重要的思维品质之一。

五、想象

（一）想象的定义

想象（imagination）是人脑对已有表象进行加工改造形成新形象的过程。想象的基本材料来源于表象，其内容离不开客观现实，就个体而言，离不开现实生活中感知的物体。想象主要处理的是图形信息，这些信息是以直观形式呈现在人们的头脑中，而非单纯依赖词或符号。

想象在人类的生活中具有重要的作用：①人们通过想象可以预见未来，为人们的活动指明方向，从而有效克服行为的盲目性；②对于无法直接感知的客观事物，可以通过想象弥补知识经验的不足，极大地拓宽人们的视野；③想象还具有替代作用，当人们的某些需求无法在现实中得到满足时，可通过想象的方式得到补偿；④想象对机体的生理活动过程具有调节作用，它能影响人体外周部分的功能活动，如生物反馈疗法便是此原理在临床上的成功应用。

（二）想象的分类

根据想象时有无目的性和计划性分为不随意想象和随意想象。

1.不随意想象　又称无意想象，是指没有预定目的、不自觉的想象。由于不受意志调配，且出现得比较突然，不随意想象往往对思维具有启发作用。梦是不随意想象的一种特殊表现形式。

2.随意想象　又称有意想象，是指有预定目的、自觉进行的想象。这种想象活动具有一定的预见性、方向性，人们在想象过程中控制着想象的方向和内容。根据想象中创造性成分的多少，随意想象可分为再造想象、创造想象和幻想。

（1）再造想象　是指根据言语描述、文字阐述或图形示意，在头脑中形成相应新形象的过程。再造想象的前提条件是正确理解词与实物标志的意义，并具备丰富的表象储备。再造想象具有两个特点：一是必须借助他人的描述或提示来完成，二是创造性成分相对较少。

（2）创造想象　是指不依据现成的描述而独立创造出新形象的过程。创造想象产生的条件包括强烈的创造动机、宽广的知识范围、丰富的表象储备、积极的思维活动，以及灵感和艰巨而长期的脑力劳动。

（3）幻想　是一种与生活愿望相结合并指向未来的想象，是随意想象的一种特殊表现形式。任何幻想都与自己的生活质量密切相关，而是否拥有幻想与人的世界观和当前的思想状态紧密联系。幻想可分为积极幻想和消极幻想两种。前者包括科学幻想和理想，是具有进步意义、有可能实现的幻想。后者是指空想，是与客观现实相违背的幻想，根本无法实现。

六、注意

（一）注意的定义

注意（attention）是心理活动在一定时间内对特定对象的指向和集中。注意并非一个独立的心理过程，而是贯穿于所有心理过程中，是各种心理过程所共有的特性，它不能脱离具体的心

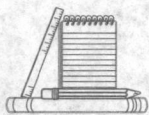

理过程而独立存在。

指向性和集中性是注意的两个基本特性。注意的指向性是指心理活动有选择地反映一定的对象，而忽略其他对象。在感知对象时，人们可能关注整体，也可能聚焦于局部。注意的指向性存在个体差异，它与个体的知识经验有着密切关系。注意的集中性是指心理活动停留在被选择对象上的强度或紧张度，它使心理活动排除一切无关事物，并抑制多余的活动。人们的注意力越集中，对注意对象的反应会越清晰，对其他未被注意对象的感知则更模糊，同时注意对象的范围也会更小。

（二）注意的品质

1. 注意的稳定性　是指个体对同一对象或同一活动发生注意时所持续的时间。如果在一段时间内保持高效率，则说明注意的稳定性好。注意的稳定性有狭义和广义之分。狭义的注意稳定性是指注意保持在同一对象上的时间，广义的注意稳定性是指注意保持在同一活动上的时间。在实际活动中，广义注意的稳定性有着比较重要的意义。

2. 注意的分配　是指个体在同一时间内把注意指向于不同的对象。通过训练，注意的分配在实际工作中是完全可能的。注意的分配需要有两个条件：一是同时进行的两种或几种活动中至少有一种应达到熟练、自动化或部分自动化的程度；二是同时进行的几种活动之间必须存在内在联系。

3. 注意的转移　是指根据新的任务，主动把注意从一个对象转移到另一个对象的现象。注意的转移不同于注意的分散，注意的分散是指注意离开了当前应指向和集中的对象，而指向于其他对象上。虽然两者都有注意对象的转换，但是注意的转移是一种主动的有目的的行为，是符合当前任务需要的，而注意的分散是一种不自觉的行为，会干扰或影响当前任务的完成。

影响注意转移快慢和难易的因素很多。对原注意对象的紧张度越高、兴趣越浓厚，注意转移就越困难、越缓慢；而新注意对象的吸引力越强、越符合当前主体的需要，注意转移就越迅速且容易。此外，注意的转移还与个体神经系统的灵活性等生理特征有关。

任务三　情绪与情感过程

情绪和情感是人类心理活动的重要方面，它们伴随着认知过程产生，并对认知过程产生深远的影响，是人对客观现实的一种独特的反映形式。伴随认知过程所产生的喜、怒、哀、乐或是爱恋、厌恶等心理现象，即属于人的情绪和情感过程。

一、情绪和情感的概述

（一）定义

情绪（feeling）和情感（emotion）是人对客观事物是否满足自身的需要而产生的态度体验。在把握这一定义时应该注意三点。

1. 引起情绪、情感的客观事物包括发生在主体周围的人及事，也包括主体自身的生理状态等。

2. 情绪和情感与人对客观事物的认知有关。人的情绪和情感并非直接由客观对象或现象决定，而是取决于人对环境事件的解释和评估。对同一对象或现象的不同解释和评估，会导致不同的情绪和情感。

3. 情绪和情感与人的需求密切联系。凡是符合人的需求的事物，会引起积极、肯定的体验，

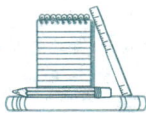

如喜悦、快乐、热爱等；反之，则会引起消极的体验，如愤怒、悲伤、憎恨等；中性刺激物通常不会引起强烈的情绪和情感。

（二）区别和联系

1. 情绪和情感的区别

（1）从需要的角度看　情绪多与机体的生理需要相联系，如人们对水、空气、食物、性等的基本需求所产生的较低级、简单的体验；而情感则更多与人们的社会性需要相联系，是高级、复杂的体验，如道德感、理智感等。

（2）从发生的主体看　情绪是人和动物均具备的，带有一定的本能性，如婴儿无须学习就会对巨大的声响表现出恐惧；但情感则是人类独有的心理现象，是个体在社会生活中逐渐发展起来的。

（3）从反应的特点看　情绪具有情境性、短暂性和不稳定性的特点，往往随着情境的变化而改变；而情感则表现出较大的稳定性、深刻性和持久性，是个体对事物稳定态度的反映。

（4）从外部表现看　情绪较为强烈，冲动性大，具有明显的外部表现；而情感一般较微弱，冲动性小，外部表现不明显。

2. 情绪和情感的联系　情绪和情感是同一类心理过程，因而存在密切的联系。一方面，情感离不开情绪，稳定的情感是在情绪的基础上形成的，情绪是情感的外在表现，离开情绪的情感是不存在的。另一方面，情绪也离不开情感的制约，情绪变化往往反映内在的情感，在情绪发生的过程中常蕴含着情感，情感是情绪的本质内容。

（三）意义

1. 对工作效率的影响　情绪、情感具有双重作用，既能产生积极影响，又能产生消极影响。一般来说，积极的情绪和情感能提高人的活动效率，充实体力和精力，有助于工作效率的提高，而消极的情绪则会产生相反的效果。

2. 对人际关系的影响　在人际交往中，情感因素至关重要。人们往往根据彼此内心的距离、情感的亲疏来确定人际关系的亲密度。较高的情绪智力对维护和发展人际关系具有非常积极的影响。

3. 对身心健康的影响　我国自古就有"喜伤心、怒伤肝、思伤脾、忧伤肺、恐伤肾"之说，可见中医学非常重视人的情绪与健康的关系。情绪可引发明显的生理反应，直接影响人的健康状况。适度的正面情绪对个体的身心健康有益；而过度的负面情绪，则会损害健康，甚至引发心身疾病。中医情志学说总结了情绪对身心健康的作用，"怒则气上，喜则气缓，悲则气消，恐则气下，惊则气乱，劳则气耗，思则气结"。

二、情绪与情感的分类

（一）情绪的分类

1. 基本情绪　人的情绪非常复杂，自古以来，许多学者尝试对其进行分类。现代心理学通常把情绪分为快乐、愤怒、悲哀、恐惧四种基本的情绪形式或原始情绪。中医则把人的情志分为七种：喜、怒、忧、思、悲、恐、惊。

2. 情绪状态　是指在某种事件或环境影响下，人在一定时间内所表现出的相对稳定的情绪特征。根据情绪发生的强度、速度、紧张度及持续时间的不同，情绪状态可分为心境、激情和应激。

（1）心境　具有弥散性的特点，是由一定的情境激发后在一段时间内对各种事物态度的

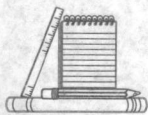

体验。

（2）激情　是一种强烈、短暂、爆发式的情绪状态。激情具有冲动性，发生时强度极大。在激情状态下，机体内会发生显著的生理变化，并伴有明显的外部表现。一旦离开引发激情的具体情境，个体往往会冷静下来或转化为心境。

（3）应激　是指由出乎意料的紧急情况所引发的情绪状态，它实际上是个体对某种意外环境刺激做出的适应性反应。当个体遭遇某种意外危险或面临某种突发事件时，必须迅速且准确地作出决策，并采取有效措施以应对紧急情况。此时，个体的身心会处于高度紧张状态，即应激状态。

（二）情感的分类

情感是与人的社会性需要相联系的体验，具有鲜明的社会历史性，是人类所特有的。人的高级情感主要包括道德感、理智感和美感。

1. 道德感　是个体根据一定的社会道德行为标准，在评价自己或他人的行为举止、思想言论及意图时所产生的一种情感体验。当自己或他人的思想和行为符合这种道德规范时，会产生肯定的道德体验，如心安理得或尊敬感；反之，则会产生否定的道德体验，如愧疚、痛苦或蔑视。

2. 理智感　是人在智力活动过程中，对认知活动的成就进行评价时所产生的态度体验。它与人的好奇心、求知欲、探求和热爱真理的需求紧密联系。理智感是在人的认知和实践活动中产生和发展起来的，同时，它又成为推动人进一步进行认知和实践活动的动力。

3. 美感　是人基于审美的需要，对一定客观事物进行评价时所产生的态度体验。美感具有直觉性，它通常在接触事物时立即发生。事物的外表形式对美感有很大的影响，物体的形状、颜色，以及声音、气味等方面的特点在美感的产生中起着重要的作用。

三、情绪的表现

情绪的表现方式多种多样，基本可以概括为外部表现和内部表现两大类。

（一）外部表现

外部表现主要包括面部表情、姿态表情和言语表情。

1. 面部表情　指通过眼部肌肉、颜面肌肉和口部肌肉的变化来表现各种情绪状态。不同的眼神可以传达出人的不同情绪和情感。面部表情是人类的基本沟通方式，也是情绪表达的基本方式。面部表情有泛文化性，同一种面部表情会被不同文化背景下的人们共同承认和使用，以表达相同的情绪体验。

2. 姿态表情　可分为身体表情和手势表情。身体表情通过人的身体姿态、动作变化来表达情绪。身体表情不具有跨文化性，并受不同文化的影响。手势表情则是通过学习获得的。在不同的文化中，同一手势所代表的含义可能截然不同。

3. 言语表情　也是表达情绪的重要形式，通过声调、节奏的变化来表达情绪。言语是人们交流思想的工具，其语音的高低、强弱、抑扬顿挫等也是表达说话者情绪的有效手段。

（二）内部表现

内部表现主要通过呼吸、血压、心率和脑电波等生理指标的变化来体现。

1. 呼吸　主要通过频率、深度和呼气与吸气的时间比来体现。平静时，人的正常呼吸频率为每分钟约 20 次；兴奋时可能减少；悲伤时每分钟则可能降至 10 次以下；愤怒时会急剧上升；恐惧时每分钟可高达 60 次以上；突然受惊时呼吸会临时中断；狂喜或悲痛时还可能会出现呼吸

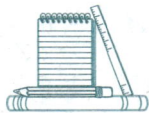

痉挛。笑时呼长吸短，惊时则吸多呼少。

2. 血液循环　血液循环的主要指标包括血压、心率和血管容积。人在情绪激动的时候，血液循环加快，可能导致脸部涨红。在吃惊和恐惧的情况下，心率较平静时增加 20 次左右，血压也会相应升高，而血管容积则会降低。

3. 皮肤电反应　表现为皮肤电阻的变化，皮肤的导电性会随着情绪的变化而发生变化，这种变化主要由皮肤血管的收缩和汗腺的分泌所造成。皮肤电反应是反映情绪变化的客观指标之一。

4. 其他反应　此外，还有脑电波、内外分泌腺的分泌等变化。不同的情绪状态下，人们会呈现出不同频率和波幅的脑电波；同时，内外分泌腺的分泌情况也会随情绪状态的变化而有所调整。

任务四　意志过程

一、意志的概述

（一）定义

意志（will）是人自觉地确定目的，并根据此目的支配和调节自身行动，以克服困难从而实现预定目的的心理过程。意志总是和人的行动相联系，并对行动起着调节和控制作用，因此，又称为意志行动。

（二）意志行动的特征

1. 有明确的目的性　自觉地确定目的是意志的首要特征。意志行动的目的越明确、越高尚、越远大，意志水平就越高，同时，行为的盲目性和冲动性也就越小。

2. 与克服困难相联系　克服困难是意志的核心价值体现。目的的确立与实现过程中通常会遇到各种困难，而克服这些困难的过程正是意志发挥作用的过程。人在活动中克服困难的能力，是衡量其意志强弱的重要标志之一。

3. 以随意动作为基础　人的行动由动作构成，动作分为不随意动作和随意动作两种。随意动作是在不随意动作基础上，通过有目的的练习形成的，它受人的意志调节和控制，具有明确的目的性。

二、意志的心理过程

意志行动是有目的的行动，它包括发生、发展和完成三个阶段。意志对行为的积极能动的调节过程，可分为采取决定阶段和执行决定阶段。

（一）采取决定阶段

采取决定阶段是意志行动的开始阶段，也是意志行动的前提。在此阶段，个体需要明确意志行动的动因及方向。

人的意志行动是由一定的动机引起的，但动机转化为行动的过程因情况而异。在简单的意志行动中，动机是单一的、明确的，可直接通过习惯行为转化为行动，因此，一般不需要权衡行动的动机。但在较复杂的意志行动中，可能存在多种动机，这些动机未必都是一致的，因此需要根据一定的标准进行权衡，以作出取舍。

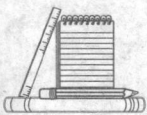

（二）执行决定阶段

目的确定后，就要解决如何实现目的的问题。此阶段需要个体选择一定的行动方法和策略，并克服可能遇到的各种困难，以确保达到行动目的。

选择行动方法和策略的过程，既能反映个体的经验、认知水平和智力，也体现了其意志力水平。好的方法和策略应满足两个要求：一是为实现预定目的的行为设计要合理；二是符合客观事物的规律和社会的准则要求。

三、良好意志力的培养

良好的意志品质不是自发的，而是在教育和实践中随着困难的不断克服而逐渐形成的。培养良好的意志品质应注意以下几点。

（一）树立崇高的理想

人的意志行动是为了实现预定的目的。培养一个人良好的意志力先要从人生目标入手，树立崇高的理想是意志力培养的基石。

（二）积极参加实践活动

在社会实践活动中，从确立目的、制订计划、选择方案，到执行决定和付诸行动，整个过程都需要意志的参与。通过在实践活动中克服困难，解决问题，认识水平才会得到提高，意志品质也会得到磨炼。

（三）加强意志的自我锻炼

主动寻求机会进行意志的自我锻炼，是形成良好意志品质的关键。第一，要善于自我评价，在自觉性、果断性、坚韧性和自制力等方面发现自己的优势和不足，用优势自我激励，用不足自我鞭策，取长补短，不断进步。第二，在设定锻炼目标时，要注意循序渐进，目标设置太高，容易挫伤积极性，不仅无法磨练意志，而且会丧失信心；目标设置太低，不经过意志努力就可以达成，则起不到磨练意志的作用。

（四）借助外部约束进行训练

在意志力的锻炼中，除了自我锻炼外，还应充分利用外部资源。对于自我约束能力较弱的人，可以借助特殊的时空条件，利用外部约束力来辅助训练。

任务五 人 格

一、人格的概述

（一）定义

人格（personality）也称个性，是指个体心理活动中稳定的、具有个人特色的心理特征与心理倾向组成的有层次的动力整体结构，即个体总的精神面貌。人格由人格心理特征、人格心理倾向及自我意识三方面构成。人格心理特征是个体经常表现出来的稳定的心理特征，它影响着个人活动的效能和风格，包括气质、性格、能力等。人格心理倾向是决定个体对事物的态度和行为的内部动力系统，由需要、动机、兴趣、目的、志向、理想、信念、价值观等构成。自我意识即自我调控系统，是指人对自身及自身与客观世界关系的意识。它使人在与周围世界互动的过程中能够认识自我、体验自我及控制自我。人格结构的这三部分既是相对独立的，又是相互渗透、相互制约的。

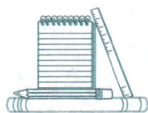

（二）特征

1. 独特性　人的人格是在遗传、成熟、环境、教育等先天与后天因素的交互作用下形成的。不同的遗传背景、生存及教育环境，塑造了各自独特的心理特点。

2. 稳定性　人格特点一旦形成，便具有相对稳定性，要想改变则非常困难。这种稳定性体现在，人格特征在不同情况下会表现出相同或近似的特点。

3. 整体性　人格是一个由多种成分构成的有机整体，各成分之间具有内在的一致性，受自我意识的调控。

4. 社会性　人格是在社会互动过程中逐渐形成的，在很大程度上会受到社会文化、教育教养内容和方式的影响。可以说，每个人的人格都深深烙印着其所处社会的痕迹，即个体社会化结果。

（三）影响人格形成与发展的因素

现代心理学认为，人格是在遗传与环境交互作用下逐渐发展而形成的。

1. 生物遗传因素　遗传是人格形成中不可忽视的影响因素。由于人格具有较强的稳定性，因此人格研究者更会注重遗传因素对人格的影响。双生子研究被许多心理学家认为是研究人格遗传因素的最好方法。同卵双生子具有相同的基因形态，他们之间的差异基本可归因于环境因素。异卵双生子的基因虽然不同，但在环境上（如出生顺序、父母年龄等）有诸多相似性，这为研究环境因素的影响提供了条件。通过全面研究这两种双生子，我们可以看出不同环境对相同基因的影响，或是相同环境下不同基因的表现。

2. 社会文化因素　社会文化对人格具有塑造作用，这体现在不同文化背景下的民族和区域有其固有的民族性格和地域特色，同时也反映在同一社会群体中的人在人格上具有一定程度的相似性。社会文化对人格的影响力因文化而异，社会对文化规范的遵守程度越高，其影响力就越大。这种影响力的强弱还取决于其行为的社会意义大小：对于社会意义较小的行为，社会通常容许较大的差异；但对在社会功能上至关重要的行为，则要求高度一致，此时社会文化的制约作用也更显著。但是，若个人极端偏离其社会文化所要求的人格基本特征，难以融入社会文化环境，可能就会被视为行为偏差或患有心理疾病。

3. 家庭环境因素　家庭是社会的细胞，既具有生物的遗传因素，也有着社会的"遗传"因素。这种社会遗传主要体现为家庭对子女的教育方式，正所谓"有其父必有其子"，虽非绝对，但有一定道理。父母按照自己的意愿和方式教育孩子，使他们逐渐形成了某些人格特征。强调人格的家庭成因，重点在于探讨家庭间的差异对人格发展的影响，探讨不同的教养方式对人格差异所构成的影响。

4. 早期童年经验　人生早期的经历对人格的影响历来受到人格心理学家的重视。母爱丧失的儿童包括受父母虐待的儿童，在婴儿期往往会出现神经性呕吐、厌食、慢性腹泻、阵发性绞痛、不明原因的消瘦和反复感染等症状，这些儿童还表现出胆小、呆板、反应迟钝、不愿与人交往、有敌对情绪及攻击性、破坏行为等人格特征。这些人格特征会伴随他们一生，可能导致产生情绪障碍、社会适应不良等问题。

5. 自然地理因素　生态环境、气候条件、空间拥挤程度等物理因素都会对人格产生影响。关于自然地理环境对人格的影响作用，心理学家普遍认为，自然环境对人格不起决定性影响作用，更多地表现为一种暂时性的影响；自然地理环境对特定行为具有一定的解释作用。在不同的地理环境中，人可以表现出不同的行为特点。

6. 自我意识　人格的形成和发展虽然受遗传和环境等方面的影响，但是在这两种因素的相

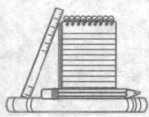

互作用中，人不是被动的。人与动物的主要区别之一就是人有意识。人不仅能够驾驭外界环境，而且可以主动调控自我，协调自我与外界的关系。人总是不断地在进行着自我评价和自我调节，以求人格的自我完善和理想自我的实现。自我意识作为个体的自我认识调控系统，在人格的形成和发展中起着积极、主导的作用。

人格是先天与后天的合金，是遗传与环境交互作用的结果。遗传决定了人格发展的可能性，而环境则决定了人格发展的现实性。

二、人格形成的标志

人的遗传基因是人格形成的基础，在出生后随着个体发育成熟、环境影响、学校教育的共同作用，人格逐渐形成。人格形成的标志主要体现在以下两方面。

（一）自我意识的确立

自我意识，也称自我概念，是指个体对自身的各种身心状态的认识、体验和愿望，包括自我评价、归属感、角色认同、形象感等，是个体对自己形象、能力、家庭、人际关系、应对方式及归属感等方面的总体估价和认识。

自我意识的确立是一个逐步发展的过程，是在与自然和社会的交往中逐渐形成的。个体常常以他人的眼光为镜子，以他人的评价为参考，来形成对自己的认识。自我意识的真正确立通常发生在青春期以后。随着体格生长和性发育的成熟，青少年日益把注意力转向自身，开始产生成年人的独立感，并在心理上减少对监护人的依赖，进入"第二次断乳期"。此阶段标志着个体完成了一体化过程的"统我"形成，人格也开始具有相对的稳定性，在人格的发展阶段中具有重要意义。自我意识形成后并非一成不变，还将在社会实践中不断进行调整和完善。自我意识对人格的形成、发展起着调节、监控和矫正的作用。

（二）社会化程度

社会化指个体的价值观、道德观、行为准则逐渐纳入社会规范的过程，即自然人（或生物人）成长为社会人，个体成为社会中的成员，按照社会的要求履行自己的社会角色。没有经历社会化阶段，个体无法形成真正意义上的人格。

社会化过程常常通过各种规范、禁忌和赞许来体现。例如，社会要求其成员接受相应的文化、风俗和习惯；遵从一定的价值观、道德观；遵守各种规章、制度、纪律和法律。当一个人从小到大经历了父母的养育、家庭的熏陶、学校的教育，以及社会各种直接和间接的奖惩后，社会文化就已潜移默化地渗透至其观念和行为之中，人格也就必然与社会需求紧密联系起来了。

三、个性倾向性

个性倾向性是指人对社会环境的态度和行为的积极特征，包括需要、动机、兴趣等。个性倾向性是人的个性结构中最活跃的因素，它不仅是一个人进行活动的基本动力，还决定了个体对现实的态度，以及对认识活动对象的趋向和选择。

（一）需要

需要是指个体因自身某种未满足的状态而产生的不平衡紧张感，包括生理和社会两方面。个体通过需要和满足需要的活动，使体内环境与外界环境，尤其是社会环境，保持动态平衡，以维持自身的生存与发展。需要是活动的原始动力，是激发个体活动积极性的源泉。一旦需要被个体意识到，就会转化为一种寻求满足的力量，驱使个体朝着特定的目标行动。一般来说，需要的强度越大，活动积极性越高；反之，需要的强度越小，活动的积极性越低。

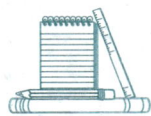

（二）动机

动机是推动个体采取行动以达到目的的心理动力，即能引起、维持个体活动并促使该活动朝向某一目标以满足个体某种需要的意念活动。

动机是在需要的基础上产生的。虽然需要是行为动力的源泉，但仅有需要并不足以直接驱动行为；只有当需要转化为动机后，才能成为个体行为的直接动力。动机的形成往往伴随着诱因的出现，这些诱因能够激活潜在的需要，使其转化为具体的、有方向性的动机，进而驱使个体采取行动。

（三）兴趣

兴趣是指个体积极探索某种事物或活动的认知倾向。人的兴趣是在需要的基础上，通过参与各种活动中而逐渐发展起来的。需要的对象也就是兴趣的对象。正是由于人们对某些事物的需要，才会产生对这些事物的兴趣。由生理需要所引起的兴趣往往是短暂，这种需要一旦得到满足，兴趣就可能随之消失，它不属于个性倾向性的范畴。相比之下，稳定的兴趣是后天形成的。在社会实践中，人们对客观世界的反映不同，需要也不同，进而促使具有个性倾向性的兴趣得以形成和发展。

四、个性心理特征

个性心理特征是指个体在其心理活动中经常且稳定地表现出来的特征，它影响着一个人的言行举止，体现了其心理活动的独特性。我们常说的"精明强干"，正是对个性心理特征的一种描述。个性心理特征主要是指人的能力、气质和性格。

（一）能力

能力是顺利、有效地完成某种活动所必须具备的心理条件。

人的能力是多方面的，因此，人应该根据自己的能力特点扬长避短。例如，有音乐天赋的人，适合从事与音乐有关的事业；具备运动天赋的则适合从事与运动有关的工作；擅长思考者，或许适合从事理论研究工作；而动手能力强的，可能更适合操作性工作。即便在同一领域内，因个人能力的差异，也可以考虑如何更好地发挥自己的特长，如同样学医，有人选择从事临床工作，有人则专注于医疗宣传或营销等，这些都是基于个人能力的不同而作出的选择。

（二）气质

气质是心理活动在强度、速度、稳定性和灵活性等方面表现出的动力特征。气质类似于日常生活中所说的脾气、秉性或性情。气质的动力特征不仅体现在人的感知、记忆、思维等认识活动中，也深刻影响着人的情绪和意志活动，尤其在情绪活动中表现得更为明显。例如，一个人言谈举止的敏锐性、注意力的集中程度、思维的灵活性等，都是其气质动力特征的具体表现。

根据气质特征的不同组合，人的气质可被划分为多种类型。2500 多年前，古希腊医生、哲学家希波克拉底就观察到了这一现象，并基于自己的观察，将人的气质分为胆汁质、多血质、黏液质和抑郁质四种体质类型。500 年后，罗马医生盖伦在希波克拉底类型划分的基础上进一步提出了气质这一定义。因此，希波克拉底被公认是最早划分气质类型并提出气质类型学说的人。

（三）性格

性格是个体在对现实持有的稳定态度和习惯化的行为方式中表现出来的人格特征。态度是性格中最重要的特征，是个体对人、物或思想观念的一种反映倾向性，它是在后天生活中习得的，由认知、情感和行为倾向三个要素组成。一个人对现实的态度，表现在他在生活中所追求与拒绝的事物上，例如，有的人偏爱平淡宁静的生活，而有的人则追求轰轰烈烈、充满激情的

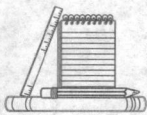

人生。一个人对现实的稳定态度决定了他的行为方式，面对相同情境，因态度不同，个体所采取的行动方式也会有所差异。因此，我们可以通过观察个体习惯化的行为方式推测其性格态度。

性格是在社会生活实践中逐渐形成的，一经形成便比较稳定，但并不意味着它一成不变，因此性格也是可塑的。当个体遭遇生活环境的重大变化，其性格特征也可能发生显著变化。性格不同于气质，它受历史文化的影响，具有明确的社会道德评价意义，直接反映了一个人的道德风貌。因此，可以说气质更多地体现了人格的生物属性，性格则更多地体现了人格的社会属性，个体之间人格差异的核心是性格的差异。

心理实践

1. 团体活动

（1）街采

活动目的：了解人们对心理学的认识和看法。

活动准备：问题提纲、摄影机或手机。

活动过程：①组织 5～10 名同学成立学习小组，课后在校园内随机采访同学或路人；②询问人们关于"如何看待心理学""了解哪些心理学知识""认为心理学是否能够帮助人"等与本章节学习内容有关的问题；③尽可能多与采访对象交流，收集采访结果后，小组内进行整理，并形成报告提交。

（2）认识情绪，悦纳自我

活动目的：帮助学生认识和理解自己的情绪；提高自我接纳能力和自尊心；探索情绪管理的技巧和策略。

活动时间：40 分钟。

活动准备：大白纸、彩笔，以及空旷的教室或适宜的室外场地。

活动过程：①开场介绍：老师先对所有参与者表示热烈欢迎，并向大家介绍今天的活动目的，即"一起探讨和认识情绪，学习如何更好地理解自己和他人"。②情绪表演与猜测：老师邀请 3 位学生上台，用表情和肢体语言表演一种情绪。其他同学猜测他们表演的情绪，并讨论产生这种情绪的可能原因。学生们分享自己的情绪体验和理解。③情绪管理技巧：老师介绍几种情绪管理的方法和技巧，如深呼吸和正念冥想。练习结束后，请学生分享自己的感受。④情绪万花筒：每个学生得到一张空白纸和一盒彩色铅笔，任务是用颜色表达当前的情绪。学生们在纸上涂画，展现自己的情绪世界。通过这种方式帮助学生们找到表达情绪的途径。⑤自我接纳练习：老师引导学生进行"接纳自我的对话"练习，写下自己最喜欢的三个优点和最需要接纳的三个方面。⑥分享与反馈：学生分组分享自己写下的内容。通过练习，学生们学习如何接受自己的不足，从而增强自信心。

2. 案例分析

（1）案例描述

顺风顺水下的内心迷惘

佳琪（化名）从记事起至大学，这一路走来都颇为顺利，未曾经历过大风大浪。她家庭温暖，有挚友相伴，交际能力强，学习也一直处于中等偏上的水平，是一个非常努力的好学生。然而，佳琪却感到这样顺风顺水的生活似乎总缺少了点什么，具体缺什么，她却难以言喻。在参加完一次毕业生交流座谈会后，她目睹大家侃侃而谈，内心深受触动。座谈会的场景，加上生活中那些细碎的心情点滴，终于在她心中累积到了极点，仿佛泛滥成灾。她感到莫名的烦躁

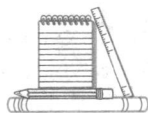

与悲伤，内心的平静不再，发呆的时间越来越长，更愿意独自一人待着。她不禁自问：自己究竟怎么了？是自己太过敏感了吗？又该如何打破当前的这种状态呢？

（2）案例思考

设想一下，如果我们可以思考和行动，却失去了感觉，生活将会变得如何？在本章节学习的关于情绪和情感的知识，能够为我们提供怎样的帮助？如果佳琪出现在你的身边，你能否从所学到的知识中想到一些办法来帮助她呢？

3. 实践训练

搜集与本章节学习内容相关的材料，采用简便易行的方式，向亲友介绍心理学的相关知识及心理活动的常识。

复习思考

1. 名词解释

　　感觉　记忆　想象　情绪　气质　性格

2. 简答题

　　（1）关于遗忘有哪些学说？遗忘有什么规律？

　　（2）情绪和情感有什么区别和联系？

　　（3）意志行为有哪些特征？良好的意志品质有哪些？

扫一扫，查阅
复习思考题答案

扫一扫，查阅
本项目 PPT、
视频等数字资源

项目三　心理康复的主要理论

【学习目标】

素质目标：培养以人为本的观念，提升心理康复意识。

知识目标：阐述心理康复四大理论的主要观点；阐释四大理论对康复心理的启发和运用。

能力目标：提升在康复医疗实践活动中运用心理康复四大理论的能力。

【案例导入】

案例描述

李华（化名），男性，34岁，五年前被确诊患有多发性硬化症，病情迅速恶化，导致生活不能自理。在此期间，他一直受到父母无微不至的照顾。由于患者父母双方的家族中均无多发性硬化症的病史，因此患者将自己患病归因于"运气不好"，感到既悲伤又愤怒。同时，一想到父母为自己付出如此之多却无以为报，李华深感自责。他深知自己余生都将依赖他人的帮助才能生活，因此常常一整天坐在轮椅上，盯着电视，与父母交流甚少。而患者的父母也因此深感无助。

面对此种情况，你会如何帮助患者及其父母？

案例分析

可以从以下3个方面进行考虑：首先，与患者一同探讨他患多发性硬化症的原因是否真的只是"运气不好"，这里可以引入归因理论进行分析；其次，给予患者父母充分的安慰和支持，肯定他们多年来的付出与坚持；最后，为患者及其父母提供家庭心理治疗服务。在学习了以下

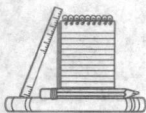

四大心理康复理论后，我们可以进一步思考，如何运用这些理论来更有效地帮助案例中的患者及其父母。

任务一　精神分析理论

奥地利心理学家弗洛伊德于 19 世纪末创立了精神分析理论。精神分析又称心理分析或心理动力学，是一种探讨人的潜意识（无意识）心理过程与精神疾病治疗的理论和方法。精神分析理论是现代心理治疗的基石。

一、经典的精神分析理论

（一）潜意识理论

弗洛伊德在对神经症患者的治疗过程中发现，许多身体症状难以用神经病理学单独解释。他认为，产生神经症的原因并非源自躯体，而是源自患者内心深处那些通常意识不到、被压抑的精神活动及一种未知力量的作用。这种精神活动即为潜意识活动。人的精神活动，如欲望、冲动、思维、情感等，均发生在意识的不同层次，这些层次包括意识、前意识和潜意识三个层面。

1. 意识　是指个体能够觉察到的心理活动，比如一些观念、意象或者情感。

2. 前意识　个体一些不愉快或痛苦的感觉、回忆被压存在前意识这个层次，一般情况下不会被个体察觉，但如果通过有意识地唤起或在个体的控制能力松懈的情况下，它们可能暂时出现在意识层面，被个体所感知。

3. 潜意识　是指潜伏着的无法被觉察的思想、观念、欲望等心理活动，包括一些本能冲动、被压抑的欲望、回忆或生命力。这些心理活动因与社会道德或个体理智相冲突而无法进入意识被个体所觉察，但在睡眠、做梦、催眠或精神失常时，压抑解除，个体才能意识到潜意识中的内容。此外，人们在日常生活中的口误、笔误、幻想和梦境等行为，往往也反映了潜意识活动的影响。弗洛伊德认为，潜意识不仅存在于精神病人的心理活动中，也普遍存在于正常人的心理活动中，并可能是多种神经症的根源。

（二）人格结构理论

弗洛伊德认为人格结构由本我、自我、超我三部分构成，三者各自代表人格的某一个方面，遵循不同的规则，追求不同的目标，但同时三者相互作用，相互影响。

1. 本我　即原始的我，代表着本能的冲动、原始的欲望，位于人格结构的最底层，包括饥饿、口渴、性欲等生理需求，是一切心理能量之源。本我追求个体的舒适、享受、生存、繁殖，通常处于无意识状态，不被个体所察觉。本我遵循的是"快乐原则"。

2. 自我　位于人格结构的中间层，是人格中比较理性、真实的部分，是个体能够意识到并执行思考、感觉、判断或记忆的部分，负责调节本我和超我之间的矛盾。自我在满足本我欲望的同时，也确保个体行为符合超我的要求，以保护自身不受伤害。自我既有意识的成分，又有潜意识的成分。它遵循的是"现实原则"。

3. 超我　位于人格结构的最上层，是人格结构中代表理想的部分。在成长过程中，个体将父母、师长的教育、社会规范及文化价值观等内化为个人的道德规范，这些内化了的规范便形成了个体的超我。超我审视、检查、监督、批判及管束个体的行为，与本我一样是非现实的，大部分处于潜意识状态。超我的特点是追求完美，要求自我以社会可接受的方式去满足本我的

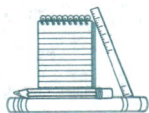

需求。超我遵循的是"道德原则"。

人格结构理论强调了心理动力在本我、自我、超我三者之间的分配和流动。当三者处于和谐状态时，人格呈现健康状态；当三者之间出现冲突时，人格则表现出不和谐，可能导致个体产生心理疾病。

（三）性心理发展理论

弗洛伊德认为人类行为动机的根源在于个体的心理能量。他假设每个人都具有与生俱来的本能或驱力，这些驱力是个体基本的发展需求，需要被满足被表达。它们来源于个体内部的需要和冲动，引发兴奋和紧张状态，从而驱动个体完成某种行为以缓解、释放或消除个体的紧张状态。

人类最基本的本能有两类：一类是生的本能，另一类是死亡本能或攻击本能。生的本能包括性本能与个体生存本能，其目的是保持种族的繁衍与个体的生存。广义的性既指一般意义的性活动，也包括人们一切追求快乐的欲望。性本能是人一切心理活动的内在动力，当这种能量积聚到一定程度时会造成机体的紧张，促使机体寻求途径释放能量。性并不是在青春期突然产生的，而是从一出生就开始发展的。

弗洛伊德将人一生的性心理发展划分为 5 个阶段：①口唇期（0～1 岁）：婴儿通过吸吮获得快感。②肛门期（1～3 岁）：儿童通过排便获得快感。③性器期（3～5 岁）：儿童通过抚摸自己的生殖器获得快感。此期是性别认同的关键期，儿童开始对异性父母产生眷恋，对同性父母产生嫉恨，即男童会体验到俄狄浦斯情结（或称为"恋母情结"），女童会体验到厄勒克特拉情结（或称为"恋父情结"）。④潜伏期（5～12 岁）：儿童的快感区不集中在身体上。儿童从家庭外的成人及与同性别伙伴进行游戏中获得各种行为规范和社会价值观，促进超我的发展。⑤生殖期（12 岁至成年）：此期步入青春期，快感重新在身体中活跃，并集中在生殖器官部位，表现为对异性的追求。在前面四期的性心理正常发展下，到达生殖期的性心理成熟为结婚、生育等活动提供了条件。

如果个体在性心理发展的某个阶段得到过分满足或遭遇挫折，其发展就会固着于该阶段，从而有可能在成年后引发人格或心理问题。例如，肛门期是父母训练孩子排便的关键期，如果父母的训练过于严厉，个体可能会形成僵化、强迫的人格特点；如果父母的训练完全没有要求，个体成年后的生活可能会杂乱无章、不能忍受约束。弗洛伊德认为前三个发展阶段最为重要，儿童的早期经历对其成年后的人格形成具有关键作用。个体成年后的变态心理、心理冲突等，往往可以追溯到早年的创伤性经历和压抑的情结。

（四）心理防御机制理论

心理防御机制是自我的一种防卫功能。在超我与本我之间，以及本我与现实之间，经常会产生矛盾和冲突，这些冲突会让人感到痛苦和焦虑。此时，自我能够在无意识中，以某种方式调整冲突双方的关系，使超我的监察得以被接受，同时本我的欲望也能得到某种形式的满足，从而缓和焦虑，消除痛苦。这就是自我的心理防御机制。

心理防御机制包括压抑、否认、投射、退化、隔离、抵消转化、合理化、补偿、升华、幽默、反向形成等多种形式。这些机制在人类正常和病态情况下都会不自觉地得到运用。运用得当，可减轻痛苦，帮助个体度过心理难关，防止精神崩溃；运用过度，则可能表现出焦虑、抑郁等病态心理症状。

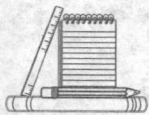

二、精神分析理论的发展

前面提到弗洛伊德的观点对许多心理学家产生了深远的影响，但是他的泛性论却受到了大多数心理学家包括他的弟子的批判，以阿德勒（A. Adler）、荣格（C. G. Jung）等为代表的精神分析学家对经典精神分析论进行了修正，他们的理论统称为新精神分析理论。

1. 阿德勒的个人心理学　阿德勒对精神分析理论的主要贡献在于以下三个方面。

（1）提出超越自卑的观点　阿德勒认为自卑感是人格发展的动力。自卑感源于个人生活中所有不完善的感觉，比如因生理、心理和社会原因导致的障碍。个体通过补偿来完善自我，超越自卑，以生活格调为手段追求卓越。然而过多的自卑感会产生自卑情结，即觉得自己比其他所有人都差很多，这使得个体无法产生创造卓越、积极向上的驱动力，反而产生强烈的无助感。

（2）强调父母对于人格发展的影响　如果父母给孩子过多的关注和保护，就会有溺爱的危险。溺爱导致孩子缺乏独立感，自卑感加重，成年后无法独立处理生活中的问题，比如不能独立生活，不能自主作决定，难以应对一般的挫折。反之，如果父母忽视孩子，孩子很少获得父母的关注，甚至是在冷酷和多疑的环境中成长，成年后他们难以建立起良好的人际关系，对亲密感到不舒服，并且对于身体的接近和接触感到极度的痛苦。

（3）强调出生顺序对人格的影响　阿德勒是第一个在人格中强调出生顺序的心理学意义的心理学家。他认为第一个出生的孩子会得到父母过多的关注和溺爱，但随着第二个孩子的到来，第一个孩子得到的关注有可能会减少，他会感到自卑并希望自己越来越强大。第一个孩子成年后出现的心理行为问题可能与此有关；第二个孩子在幼年时必须学会与兄或姐分享父母的爱，因此他们建立了很强烈的追求卓越的欲望，这有助于他们获得很高的成就；最后出生的孩子在整个童年中都得到来自家庭各个成员的宠爱，容易形成依赖心理，缺乏主动性。

2. 荣格的分析心理学　荣格主要的贡献在于提出了集体无意识概念和一些重要的原型。

（1）集体无意识　荣格认为无意识有集体无意识和个体无意识两种。集体无意识包含的是那些难以带入意识层面的想法和形象，这些想法不是被压抑在意识之外，而是我们与生俱来的，而且几乎所有人都是一样的。

（2）重要原型　集体无意识是由原始意象组成的。荣格认为所有人使用的意象非常一致，例如，我们几乎每个人都会梦到被追赶，他认为这是人类早期活动的集体无意识的反映。他将这些共同的意象称为原型。这些原型很多，其中最典型的有阿尼玛、阿尼姆斯和阴影。阿尼玛是男性心中女性的部分，阿尼姆斯是女性心中男性的部分。这两个意象首要的功能是引导个体选择心中的另一半，并在后来的人际关系形成过程中起作用。荣格认为每个人心中都有寻找男性或女性的无意识意象，因此一个人越是符合我们心中的标准，我们就越想和这个人建立关系。阴影包含了个体心中消极的部分或人格中黑暗的部分。荣格认为那些能很好调整自我的人可以将他们的善良和邪恶的部分组合成完整的自我。

3. 精神分析的社会文化论　精神分析的社会文化论主要代表人物有沙利文、埃里克森等。他们反对经典精神分析的本能学说和泛性论观点，把文化、社会环境、人际关系（特别是儿童与父母的相互关系）等因素作为人格形成的主要因素。

（1）沙利文的人际互动理论　沙利文认为人格只能存在于一个人生活的复杂的人际关系中。他指出，人际关系对于个体有着非常重要的意义，不成功的社交关系将导致不安全和焦虑感的产生。人们在幼儿时代即学会用选择性忽视作为减少焦虑的手段，通过减少对重要信息的注意，人们减少了焦虑，但是却建立了对现实错误的印象，使得个体对自我产生错误的感知，认为自

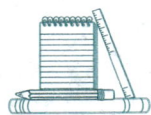

我是"坏我""非我",这种手段无益于问题的解决。

（2）埃里克森的人格发展理论　埃里克森提出了认同危机和八阶段发展论。他认为，自我的首要功能是建立和维持一种认同感，即对自我个性和特点的感知，是一种对自我的整体认知和连接过去与未来的连续感。青少年时期往往被视为人生中最具挑战性的阶段之一，他们迫切需要解答"我是谁"的问题。如果能找到这个问题的答案，他们便能建立稳固的认同感，知道自己是谁，明确自我身份，进而接受并欣赏自己；反之，如果青少年在这一阶段未能建立强烈的认同感，则会陷入角色混乱的境地。埃里克森用"认同危机"这个词来表达个体在缺乏强烈认同感时所体会到的迷茫、困惑乃至绝望的感受。埃里克森认为，人格的发展贯穿人的一生，他将人的一生划分为八个阶段，每一个阶段人都伴随着一个特定的危机或者发展任务。这些危机的解决，将为个体进入并顺利度过下一个阶段奠定基础，其影响是相互关联的。

三、精神分析理论的应用领域

精神分析理论突破了传统生物医学模式，认为神经症、精神疾病等并不是组织器官的病变，而是由于心理失调导致的心理疾病，由此产生了新的心理健康观。弗洛伊德创立的精神分析治疗技术，为以后出现的许多心理治疗技术奠定了基础，至今，精神分析技术依然是治疗许多心理顽症的最佳选择之一。在文化和艺术领域，弗洛伊德的思想同样产生了巨大影响。从文学作品到电影艺术，精神分析理论被广泛应用于对人类行为和动机的解读中，成为一种深刻剖析人性的工具。

知识链接

生命的开始——胎儿期

大部分人会将节拍器的速度调整至每分钟 50 ～ 90 次，这与母亲的每分钟心脏搏动数相同。胎儿产生意识通常是在孕期 7 ～ 8 个月。而胎儿开始做梦则一般从第 8 个月开始。关于胎儿记忆能力产生的时间，存在多种说法，有的认为是 3 个月，有的则是 6 个月或 8 个月不等。胎儿能听见声音，母亲的情绪稳定，胎儿的情绪也稳定，这是日后形成稳定人格的基础。若母亲妊娠期间营养失衡，可能导致胎儿脑细胞发育障碍。因此，精神卫生的关注，应从胎儿时期就开始。此外，母亲对胎儿的态度也会对孩子的健康产生影响。胎儿可以感知母亲对自己的情感，这种早期的情感联系对于孩子的成长至关重要。"经历过不幸的胎儿期"的孩子，日后成为"不幸人"的概率明显增高。

任务二　行为主义理论

行为主义理论形成于 20 世纪初，是西方心理学的第一大势力。美国心理学家华生开创了行为主义。1913 年，华生在《一个行为主义者眼中的心理学》论文中提出了 3 个观点：一是心理学应该研究行为，而不是意识；二是心理学的研究方法也应该是客观的方法，比如观察法；三是心理学研究的目标是"预测人的行为，并控制人的行为"。这三条被后人视为"行为主义者宣言"。

行为主义把人的活动和行为作为研究对象，仅研究能观察到的并能客观地加以测量的刺激

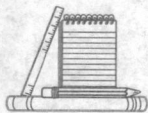

和反应。按照行为主义理论，一切行为都是后天环境造成的，都是可以预测和控制的。华生提出了一个以控制行为为目的的著名论断："请给我一打强健而没有缺陷的婴儿，让我放在自己的特殊世界中教养，那么，我可以担保……无论他的能力、嗜好、趋向、才能及种族如何，我都能把他们训练成为我所选定的任何一类专家——医生、律师、艺术家、商界首领，甚至是乞丐或窃贼。"行为主义理论是典型的环境决定论。

在行为主义理论研究和运用的发展过程中，指导行为改变方面应用最广泛、最为著名的三个理论分别是巴甫洛夫的经典条件反射理论、斯金纳的操作性条件反射理论和班杜拉的社会学习理论。

一、经典条件反射理论

（一）经典条件反射实验

俄国生理学家巴甫洛夫用实验对人和动物的高级神经活动进行了深入研究。巴甫洛夫将狗固定在笼子里，在狗的下巴下方放置一个托盘，用于收集狗的唾液。这个托盘连接着一个装置，以测量唾液的总量，并记录唾液分泌的滴数。在喂狗食物的同时，呈现相应的铃声，并观察狗分泌唾液的情况。

一开始，狗只在食物呈现时分泌唾液。逐渐地，当不出现食物，而仅出现铃声时，狗也会对铃声作出反应，分泌唾液，这表明狗已经将铃声这种原本并非食物的"信号刺激"与食物联系了起来。条件刺激（铃声）和无条件刺激（食物）在呈现时间上几乎同步，形成了配对关系。配对次数越多，条件反射就越牢固。然而，当仅出现条件刺激而不伴随无条件刺激时，即条件刺激没有得到无条件刺激的强化时，条件反射就会逐渐消退。

（二）经典条件反射的现象

1. 习得　将条件刺激与无条件刺激多次结合呈现，可以获得条件反应并加强这一条件反应。例如，将声音刺激与喂食结合呈现给狗，狗便会获得对声音的唾液分泌反应。

2. 消退　对条件刺激反应不再重复呈现无条件刺激，即不予强化，反复多次后，已习惯的反应就会逐渐消失。例如，已经学会对铃声产生唾液分泌反应的狗，在经历了一段时间的仅听到铃声而不喂食的训练后，可能对铃声不再产生唾液分泌反应。

3. 泛化　指某种特定条件刺激反应形成后，与之类似的刺激也能激发相同的条件反应。例如，狗对铃声产生唾液分泌反应后，对近似铃声的声音也会产生反应。"一朝被蛇咬，十年怕井绳"，便是习得与泛化的最好例证。

经典条件反射理论适用于解释各种物种（包括人）的行为，以及多种类型的行为。对癌症化疗的患者运用经典条件反射作用原理，能够避免患者对有营养的食物产生厌恶。

二、操作性条件反射理论

（一）操作性条件反射实验

20世纪30年代，斯金纳在巴甫洛夫经典条件反射的基础上提出了操作性条件反射。他设计了一个名为斯金纳箱的实验装置，该装置内部设有特殊构造，包括一个杠杆。当小白鼠按压杠杆时，会触发食物储存器，使食物滚入食物盘。将饥饿的小白鼠放入箱子后，它们会在箱内四处探索，偶然间触碰到杠杆并获得食物。随后，小白鼠会逐渐增加按压杠杆的次数，以获取更多食物，这表明小白鼠已经学会了通过按压杠杆来获取食物的方法。这种通过不断强化所形成的条件反射，就被称为操作性条件反射。

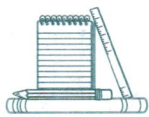

斯金纳把条件反射分为两类。一类是应答性条件反射，即巴甫洛夫的经典条件反射；另一类是操作性条件反射，这是他在斯金纳箱实验中自行发现的一种条件反射。经典条件反射是由一种可以观察到的刺激引发的，而操作性条件反射则是在没有任何可以观察到外来刺激的情景中发生的。小白鼠的操作性行为成为获得刺激（食物）的手段。当老鼠按压杠杆时，便能获得食物；而在压杠杆之前则不能得到任何食物。这意味着有机体的反应强度变化是受到结果控制的：如果一个操作之后紧接着呈现一个强化刺激，那么这一操作的强度（或频率）就会增加。例如，一个孩子如果偶然离家出走并因此使得父母倍加关注，且孩子从中获得了某种形式的"利益"，那么这个孩子可能会倾向于不断离家出走以获取更多的这种利益。在有机体的学习过程中，操作性条件反射往往比经典条件反射更为重要，因为人类的绝大多数行为都是通过操作性条件作用而形成的。

斯金纳的操作强化原理在教学上的应用非常广泛。他坚信其操作性条件作用原理可以"引导"孩子的生活，从而塑造孩子的行为。为了实践这一理念，他还身体力行地设计了一个"育婴箱"，并将他的第一个女儿作为实验对象。在这个精心设计的"育婴箱"里，她快乐地成长，并最终成为一名出色的画家。

（二）操作性条件反射的类型

根据个体行为之后的刺激性质及行为变化的规律，操作性条件反射可分为以下几种类型。

1. 正强化   个体行为的结果导致积极刺激增加，从而使该行为得到增强。例如，老鼠按压杠杆后，获得食物奖励，这会增加其按压杠杆的行为频率。

2. 负强化   个体行为的结果导致消极刺激减少，从而使该行为得到增强。例如，将食物奖励换成电击，则老鼠避开按压杠杆的行为将会增加。

3. 惩罚   行为的结果导致消极刺激增加，从而使该行为反应减弱。例如，个体出现吸烟行为时，立即给予电击等使其感到痛苦的刺激，可使吸烟这种不良行为逐渐减少。

三、社会学习理论

社会学习理论又称观察学习，是由班杜拉在20世纪30年代提出来的。班杜拉认为，观察学习是社会学习中最主要的一种形式。

观察学习是指个体通过观察他人（或称为榜样）所表现的行为及其后果来进行学习。通过观察学习，个体可以习得某些新的反应，或者矫正已有的某些行为特征。班杜拉通过一系列开创性的研究，即"波波娃娃实验"，揭示了儿童如何通过观察和模仿来习得社会行为，尤其是攻击性行为。在生活中，儿童的言行举止、遵守社会规则等，大多是通过观察和模仿父母及一起长期生活的人而习得。

观察学习的特征在于，观察者不一定具有外显的操作，也不依赖于直接强化，在学习过程中包含着重要的认知过程。这是一种以间接经验为基础的学习，可以使人们免受重复尝试错误而带来的危险，节省学习时间。观察学习可以通过家庭、地域影响而获得。随着现代信息交流媒介的普及，也为观察者提供了更为便利的条件，使得观察学习可以通过电视、视频等媒体轻松实现。

观察学习包含4个子过程：①注意过程：观察者注意榜样行为的明显特征；②保持过程：观察者把榜样表现出的行为以符号的形式保持在长时记忆中；③动作再现过程：观察者把保持在记忆中的符号变成适当的行为；④动机过程：习得了的行为不一定都表现出来，只有具备了行为的动机后，习得的内隐行为才会表现出来。

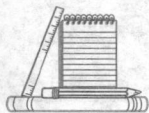

知识链接

给患者带来希望和光明的"唐大夫"

大家不陌生的史铁生在住院期间受到了唐大夫的深切关怀。唐大夫是一名神经内科领域的专家，她不仅有精湛的医疗技术，更以一位人文关怀者的身份，给予了史铁生无微不至的照顾。她作为史铁生的主管医师，在全面评估其病情后，主动邀请其父亲进行深入交流；耐心阐述治疗方案。在史铁生精神最为低落之际，她更是积极行动，不仅在治疗上全力以赴，更在业余时间亲自开导，防止其产生消极念头。她的关怀与努力，不仅体现在生理层面的治疗，更在精神层面为史铁生提供了强大的支撑与鼓励。此外，唐大夫还致力于优化史铁生的治疗与康复环境，通过不懈努力，将其安排至一间更为舒适的病房，并亲自监督更换被褥、清洁病房等细节工作，确保史铁生能在最佳状态下接受治疗。这些细致入微的关怀举措，让史铁生在病痛中感受到了家的温暖与希望，也为他的康复之路奠定了坚实的基础。

四、行为主义的应用领域

在教育领域中，行为主义理论发挥着举足轻重的作用。在行为主义理论的指导下，教师运用正强化和负强化的原理来训练和培养学生的积极行为。在心理治疗领域，行为主义理论同样发挥着不可替代的作用。比如，面对恐惧症患者，认知行为疗法通过改变患者的思维模式和行为习惯，来帮助他们逐步克服恐惧。患者被引导去认识和理解自己的恐惧来源，并通过一系列逐步暴露于恐惧情境的训练，逐渐适应并克服恐惧。这种以行为改变为核心的治疗方法，为患者带来了实实在在的康复效果。

任务三 人本主义理论

人本主义兴起于20世纪50年代末60年代初的美国，其代表人物是马斯洛和罗杰斯。人本主义被称为心理学领域除行为主义学派和精神分析学派以外的"第三势力"。人本主义和其他学派最大的不同在于，它特别强调人的正面本质和价值，而非仅仅集中研究人的问题行为。此外，它还着重关注人的成长和发展，这一过程称为"自我实现"。

一、马斯洛的自我实现心理学

（一）需要层次理论

马斯洛认为，人格发展的动力源自每个人的内在需求，这些需求使人处于不满足状态。当一种需求得到满足后，新的需求便会产生。人在满足高一层次的需要之前，至少必须先满足低一层次的需要。马斯洛把人的需求分为五个层次，这五个层次从下到上，按照由低到高的秩序排列，犹如一座金字塔。

1. 生理需要　处于各种需要的最底层，在所有需要中占绝对优势，与个体生存直接有关，包括食物、水分、氧气、性、排泄、休息、睡眠等。

2. 安全需要　个体对避免危险和寻求生活保障的需求，包括职业稳定，财物积蓄，社会安定、公平，生活有规律等。当生理需求得到相对满足后，安全需要便会出现。

3. 归属和爱的需要　渴望归属于某个团体，得到团体成员的认同，与他人建立和谐的人际

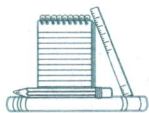

关系，渴望拥有朋友、爱情和家庭。归属和爱的需求不仅指需要他人对自己的爱，也指自己对他人的爱也能够得到满足。如果这种需要得不到满足，个体便会产生孤独感、疏离感。

4. 自尊需要 个体希望获得名誉、威信，渴望得到他人的关心、重视和积极评价，即被欣赏；渴望拥有社会地位，渴望自己有能力、有成就、有独立和自由，即有特权。这种需求得到满足便会带来自信，而一旦受挫，则可能产生自卑、无力感。

5. 自我实现的需要 个体渴望自我发挥，达到个人潜能的极致。这是促使个体成为自己所期望的人，并完成自己力所能及之事的动力。作为最高层次的需要，它的实现依赖于前面四种需要的满足。高级需要的满足能带来更深层次的幸福感、安详感及内心生活的丰富感。那些同时满足过两种或多种需要的人们，通常认为高级需要比低级需要具有更大的价值，他们愿意为高级需要的满足牺牲更多，也更容易忍受低级需要的暂时丧失。

生理需要和安全需要是第一类需要，属于缺失性需要，为人和动物所共有。一旦这类需要得到满足，紧张感便会消除，相应的动机也会减弱。归属和爱的需要、自尊需要和自我实现的需要是第二类需要，属于成长性需要，为人类所特有。满足了这类需要，个体才能进入心理的自由状态，获得"高峰体验"。

需要是个体行为的动力，但值得注意的是，只有未得到满足的需要才能影响个体的行为，而得到满足的需要不再具备激励作用。此外，当某一层级需要得到最低限度地满足后，个体才会追求更高一层级的需要，如此逐级上升的过程，成为推动人们继续努力的内在动力。

（二）自我实现理论

马斯洛认为自我实现的需求是人类所独有的。自我实现是一个贯穿一生的过程，它按照需要的层次由低到高逐渐达到终极巅峰。人的本性中的积极力量推动有机体自我成长，追求自我完善性和独特性，充分发挥自己的能力，对自我产生积极的认同。马斯洛对自我实现是这样描述的，"充分利用和开发天资、能力、潜力"，自我实现的人"似乎在竭尽所能，使自己趋于完美"。自我实现的本质特征是人的潜力和创造力的发挥。自我实现者比一般人更为健康，如果自我实现受阻，则个体成长可能会出现障碍。

马斯洛对历史上很多著名人物进行了研究，概括出自我实现的人所共同具有的一些人格特征。例如，对现实具有更有效的洞察力，能够悦纳自己、他人和周围世界，拥有哲理的、善意的幽默感，具备创造力，经常体验到高峰感受等。马斯洛认为只有充分地、忘我地、集中全力地体验生活，才能实现自我。在这个过程中，人际关系是影响自我实现最重要的因素。

（三）高峰体验

高峰体验是在自我实现过程中产生的一种深刻的心理体验。马斯洛说："这种体验是瞬间产生的，一种压倒一切的敬畏情绪，也可能是转瞬即逝的极度强烈的幸福感，甚至是欣喜若狂、如痴如醉、欢乐至极的感觉"。许多人都声称自己在这种体验中仿佛看到了终极的真理、人生的意义及世界的奥秘。天伦之乐、爱情的美满、创造性的工作、事业的成功、与大自然的交融等，都可以获得高峰体验。

二、罗杰斯的自我心理学

（一）自我论

自我（ego）是罗杰斯心理学体系中的一个核心概念。他认为自我是个体对自己的一种知觉，涵盖了认知、态度和情感，是由个体的自我经验转化而来的。这种知觉经验有独特的组织结构，其内容间相互关联，任何一部分的变化都可能引发整体结构的调整。它随着个体经验的

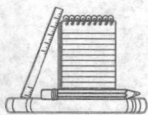

丰富和分化而不断发展变化，但在特定时期内又保持相对稳定。

罗杰斯指出，刚出生的婴儿并无明确的自我概念。通过与父母、他人及周围环境的互动，婴儿逐渐将自己从周围环境中区分出来，自我概念开始形成并持续发展。在此过程中，儿童在环境中积极探索，渴望得到成人的肯定、认可、关怀与尊重。然而，儿童很快发现，只有满足父母期望的行为才能获得他们的积极关注，这种关怀与尊重因此变得有条件。罗杰斯将此现象称为"价值的条件化"，即儿童的价值感建立在他人评价之上，父母根据孩子的行为是否符合自己的价值标准来决定是否给予关爱。儿童在反复的行为体验中，不自觉地内化成人的价值观念，学会了压抑自己的真实情感和愿望。当实际经验与自我概念不符时，便会产生焦虑。例如，一个小孩喜欢玩泥巴，感到十分快乐，可是妈妈却批评他弄脏了衣服，为了迎合妈妈，孩子放弃玩泥巴，并将妈妈的价值观念内化为自己的自我概念。这时，自我概念（玩泥巴会弄脏衣服，妈妈不喜欢）和经验（玩泥巴是一件非常有趣的事情，我很快乐）之间产生了矛盾冲突，于是孩子产生了焦虑。

罗杰斯认为，如果儿童完全按照内化了的某一种价值观念行事，可能就会阻碍自己的成长。因此，他强调父母应给予儿童无条件的积极关注，将儿童的个人价值和尊重放在首位。这样，孩子知道无论行为如何都会得到父母的爱，便不会隐藏可能引起价值条件的自我，从而更充分地体验全部自我，形成更切实际的自我概念。同样，在心理咨询中，来访者如果感受到了咨询师的无条件积极关注，便会敞开心扉，无保留地倾诉，包括自己最糟糕的一面，因为在这里他们得到了尊重和爱。

（二）来访者中心理论

罗杰斯创立了"以人为中心"的治疗体系，他不称求助者为"患者"，而是"来访者"。罗杰斯特别强调治疗关系的重要性，他要求治疗者不是以权威或专家的身份出现，而是以一个有专业知识的伙伴或朋友的身份与当事人建立融洽的关系，使来访者产生信任感。辅导的重点在于关注来访者的思维和情感。他认为人有一种天生的向上的潜力，正如孩子学走路，无论跌倒多少次，最终总是可以学会独自走路的，心理的成长亦是如此。在良好的环境中，一个人总能依靠这种天生的力量由小到大发育成熟，成为一个健全的、功能完善的人。

罗杰斯认为，当人的自身体验受到压抑，自我价值与现实发生冲突时，成长潜力就会受到扭曲或阻碍，人就会感到适应困难，进而表现为各种心理行为问题。来访者中心治疗体系强调为来访者营造真诚、无条件积极关注、共情等氛围，使他能够和别人正常交往、沟通，从而发挥自身潜力。其目的是重塑人格、重塑自我，让个体尊重和正视自己，消除个体自我中那些基于价值条件的部分，使其自我结构与其经验相协调，改变其适应不良行为，并持续变化以追求达到一个理想状态。这种自我结构不断变化的过程，正是自我实现的过程。来访者中心治疗体系强调为来访者真诚、无条件积极关注、共情等氛围，使他能够与别人正常交往、沟通，潜力。其目的在于重塑人格、重塑自我，让个体能够尊重和正视自己，消除个体自我中那些价值条件，使其自我结构与其经验相协调，改变其适应不良行为，并持续变化以追求达到一个理想状态。这种自我结构不断变化的过程是自我实现的过程。

三、人本主义的应用领域

人本主义心理学家坚决反对行为主义把心理学研究对象视为冰冷的机器，而是将研究对象重新定义为充满了情感和故事的活生生的个体。他们对人的独特性的强调与尊重，对人性的积极理解，以及反传统的心理治疗方法，都为心理学带来了重大贡献。这些理论除了对心理学产

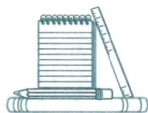

生影响，还涉及社会学、经济学、管理学、伦理学、教育学、哲学、美学等领域。在教育与管理方面，马斯洛的需要层次理论不仅成为行为科学的理论基石，而且也是西方管理科学和管理心理学的重要理论支柱。在心理治疗方面，人本主义心理学治疗是当代西方心理治疗的三大流派之一，也是人本主义心理学理论的实践基础。

任务四　认知理论

所谓认知，是指个体对事物的看法、态度及其思维模式。认知心理学派兴起于 20 世纪 70 年代初，该学派与行为主义理论相悖，主张不一定必须在厘清心理的生理基础后，方能研究心理现象。他们把人看成计算机式的信息处理系统，认为人脑与计算机在工作原则上相通，因此可以在两者之间进行类比。认知心理学强调个体已有的知识结构如何对行为和当前认知活动起决定作用，并力求通过计算机模拟等方式发现人们获取和利用知识的规律，以期揭示人类认知活动的内在规律。认知学派在不同的心理学领域发展出了与之相对应的理论。比如在教育学领域，有皮亚杰认知发展理论；在社会心理学领域，有归因理论和认知失调理论等；在临床心理学领域，有埃利斯的合理情绪理论和贝克的认知理论等。下面重点介绍归因理论、埃利斯的合理情绪理论和贝克的认知理论。

一、归因理论

归因理论是说明和分析人的行为活动因果关系的一种动机理论。在学校情境中，学生常常提出诸如此类的归因问题："我为什么成功（或失败）""为什么我总是拿不到比赛第一名"。美国心理学家韦纳（B. Weiner）认为，人的个性差异和成败经验等会影响他的归因方式，人对前次成就的归因将会进一步影响其对下一次成就行为的期望、情绪和努力程度等，而这些因素又对后续的成就行为产生显著影响。

维纳认为，人们对行为成败原因的分析可归纳为 6 个方面：①能力：个体评估自己对该项工作是否能够胜任。②努力：个体反思自己在工作过程中是否全力以赴。③任务难度：凭个人经验判定该项任务的难易程度。④运气：个体是否认为此次的成败与运气有关。⑤身心状态：工作过程中个体的身体状况和心情是否影响了工作成效。⑥其他因素：除上述五项外，任何个体认为影响此次成败的其他人与事的因素，如别人帮助或评分不公等。

韦纳将上述 6 项因素的性质，分别归入以下三个向度。

1. 控制点（因素源）　指当事人自认为影响其成败因素的来源，是源于个人条件（内控），还是来自外在环境（外控）。在此向度上，能力、努力及身心状况三项属于内控，其他各项则属于外控。

2. 稳定性　指当事人自认为影响其成败的因素，在性质上是否稳定，即在类似情境下是否具有一致性。在此向度上，能力与工作难度两项因素不易随情境改变，是比较稳定的。其他各项则均为不稳定因素。

3. 可控性　指当事人自认影响其成败的因素，在性质上是否能否由个人意愿所决定。在此向度上，只有努力一项因素是可以凭个人意愿控制的，其他各项均非个人所能控制。

韦纳等人认为，我们对成功和失败的解释会对以后的行为产生重大影响。如果把考试失败归因为缺乏能力，那么可能会对未来的考试持悲观态度；如果把考试失败归因为运气不佳，那么对未来的考试就不大可能会期望再次失败。这两种不同的归因方式会对生活产生重大影响。

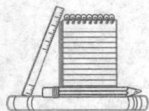

有成就需要的人会把成就归因于自己的努力，把失败归因于努力不足。他们不甘于失败，坚信再努力一下，便会取得成功。他们相信自己有能力应对，只要尽力而为，没有办不成的事。相反，成就需要不高的人，认为努力与成就关系不大。他们把失败归因于其他因素，特别是归因于能力不足。成功则被看成外界因素的结果，如任务难度不大，或正好碰上运气等。在心理康复实践中，康复治疗师可以根据归因理论指导患者对自己的康复训练结果进行合理的归因，激发其康复成就需要，使患者将好转归因于自己的努力训练，从而促使其坚持练习。

二、埃利斯的合理情绪理论

合理情绪理论是由美国临床心理学家埃利斯（A. Ellis）在 20 世纪 50 年代创立的一种心理治疗体系。合理情绪理论基础是"A–B–C"模型，又被称为 ABC 理论。这个模型被用来理解人格及促进人格的改变。A（activating events）代表诱发事件，即引起情绪反应的事件或刺激；B（believes）代表信念，即个体对该事件的看法、解释和评价；C（emotional consequence）是个体因该事件而产生的情绪和行为的结果。

埃利斯认为，导致个体产生某种情绪和行为的，并非事件本身，而是个体对事件的信念，或者说是个体对这一事件的特定解释和评价。例如，两个学生同时向迎面而来的老师问好，但老师没有作答。其中一个学生很生气，因为他认为老师是在轻视自己；另一个学生则表现得无所谓，因为他认为老师可能正忙于其他事情，不是故意的。同样的事件，由于想法不同，导致了截然不同的情绪反应。因此，埃利斯指出，人并非为事情本身所困扰，而是被对这件事的看法所困扰着。他认为，人的信念有些是合理的，也有一些是不合理的，而不合理的信念往往会导致不合理的情绪和行为。如果激发事件 A 是愉悦的，那么结果 C 通常是无害的；如果激发事件 A 是不愉快的，不合理的信念系统 B 便会出现，进而引起情绪困扰和行为后果 C。不合理的信念具有三个特征。

1. 绝对化要求　任何事都是"必须""一定""应该"的。比如"我一定要得到所有人的赞赏"。这种信念往往忽视了现实的多样性和复杂性，过分强求完美和一致。

2. 过分概括化，以偏概全　把某一方面的不足扩大为对整体的否定。比如"这次考试失败了，我是一个彻底的失败者"。抱有过分概括化信念的人，往往易对自己和他人求全责备，从而产生愤怒、自责等消极情绪。

3. 糟糕之极　把一件不太好的事情看成非常可怕的事情，例如，"我脸上长了青春痘，完了，我无法出门了"或是"我生病了，哎！生活太没有意思了，我怎么这样不幸"。这种"灾难化"的信念将小问题无限放大，给个体带来强烈的焦虑、抑郁等情绪体验和悲观、无助的一系列行为。

埃利斯认为，只有改变不合理的信念，才能解决因此而带来的不良情绪和行为问题。他常用辩论技术 D（disputing intervention）来挑战并改变这些不合理的信念，通过理性的分析和辩论，帮助个体认识到信念的不合理性，并逐步建立更加健康、合理的认知模式。

三、贝克的认知理论

阿伦·贝克（A.T. Beck）早先也是精神分析的实践者，但在实践中他发现个体往往无法意识到自身的一些想法，这些想法是自动涌现的，内容多涉及自责和自我批评，导致个体消极地解释生活事件，将自我价值贬低。这些信念是建立在自己以往经验、态度和假设的基础之上，并逐渐形成了固定的认知图式。贝克认为，情绪和行为的发生不是通过环境刺激直接产生的，

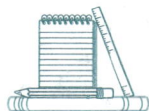

而是借助于认知的中介作用。正常的认知产生正常的情绪反应，异常的认知则引发异常的情绪反应，认知歪曲会导致情绪障碍。根据研究发现，常见的认知曲解（或称为功能不良性认知）可归纳为以下几种类型。

1. 非黑即白的绝对性思考　个体坚持一种不现实的标准，认为自己达不到此标准便是失败。这种思考方式易导致完美主义倾向，对任何错误和缺点都充满恐惧。例如，一位教师因为上课讲错一句话，于是认为"现在全完了""我已经一文不值"等。

2. 任意推断　指缺乏事实根据，草率地得出结论。例如，路上碰到同事匆匆走过未打招呼，便产生"我什么地方得罪他了""他生我的气了"等猜想。实际上，这位同事可能只是心中有事，没有注意到他。

3. 选择性概括　仅根据个别细节，不考虑其他情况，便对整个事件作出结论。如某青年向女同学提出一起去听音乐会的邀请，遭到婉言谢绝后，认定自己被所有的女同学讨厌，再没有任何女青年会和他交往了。这是一种"以偏概全"。

4. 过度引申　指在一个小小失误的基础上，作出关于整个人生价值的结论。如一位母亲不慎摔碎一只碗，遂认为自己"不是一个好母亲"。

5. 过度夸大和过分缩小　指夸大自己的失误、缺陷的重要性，而贬低自己的成绩或优点。如拍照时手抖了一下导致照片模糊，便认为他人会因此视自己为无用之人。在做成一件事时，又觉得微不足道，纯属侥幸。

6. 个人化　指个体主动为别人的过失或不幸承担责任。将一切不幸、事故或别人生病均归因于自己。如朋友生病去世，便责备自己忙于个人的事务，未能照顾朋友的健康状况。

7. 选择性消极注视　指选择一个消极的细节，并且总是记住这个细节，而忽略其他方面，以致觉得整个情境都染上了消极色彩。如一位学生考试时答错了几道题，于是对这几道题念念不忘，甚至想到学校可能要她退学，尽管她整体成绩优秀。正是由于这种消极的信息选择倾向，使个体在某种情境中只让消极信息滤过，造成了不必要的烦恼。

8. 情绪推理　认为自己的消极情绪必然反映了事物的真实情况，如"我觉得我像一个失败的人，所以我是一个失败的人""我觉得失望，所以我的问题不可能解决""我有内疚感，说明我一定做了什么不好的事"等。这种"跟着感觉走"的情绪推理，阻碍了对事物真实情况的客观判断，使人陷于认知曲解而无法自拔。

9. 应该倾向　指患者常用"应该"或"必须"等词来要求自己和别人，如"我应该做这个""我必须做那个"。这反映了对自己和他人设定的一种高标准，如果行为未达到此标准，便会以"不该"等字眼责难自己，从而导致产生内疚、悔恨的情绪；同样，如果他人的所作所为不符合自己的期望，便会感到失望或怨恨，认为"他不该那样"。

10. 乱贴标签　这也是一种以偏概全的心理现象，错误地将自己的某个问题或行为特征作为整体自我认知的标签。如"我是一个天生的失败者""我这样贪吃，真是可恶可恨，简直像一头猪""我的神经天生衰弱，不堪一击"等。其实，这是将个人行为的失误与整个人的评价混淆了，而"人不等于人的错误"。

认知理论认为，个体的心理障碍或精神障碍与其功能不良性认知有关；个体如何看待自己的经历直接影响其情绪、行为和生理反应，即思维或认知影响情绪、行为和生理反应；个体学会将其功能不良性思维转变为功能适应性思维，便可改善其情绪、行为和生理症状。

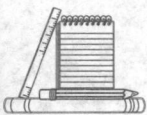

四、认知理论的应用领域

认知理论作为心理学经典理论，关注的是人类思维和行为过程。其核心概念是认知，即感知、理解和处理信息的过程。认知结构、认知过程和认知发展等相关概念共同构成认知理论体系。认知理论通过实验研究和实践应用来验证和探究规律，为心理健康产业提供理论指导和方法论。在实际应用中，认知理论可用于教育、心理咨询和治疗等领域，为促进个体和社会的发展作出了重要贡献。

心理实践

1. 团体活动

（1）欣赏电影《黑眼睛》

活动目的：了解盲人的真实心理状态，包括坚韧不拔的拼搏精神及对幸福生活的美好愿望；帮助学生进一步认知心理康复的基本理论。

活动时间：15 ～ 30 分钟。

活动准备：多媒体教室、电影《黑眼睛》。

活动过程：①简要介绍电影《黑眼睛》的主要内容；②组织学生观看电影；③分小组讨论：电影中哪些情节给你留下了深刻印象？这些情节与心理康复的基本理论之间有什么联系？④教师邀请每个小组代表分享讨论结果。

（2）阅读欣赏《自卑与超越》

活动目的：进一步了解本章提到的心理学家阿德勒及其主要观点；提升团体凝聚力。

活动时间：30 分钟。

活动准备：多媒体教室或团体辅导室、《自卑与超越》纸质书或电子书。

活动过程：①要求每位同学提前阅读《自卑与超越》；②分小组讨论该书作者阿德勒的身世及该书内容对自己的启示；③教师邀请每个小组代表分享讨论结果。

2. 案例分析

（1）案例描述

身残志坚的医者、师者

叶老师，中医学博士，现任某中医药大学副教授、导师，荣获多项荣誉。她年少因病致残，却以顽强的意志和不懈的努力，成为备受尊敬的师者、医者和学者。

1. 立志从医　叶老师虽因脑出血导致左侧肢体偏瘫，但她并未被命运击垮。她刻苦学习，于 2000 年考入中医药大学，立志成为一名中医人，为患者解除病痛。

2. 卓越成就　在中医领域，叶老师取得了显著的成就。她勇于克服困难，不断精进医术，赢得了患者的广泛认可。同时，作为教师，她深受学生爱戴；在科研方面，她也积极参与多项课题，发表多篇学术论文。

3. 热心公益　叶老师热心公益事业，担任多项社会职务，经常进行励志报告，传递正能量。她用自己的实际行动践行了"悬壶济世，医人医心"的崇高使命。

叶老师的事迹充分体现了身残志坚的精神力量，是勇往直前的典范。她的经历告诉我们，身体的残疾并不能阻挡精神的飞翔，只要坚持不懈地努力，就能实现自我价值。

（2）案例思考

叶老师身残志坚、医者仁心、不断超越自我的事迹对你有什么启发？你可以运用哪些理论

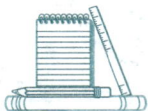

来分析叶老师的心理过程和成就？请结合本章精神分析理论、人本主义理论及认知理论等内容，深入思考并回答。

3. 实践训练

以小组为单位，围绕精神分析理论、行为理论、人本主义理论、认知理论在心理康复的应用主题，通过查阅文献、观看视频等方式进行自主学习，最终以课件的方式展示学习成果。课件要求简洁美观、配色合理，每页的字体和字数适当。本训练旨在促使大家进一步学习心理康复的主要理论及其实际应用。

复习思考

1. 名词解释

潜意识　学习　认知

2. 简答题

（1）简述精神分析理论的主要观点及对康复心理的影响。

（2）简述行为学习理论的主要观点及对康复心理的影响。

（3）简述人本主义理论的主要观点及对康复心理的影响。

（4）简述认知理论的主要观点及对康复心理的影响。

扫一扫，查阅
复习思考题答案

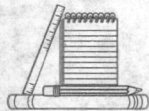

模块二　心理康复技术

项目四　心理评估

扫一扫，查阅本项目 PPT、视频等数字资源

【学习目标】

　　素质目标：培养以人为本的观念，提升心理评估的专业伦理意识。

　　知识目标：阐述标准化心理测验的概念及其基本特征；列举常用的临床心理测验；列举心理评估的种类和用途。

　　能力目标：培养基本的心理评估能力，提升使用心理测验解决问题的能力。

【案例导入】

案例描述

　　大学生李响（化名），因一次意外摔倒导致头部重创，随后被紧急送往医院并被诊断为脑出血。经过紧急手术及一段时间的住院治疗，李响虽然保住了性命，但遗留下了肢体功能受限等后遗症。随着病情的稳定和康复治疗的展开，他逐渐意识到自己的身体状况已大不如前。面对这种无法自主控制的身体变化，他内心充满了愤怒与挫败感。他将这种情绪无差别地发泄在家人、医护人员及自己身上，对治疗产生了强烈的抵触情绪，甚至开始质疑治疗的有效性。这种受伤前后的巨大反差，逐渐让他的心情陷入了低落与苦闷之中，自我感觉十分抑郁。一次偶然的机会，在浏览网页时，李响发现了一个抑郁自评量表，出于好奇，他点开并认真完成了测验。测验结果显示他处于重度抑郁状态，这进一步加深了他对自己可能患有重度抑郁症的疑虑。

　　李响该不该相信这个结果呢？该如何科学合理地使用心理测验呢？

案例分析

　　李响的处境在某种程度上具有一定的普遍性。那些感到苦闷、心情沉重的人，无论是有意还是无意，往往会在互联网上寻找抑郁自评量表来评估自己的心理状态。当他们看到量表结果显示为中、重度抑郁时，便开始怀疑自己是否真的患有抑郁症，甚至开始将自己视为抑郁症患者。然而，通过后续对抑郁相关知识的深入学习，我们会逐渐明白如何区分作为情绪状态的抑郁心境与作为疾病的抑郁症之间的区别；同时，学会如何正确使用心理测验工具，并对测试结果进行科学、动态的解读同样至关重要。这些正是本章节我们将要探讨和学习的内容。

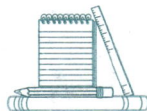

任务一　心理评估的概述

在医学领域，我们有多种手段来评估个体的健康状况。正如中医通过望、闻、问、切四诊合参的方法来了解患者的身体状态，西医则依赖于详细的问诊、全面的体格检查及精确的实验室检测来诊断疾病。同样，针对一个人的心理状态，我们也建立了一套科学且系统的方法来进行评估，这就是心理评估。

一、心理评估的概念

心理评估是一项基于心理学原理和方法进行的科学活动，旨在对个体或群体的心理现象进行全面、系统和深入的分析与描述。它要求评估者以客观、细致的态度，综合运用量化和定性的研究方法，以揭示心理现象的内在规律和特点。在心理评估的实践中，我们采用多样化的方法来收集和分析数据，这些方法包括但不限于调查法、观察法、访谈法、作品分析法和心理测验法等。

二、心理评估的功能

心理评估在心理学、医学、教育、人力资源管理、军事及司法等多个领域中发挥着重要作用。根据评估者的具体目标和需求，心理评估可以被灵活应用于多种情境，以揭示个体的心理特征、行为模式和认知能力。这不仅有助于专业人士深入理解个体的内在心理状态，而且对制定个性化的干预措施、教育计划或职业发展路径也具有指导意义。在康复治疗领域，心理评估不仅为制订个性化的康复治疗计划提供了科学依据，还能对治疗效果进行客观评估。具体而言，心理评估主要有以下功能。

1. 筛查心理康复需求　大多数患者在康复过程中可能会遭遇不同程度的心理障碍。通过细致的心理评估，可以识别出患者心理问题的具体性质和严重程度，从而为后续的康复治疗提供明确的指导。

2. 指导康复治疗策略　心理评估能够揭示患者心理问题的核心原因和主要影响因素。这种深入的理解有助于制定更为精准和有针对性的康复治疗方案，确保治疗措施能够切实解决患者的心理障碍。

3. 评估康复治疗效果　心理评估的另一个关键功能在于其能够对康复治疗的效果进行量化评估。通过定期的心理评估，可以监测患者心理状态的变化，评估康复措施的实际效果，从而为治疗计划的调整提供科学依据。

三、心理评估过程及其注意事项

（一）心理评估过程

心理评估是一个系统化的过程，它依据评估的具体目标，采用多种科学方法来收集资料，并对这些资料进行深入的分析和判断。评估的目的不同，所采用的方法和流程也会相应地有所差异。在康复心理领域，心理评估的过程与医学诊断有着相似之处，主要分为以下几个关键步骤。

1. 明确评估目标　治疗师需要明确患者当前面临的主要问题，并据此确定评估的具体目的。这可能包括识别患者是否存在心理障碍，或评估患者是否有异常行为，如自伤或自杀倾向。

2. 全面了解患者背景　治疗师需要收集患者的详细医疗信息，包括主诉、现病史、既往史、家族病史等信息。

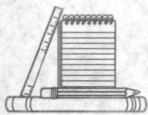

3. 深入评估具体问题　在掌握了患者的一般情况后，治疗师将进一步深入探讨患者的特定问题。这可能包括使用观察法、焦点问题访谈、心理测验等方法，以获得更全面的了解。

4. 资料整理与分析　收集到的资料需要经过系统的整理和分析。治疗师将撰写评估报告，提出初步的结论，并与患者、家属及相关专业人士进行沟通，共同确定进一步的干预方案。

（二）注意事项

心理评估是一项复杂而敏感的工作，不当的操作可能导致误导性的信息，甚至可能对被评估者产生负面影响。因此，从事心理评估的专业人员必须注意以下事项。

1. 专业知识　评估者应具备扎实的心理学专业知识基础，包括生理心理学、病理心理学等。他们需要熟悉各种精神疾病的症状和诊断标准，以便准确鉴别心理现象。

2. 专业技能　评估者应经过专业的心理评估和心理测量训练，熟练掌握各种评估工具的功能、适用范围、优缺点，并能深入分析评估结果。同时，对影响评估结果的因素应有充分理解。

3. 尊重与专业态度　评估者应尊重每一位被评估者，以严肃认真的态度进行工作，并努力建立良好的工作关系。

4. 严格管理　心理测验的使用应严格遵守标准化流程，如同标准化考试一样，需要保密，不能随意使用。特别是那些受管制的心理测验工具，如智力测验和记忆力测验等，必须由有资格的专业人员保管和使用。

5. 职业道德　评估者应严格遵守职业道德，保护被评估者的利益，尊重其人格，保护隐私，并对心理测验的结果严格保密。

四、心理评估的方法

（一）观察法

1. 定义　观察法是通过观察被评估者的行为、情绪和言语等方面来了解其心理状态和行为特征的方法。观察法是康复心理评估最为常用的方法之一。

2. 使用方法　使用观察法时，康复治疗师需要确定观察的目标和范围，选择合适的观察地点和时间，并制定详细的观察方案。观察过程可以是结构化的，即按照预设的类别和标准进行；也可以是非结构化的，即根据观察过程中出现的情况灵活调整。此外，为了确保观察的客观性和准确性，观察者可能需要进行训练，学习如何准确记录观察到的行为和事件。观察法需要收集的资料通常包括：①仪表及外观：穿着、举止、身材等基本信息；②行为表现：观察对象的动作、表情、语言使用等；③互动模式：患者与他人的交流方式，包括与治疗师、家人和其他患者之间的互动模式；④情绪反应：患者对特定活动或刺激的情绪反应及其应对方式；⑤态度表现：在交往互动中表现出的兴趣、爱好、对人对己的态度。

3. 注意事项　观察者应致力追求最大程度的客观性、完整性和精确性，以确保对事件或目标行为的观察既全面又真实。观察者需明确自己的角色定位，区分客观描述与个人情感反应，并评估自己的主观判断是否可能对观察结果造成偏差。观察者应密切关注被观察者的行为表现，特别是关注他们如何回应他人的语言和非语言行为，以及周围环境如何影响其行为。这有助于深入挖掘行为背后的潜在动机和条件。观察结果应以客观描述性的方式进行记录，避免掺杂主观解释。同时，对于目标行为的成因，应进行深入的探讨和合理的推断，以建立行为与环境因素之间的联系。当观察者与被观察者在年龄或时代背景上存在显著差异时，观察者在分析结果时，应尽量设身处地，采用被观察者的视角，以更全面地理解其行为背后的心理和社会因素。

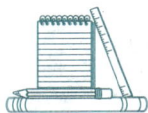

（二）访谈法

1. 定义　访谈法是一种以面对面的语言交流为基本形式的心理评估方法。在康复心理领域，这种方法是了解患者心理属性特征的常用手段。访谈法的有效性依赖于问题的设计、访谈者的专业知识水平及会谈技巧。访谈法的特殊之处在于其围绕访谈目标展开对话，以及在特定情境下对谈话内容和气氛的精细控制。这使得它超越了日常交谈的范畴，成为一种专业的技术。它是康复心理工作者与患者交流信息、沟通情感、建立信任关系和实施康复治疗所必需的技能，在心理咨询、治疗、临床评估等日常工作中得到广泛应用。

2. 访谈法类型

（1）**非结构式访谈**　这种访谈形式较为开放，允许被访谈者在较少的限制下自由表达自己的观点和感受。这种方法营造了一个宽松舒适的交谈环境，有助于被访谈者更自然地分享信息。然而，由于话题的开放性，可能会导致讨论内容较为分散，且需要访谈者具备更强的引导能力以完成访谈。

（2）**结构式访谈**　这种访谈方式是根据特定的研究目的预先设计好的，包括固定的谈话结构和程序，限定了讨论的主题和范围。这种方法的优点在于节省时间、高效、内容集中且紧扣主题。但是，由于其程序化的特质，可能会遗漏一些非预期但可能具有重要价值的信息。

（3）**半结构式访谈**　这种访谈方法融合了非结构式和结构式访谈的特点，旨在平衡两者的优势，同时减少各自的不足。它允许一定程度的灵活性，以适应参与者的个性化需求，同时保持了访谈的焦点和效率。近年来，半结构式访谈因其灵活性和高效性得到了广泛应用。

3. 访谈的策略与技巧

（1）**倾听技巧**　在访谈过程中，耐心、专注和诚恳地倾听访谈对象的表述是获取信息和建立信任的关键。有效的倾听不仅涉及听觉上的接收，还包括非语言的沟通和情感的共鸣。倾听时需注意以下要点：①距离：保持适宜的物理和心理距离，使患者感到舒适和安全。②姿态：身体稍向前倾，表现出对患者话题的兴趣和尊重。③举止：通过适时地点头、微笑和目光接触，传达出积极的反馈和同理心。④应答：使用简短的赞许和肯定性语言，体现对患者的接纳和鼓励。⑤深层次倾听：访谈者应超越表面的言语，通过患者的声音、表情和姿势来感知他们的情感状态和未言明的需求。这种深层次的倾听有助于揭示患者潜在的感受和问题。⑥自我反省与调整：在访谈中，访问者需要不断进行自我反省，及时调整自己的思维、表述及非语言行为，以确保访谈过程的流畅与和谐。

（2）**提问技巧**　提问时，访谈者应使用患者易于理解的语言，确保沟通的清晰和有效。通常提问可以分为开放式提问和封闭式提问两种类型。①开放性提问鼓励患者自由表达，不受限制地分享自己的想法和感受，这种提问方式有助于深入了解患者的内心世界，获取更丰富的信息，如"你能描述一下你最近几天的感受吗？""在康复过程中，有哪些事情让你感到特别困难？"等。②封闭式提问则通常用于获取具体、明确的答案，或者澄清某些细节。这种提问方式有助于迅速聚焦于特定的问题，但同时也可能限制了患者表达更广泛情感和观点的机会，如"你每天是否在认真进行康复训练？""你是否有记录自己的康复进展？"等。无论采用哪种提问方式，都应避免使用引导性或暗示性的语言，以减少对患者回答客观性的影响。例如，提问"你手术后感到害怕吗？"可能会引导患者表达害怕情绪，而不是他们真实的感受。改为"手术后，你有哪些感受？请尽可能详细地描述你的经历"这样的中性问法，便可以减少引导性，让患者的回答更自然、真实。

（3）**记录访谈过程及内容**　访谈时，携带访谈手册作为参考，以便在遇到疑问时能够及时

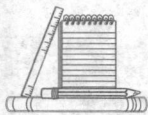

查阅，确保访谈的流畅性和准确性。在征得受访者同意的前提下，可采用录音或录像方式记录访谈内容，同时应进行详尽的现场笔录，以捕捉被访者的语言和情感细节。在访谈过程中，深入理解并适当记录被访者的非语言信号，如肢体动作和面部表情，是获取信息的关键。这些非语言线索有助于更全面地分析被访者的情感状态和心理需求。在记录时，应保持客观性，严格使用被访者的语言和表达方式，避免加入个人解释或看法，确保资料收集的客观性和真实性。

4.访谈法的注意事项 在具体应用中，访谈法虽因目的不同而有所差异，但谈话时应遵循以下原则：①真诚聆听：真诚并专心致志地聆听当事人的叙述，理解其思想、情感和意图。②保持中立态度：避免对当事人的言论进行评判，以使当事人能够毫无顾忌地展现其内心世界；一旦引入评判，谈话气氛将立即受到影响。③技巧运用：在晤谈中要注意运用技巧来控制话题的方向和情感氛围，灵活应对，以实现谈话目的。④情绪与行为的辨识：在当事人对某一事物作出反应时，要注意区分其情绪状态和真实行为是否一致，力求获取真实的资料，帮助当事人正确认识和对待自己。

（三）心理测验

1.定义 心理测验是根据一定的法则和心理学原理，使用一定的操作程序对人的认知、行为、情感等心理活动进行量化的方法。

心理测验的特征包括以下方面。①行为样本的代表性：心理测验的题目在选取的行为样本中具有高度的代表性。②标准化的测试情景：心理测验的实施必须在统一和标准化的条件下进行，包括测试环境、程序、计分方法和结果判断标准。③结果的描述方式：心理测验的结果通常以数量化和划分范畴两种方式进行描述。数量化描述，如智力测验中的智商或人格测验中的标准分，提供了一种定量的评估方法；而划分范畴则采用定性的方法，通过设定特定的标准来判断测验分数是否异常。④测验工具的构成：主要包括量表和使用手册。量表由一系列精心设计的题目组成，通过被测者的反应来评估其心理特征。使用手册则类似于一份详细的说明书，指导测试的实施、结果的量化和描述，并提供测验的目的、性质、信效度等测量学资料的详细介绍。

2.标准化心理测验 心理测验的标准化是确保心理评估结果准确性和可靠性的最基本要求。一个测验只有通过一套严格的标准程序，并满足主要的心理测量技术指标，才能被认为是标准化的。标准化心理测验应该具备以下几个主要技术指标。

（1）信度 是指测验结果的稳定性和一致性，通常用信度系数来表示，其值介于0到1之间。信度系数越高，表明测验结果越可靠，即在不同时间或不同条件下对同一被测者进行重复测验所得结果的一致性越好。信度的高低与测验的性质密切相关。例如，能力测验的信度系数通常在0.90以上，而人格测验的信度系数则在0.80～0.85。

（2）效度 是指测验结果的有效性，即测验能否准确测量其设计的目的所要评估的心理特征或行为。效度越高，表明测验结果越能真实反映被测量的行为或心理状态，越能满足评估的目的。效度是测验编制的核心要求之一，它与信度密切相关，一个没有信度的测验也难以保证效度。

（3）常模 是用于比较测验结果的标准，它来源于标准化的样本群体。只有将个体的测验结果与相应的常模进行比较，才能确定该结果的实际意义。有效的常模建立在具有代表性的样本之上。为了保证常模样本的代表性，应根据人口资料中相关因素的构成比例，采用随机抽样方法获取样本。这样，常模才能准确反映目标群体的平均水平。通过与常模的比较，康复治疗师可以更准确地解释心理测验结果，为患者提供更有针对性的评估和康复建议。

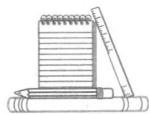

标准化心理测验能够为康复心理工作者提供准确、可靠的评估结果,帮助他们更好地理解患者的心理状态,并制订有效的康复计划。在选择和使用心理测验时,必须仔细考虑这些特征,确保测验的科学性和适用性。

3. 常用心理测验分类

(1)根据测验的目的分类

1)能力测验:评估个体能力水平的重要工具。这类测验包括智力测验、发展量表、特殊才能测验等。智力测验即测量个体的一般认知能力,广泛应用于临床和研究领域,是了解智力水平及其病理变化的关键工具;发展量表主要针对儿童,评估其智力发展水平,为教育和干预提供依据;特殊才能测验用于识别个体在特定领域的才能,如音乐、美术、机械技巧等,常用于升学、职业指导和特定职业人员的选拔。

2)人格测验:旨在评估个体的性格、气质、动机、兴趣等人格特征。这类测验分为客观性测验和投射测验。客观性测验,如艾森克人格问卷(EPQ)、卡特尔16项人格因素问卷(16PF)、明尼苏达多相人格调查表(MMPI),通过标准化的问卷形式获取人格信息。投射测验,如罗夏墨迹测验、主题统觉测验,通过分析被测者对模糊刺激的反应来揭示其内在心理状态。

3)神经心理测验:用于评估正常人和脑损伤患者脑功能状态,在脑功能的诊断及脑损伤的康复与评估方面发挥着重要作用。在临床应用中,常根据测验的目的不同,把神经心理测验分成神经心理筛选测验和成套神经心理测验。

4)临床评定量表:主要用于评定精神障碍的症状,也广泛应用于心理咨询和心理治疗。

(2)按照测验材料的性质分类

①文字测验:通过文字语言形式呈现,要求被测者通过阅读文字指令来完成测验项目。这种形式的测验便于标准化,易于量化分析,是心理测验中最常见的类型。例如,明尼苏达多相人格调查表(MMPI)就是一个广泛使用的文字测验,它通过一系列问题来评估个体的人格特征和心理状态。

②非文字测验:使用实物、模型、图片等直观材料来构成测验项目,通常要求被测者通过观察、操作或绘图等非语言方式来响应。例如,罗夏墨迹测验通过分析被测者对墨迹图片的解释来探究其潜意识思维;瑞文智力测验使用一系列几何图形来评估个体推理和解决问题的能力,无需语言能力;韦氏智力测验中的操作部分包括拼图和积木等任务,评估空间推理和手眼协调等非语言能力。非文字测验的优势在于它们能够绕过语言,更直接地评估个体的认知和感知能力,也为那些在语言表达上有困难的个体提供了另一种评估途径。

(3)按照施测的方式分类

①个别测验:一位施测者对一位被测者进行测验,是一种一对一的施测形式。这种形式在临床环境中被广泛采用,其优势在于能够提供更为细致和个性化的评估。在个别测验过程中,施测者有机会对被测者的行为进行系统的观察和描述,从而获得更深入的了解。

②团体测验:一位或多位施测者同时对多个被测者进行测验。这种方式的优点在于能够在较短的时间内收集大量数据,非常适合进行群体心理研究和大规模评估。团体测验可以快速筛选出需要进一步个别评估的个体。

选择使用哪种心理量表应有针对性,需根据不同的临床目的和不同的被测者选用不同的心理测验量表。在选用量表时还需考虑其品质,一般应选用具有可靠信度和效度的标准化心理测验量表。

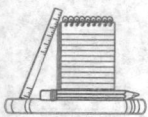

知识链接

用一生研究为中国人才选拔带来质变的心理学家

张厚粲教授是中国心理测量学领域的杰出代表。她开创性地将心理测量理论引入中国高考，为教育考试的标准化和科学化作出了巨大贡献。

20世纪80年代，张教授应教育部之邀，开始对高考命题进行深入研究。她发现当时的高考命题多依赖于经验，缺乏科学性，难以全面、准确地反映学生的真实能力。张教授提出要通过引入心理测量学的方法来改进高考命题。她积极倡导采用标准化的测试题目，特别是客观选择题，旨在减少评卷过程中的主观性干扰，从而提升考试的信度和效度。同时，张教授还提倡对试题进行深入的统计分析，以量化的方式科学评价试题和试卷的质量，为后续的命题改进提供有力依据。

张教授建议采用标准分制度来代替传统的原始分，这一前瞻性的建议后来被广泛采纳，极大地增强了高考分数的可比性和公平性，对中国高考制度的完善产生了深远影响。张厚粲教授的工作不仅彻底改变了高考的面貌，更在深层次上推动了教育公平的实现，使得更多具有潜力和才华的学生能够通过高考的选拔获得更好的教育机会和发展空间。

任务二　常用心理测验

一、智力测验

智力测验是评估个体一般能力的重要工具，它根据智力理论并通过标准化过程编制而成。智力测验不仅在心理学研究中占据重要地位，也是临床诊断和教育评估中的关键工具。常用的智力测验工具有韦克斯勒智力量表、瑞文标准推理测验、中国比奈测验等。

（一）韦克斯勒智力量表

韦克斯勒智力量表由心理学家韦克斯勒（D. Wechsler）于1939年首次编制，并于1995年进行了修订，形成了目前广泛使用的韦克斯勒成人智力量表（适用于测量16岁以上的成人智力）。此外，韦克斯勒还于1949年和1967年分别编制了韦克斯勒儿童智力量表（适用于测量6岁至16岁儿童）和韦克斯勒学龄前儿童智力量表（适用于测量2岁6个月至7岁3个月儿童）。这三个量表相互衔接，能够覆盖从幼年到老年的智力发展阶段，便于进行跨时间的比较和评估。在中国，自1981年起，龚耀先、林传鼎、张厚粲等心理学家先后对这三份量表进行了本土化修订，使其更加符合中国的文化背景和语言环境。

1. 韦克斯勒智力量表的结构　韦克斯勒智力量表由言语分量表和操作分量表两部分组成，每个分量表包含5到6个分测验，每个分测验专注于测量一种特定的智力功能。

（1）言语分量表　包括常识、领悟（理解问题的能力）、算术、相似性（测量抽象概括能力）、词汇和数字广度等分测验。通过这些分测验结果，可以计算出言语智商（verbal IQ）。

（2）操作分量表　包括数字符号、填图、积木图案、图片排列、物体拼凑等分测验。操作分量表的结果可以得出操作智商（performance IQ），而将言语和操作分量表的结果合并，还可以得出总智商（full scale IQ）。

2. 临床应用　韦克斯勒智力量表适用于个体测验，尽管其测验程序较为复杂，但其细致的

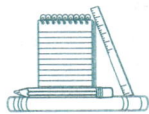

分类能够全面反映个体的智力状况及其各个方面。在临床上，韦克斯勒智力量表对于鉴别脑器质性障碍与功能性障碍的患者具有重要价值。此外，某些分测验（如数字广度）的成绩会随年龄的增长而有所下降，因此也可以作为评估脑功能退化的参考指标。

通过这种细致和系统的智力评估，康复心理专业人员能够更准确地理解个体的认知能力，为制订个性化的康复计划和干预措施提供科学依据。

（二）瑞文标准推理测验

瑞文标准推理测验是一种广泛采用的心理测验工具，由英国心理学家瑞文（J. C. Raven）于1938年创制，主要用于评估个体的推理能力。瑞文标准推理测验包含一系列精心设计的几何图形问题，要求测试者观察大图案，并从几个小图案中选择一个最适合填补大图案缺失部分的图案。题目按难度递增分成 A、B、C、D、E 五组，每组包含 12 个题目，分别对应不同的认知能力。A 组主要反映知觉辨别能力，B 组反映类同比较能力，C 组反映比较推理能力，D 组反映系列关系能力，E 组反映抽象推理能力。

测验通常没有严格的时间限制，大多数人可以在 40 分钟左右完成。答对题目的总分可以转化为百分等级，以评估智力水平。测验结果可以通过正确题目的数量来确定智力水平，采用百分比等级，划分为五个等级：①一级：测验标准分等于或超过同年龄常模组的 95%，代表高水平智力；②二级：测验标准分在 75%～95%，智力水平良好；③三级：测验标准分在25%～75%，智力水平中等；④四级：测验标准分在 5%～25%，智力水平中下；⑤五级：测验标准分低于 5%，提示可能存在智力缺陷。

瑞文标准推理测验适用于 6 岁至 70 岁的人群。由于属于纯粹的非言语测验，使得该测验同样适用于聋哑人及有语言障碍的个体。瑞文标准推理测验的优势在于其跨文化的适用性，无须依赖语言交流，使其成为评估不同语言和文化背景人群智力的有效工具。此外，它也适用于个别或团体施测，能够快速地评估群体的智力水平。

二、人格测验

人格作为个体心理特征的总和，显著反映了人与人之间的心理差异。在康复心理领域，人格评估是对个体心理差异进行深入分析的重要手段。评估个体人格的技术和方法众多，其中人格测验是使用最广泛的一种工具。人格测验通常可根据其结构化程度分为两大类：①结构化测验：与投射测验不同，结构化问卷或调查表具有明确的条目和标准化的评分系统。这类测验通过一系列具体问题来直接评估个体的人格特质。②投射测验：这一类测验使用意义不明确的刺激材料，如墨迹或模糊的图形，以激发被测者的内心世界和潜意识。投射测验的目的是揭示个体的内在动机、情感和冲突。

（一）结构化测验

1. 卡特尔 16 项人格因素问卷（16PF） 是美国伊利诺伊州立大学的卡特尔（R. B. Cattell）教授根据其人格特质理论，采用因素分析方法编制而成的。16PF 适用于 16 岁以上的青年和成人，现有 5 种版本。我国现在通用的是 1970 年，刘永和、梅吉瑞修订后的中文版，共有 187 题，可以测量 16 种根源特质及 8 种复合人格特质。有关 16PF 的因素名称及特征见表 4-1。

16PF 问卷在施测时需遵循统一的指导语和指定要求，确保评估的标准化和一致性。被测者需要在三个备选答案中选择一个最符合自身情况的选项。完成问卷后，其在 16 项人格因素上所得的原始分数将通过常模表换算成标准分数（以 10 分为基准）。通过在剖析图上标记出相应的点并连成曲线，可以得到被测者的人格剖析图。标准分数以 5.5 为平均数，1.5 为标准差。根据

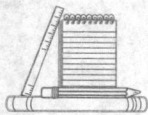

这一标准，可以认为，标准分数 5 和 6 代表平均水平；1～4 分表示低分特征；7～10 分表示高分特征。

表 4-1　16PF 的各因素名称及特征

因素	名称	低分特征	高分特征
A	乐群性	缄默、孤独、冷淡	外向、热情、乐群
B	聪慧性	思维迟钝、学识浅薄、抽象思维能力弱	聪明、富有学识、善于抽象思维
C	稳定性	情绪激动、易烦恼	情绪稳定而成熟，能面对现实
E	恃强性	谦逊、顺从、通融、恭顺	好强、固执、独立、积极
F	兴奋性	严肃、审慎、冷静、寡言	轻松兴奋、随遇而安
G	有恒性	苟且敷衍、缺乏奉公守法的精神	有恒负责、做事尽责
H	敢为性	畏怯退缩、缺乏自信心	冒险敢为、少有顾虑
I	敏感性	理智、注重现实、自食其力	敏感、感情用事
L	怀疑性	信赖随和、易与人相处	怀疑、刚愎、固执己见
M	幻想性	现实、合乎成规、力求完善合理	幻想、狂妄、放任
N	世故性	坦白、直率、天真	精明强干、世故
O	忧虑性	安详、沉着、通常有自信心	忧虑抑郁、烦恼自扰
Q1	实验性	保守、尊重传统观念和行为标准	自由的、批评激越，不拘泥于成规
Q2	独立性	依赖、随声附和	自立自强、当机立断
Q3	自律性	矛盾冲突、不能克制自己	知己知彼、自律严谨
Q4	紧张性	心平气和、闲散宁静	紧张困扰、激动挣扎

在解读 16PF 问卷结果时，应避免孤立地看待每一种人格因素的分数。每种因素的分数高低及其意义和重要性，往往受到其他因素或全部因素组合方式的影响。因此，应综合考虑个体的人格剖析图来进行详细解释。16PF 问卷以其实施方便、记分客观、解释明确等优点而广受好评。与其他类似的人格测验相比，16PF 能在约 40 分钟的时间内测量更多方面的人格特质。它不仅可用于了解心理障碍的个性原因，还能作为心身疾病诊断的重要辅助手段。此外，16PF 问卷在人才选拔和职业指导中也显示出其独特的价值。

2. 艾森克人格问卷（Eysenck personality questionnaire，EPQ）　是由英国著名心理学家艾森克（H. Eysenck）及其妻子西比尔（Sybil）共同开发的。这一问卷是基于他们提出的人格三维度理论构建的。最初版本分别于 1952 年和 1964 年发布，后于 1975 年进行了扩充和改进。EPQ 因其科学性和实用性，在国际上得到了广泛应用。EPQ 有两种形式：一种是适用于 16 岁以上成人的问卷；另一种是专为 7～15 岁儿童设计的问卷。英文原版的儿童问卷包含 97 项，成人问卷包含 101 项。在中国，龚耀先修订的版本中，成人问卷和儿童问卷均为 88 项；而陈仲庚修订的成人问卷则包含 85 项。

EPQ 包括四个分量表，由三个反映人格维度的量表和一个效度量表组成，具体如下。

（1）内外向维度（E 量表）　评估个体的社交倾向和活力水平。高分代表外向性格，特征包括社交性强、寻求刺激和冒险、热情、冲动。低分则暗示内向性格，特征为偏好安静、稳重、保守和有序的生活方式。

（2）神经质维度（N 量表）　测量情绪的稳定性。高分者可能表现出情绪不稳定、易焦虑和

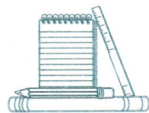

抑郁，以及强烈的情绪反应。低分者则显示出情绪稳定、温和，以及良好的自我控制能力。

（3）精神质维度（P量表）　评估与精神病理相关的人格特征。高分者可能具有孤独、缺乏同情心、难以适应环境和攻击性等特征。若为儿童，可能表现为社交问题和缺乏社会化概念。

（4）掩饰性（L量表）　作为效度量表，用于评估被测者的掩饰倾向和社会期望回答。高分可能提示测量结果的不可靠性，并与年龄、性别等个体差异因素有关。

EPQ的结果采用标准T分表示，根据各维度T分的高低来判断人格倾向和特征。艾森克进一步将N和E维度组合，划分出四种典型气质类型：外向稳定型（多血质）、外向不稳定型（胆汁质）、内向稳定型（黏液质）、内向不稳定型（抑郁质），以及各类型之间的中间型。

EPQ因其简便性、清晰的人格维度概念和易于解释的特点，在医疗、教育、科研和人事管理等领域有着广泛的应用。然而，由于条目数量有限，所反映的人格信息相对较少，因此在人格特征类型的覆盖上存在一定局限。

（二）投射测验

投射的概念源自精神分析理论。基于这一理论，人们认为通过某种无确定意义的刺激情境，可以引导个体将内心深处的欲望、要求、动机冲突等内容不自觉地投射出来，通过对其进行分析以了解个体的真实人格特征。投射测验正是依据这一理论，采用含糊、模棱两可的无结构刺激材料，让被测者根据自己的认知和体验进行解释、说明和联想，使施测者得以了解被测者的人格特征和心理冲突，从而让被测者将其心理活动从内心深处暴露或投射出来的一种测验。

此类测验的特点：①无结构的测验材料：使用不明确的刺激，如墨迹或模糊的图形，避免给被测者明确的指示；②间接的测验方法：不直接询问被测者的心理状态，而是通过他们对刺激的反应来了解其内心世界；③自由的回答方式：允许被测者自由表达对刺激的理解和感受，不受固定选项的限制；④多维度的解释：评估者可以从多个角度对被测者的回答进行分析和解释。目前，最常用的投射测验是罗夏墨迹测验和主题统觉测验。

1. 罗夏墨迹测验　是心理评估中一种极为重要的投射性工具，由瑞士精神病学家罗夏（H. Rorschach）在1921年设计并发布。该测验最初用于临床诊断，帮助区分精神分裂症和其他精神疾病，同时它也是研究个体感知觉和想象能力的重要手段。到了1940年，罗夏墨迹测验的应用范围扩大至人格评估，并在临床上得到广泛使用。1990年，龚耀先完成了对罗夏墨迹测验的修订，为我国正常人群体建立了常模。

罗夏墨迹测验由10张设计巧妙的墨迹图片组成，这些图片在结构上模棱两可，包括5张全黑色图片、2张黑色与灰色图片（带有红色墨迹），以及3张全彩色图片。测验过程中，按顺序逐一展示这些图片给被测者，并要求他们描述所看到的内容。这一阶段是联想阶段，不限制时间或回答数量，鼓励被测者尽可能多地表达自己的想法。当被测者停止回答后，再换下一张图片继续。在所有图片展示完毕后，进入询问阶段，重新审视每个回答，询问被测者是基于整幅图还是部分图像作出的判断，并要求他们解释为何会有这样的联想。这一过程中，记录下被测者所指的部位和回答的原因，为后续分析提供依据。

罗夏墨迹测验的结果能反映个体的人格特征，并提供精神病理学上的重要指标，如抑郁指数、精神分裂症指数、自杀指数、应对缺陷指数和强迫方式指数等。虽然这些指标均基于经验总结，但在临床诊断中具有显著的应用价值。例如，抑郁指数有助于识别成年人的抑郁症状，精神分裂症指数则对诊断精神分裂症提供有力支持。

虽然罗夏墨迹测验在临床上具有极高的应用价值，但其记分和解释过程相当复杂，涉及许

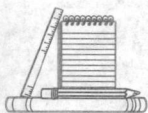

多经验性判断。因此，施测者需要接受长期的专业训练，并积累丰富的经验，才能准确掌握测验的评分和解释方法。

2. 主题统觉测验（thematic apperception test，TAT） 是投射性心理评估工具中与罗夏墨迹测验齐名的一种，由美国哈佛大学的默里（H. A. Murray）和摩根（C. D. Morgan）等人于 20 世纪 30 年代开发。

TAT 通过图片作为刺激材料，诱发被测者根据图片内容编织故事，从而反映他们内在的人格结构和心理动力。TAT 由一套精心设计的黑白图片组成，根据被测者的性别和年龄分为成人男、女，儿童男、女四种类型，每种类型包含 30 张图片。测验时，从这 120 张图片中选取 20 张进行测试，图片内容通常描绘一个或多个人物处于某种情境中，给予被测者广阔的想象空间。

TAT 的正式测验分为两个阶段进行，每次展示 10 张图片，两次测试之间相隔一天或一周。第二次使用的图片在设计上更加奇特，旨在进一步激发被测者的创造性想象。被测者需要根据每张图片讲述一个故事，包括人物的情感、动机和故事情节。在分析 TAT 的结果时，需要综合考虑故事的内容（如情节发展、心理背景）和形式（如故事的长短、复杂程度）。虽然 TAT 的解释没有统一标准，但可以从多个理论角度进行解读。例如，从精神分析学的角度，可以分析被测者故事中反映的过去、现在和未来的欲望、动机，同时考虑压抑到潜意识中的心理活动；从人格理论或现象学视角，则可以识别 TAT 故事中的特定表现，如妄想体验、强迫性焦虑的迹象，或是具有歇斯底里特征的退行性言语表达等。

TAT 虽然不作为临床诊断的直接工具，但它为精神障碍的诊断提供了重要的参考信息。不同精神障碍的患者在 TAT 中可能表现出特征性的心理反应和人格变化，为专业人员提供了理解患者内在心理状态的窗口。

知识链接

"房 – 树 – 人" 绘画测验

"房 – 树 – 人" 绘画测验（house tree person，HTP）是一种心理投射测验，由美国心理学家巴克（J.Buck）在 1948 年提出。该测验通过要求被测者绘制房子、树木和人物的图画，来分析其心理现象、功能状态，并据此判断其心理活动是否正常或异常。

基本方法：被测者在一张白纸上分别画出房子、树和人。尽管方法看似简单，但存在多种变体，如使用蜡笔上色或绘制与自身性别相反的人物等。

应用范围：适用于个体和群体，可作为精神健康普查的筛选工具，也可用于临床心理诊断、心理咨询、家庭关系调解，以及辅助治疗和矫正不良青少年行为。

"房 – 树 – 人" 绘画测验通过无结构性的绘画过程，让被测者自由表达内心世界。通过对图画中细节和整体布局的分析，可以全面了解被测者的心理状态、个性特征和情绪状态。例如，从房屋与人物的位置与距离，可以推测被测者与其家庭成员的关系；从整体布局和细节处理中，可以反映出被测者的性格特征和情感经历。这种测验不仅在心理学研究中占有重要地位，也在实际应用中展现了广泛的适用性和有效性。

三、神经心理测验

神经心理测验是康复心理领域用于评估脑功能的重要工具，它涵盖了感知觉、运动能力、

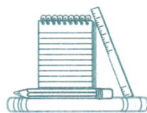

言语交流、注意力、记忆、思维等多种认知功能领域。在康复医学领域，神经心理测验对于颅脑损伤、脑瘫、偏瘫及其他脑损伤疾病患者的评估具有不可替代的作用。神经心理测评的意义主要体现在以下几个方面。

1.诊断辅助　神经心理测评可作为脑部疾病诊断的重要工具，帮助确定功能性或器质性病变的部位、性质及认知功能障碍的程度。

2.早期诊断　利用神经心理测评的高敏感度，在 CT、MRI 等影像学检查尚未显示出明显病变时，发现大脑认知功能的异常，是早期诊断的重要手段之一。

3.康复策略制定　根据测评结果，可以制定个性化的大脑康复策略和系统的神经康复方案，以评估患者的预后状况和趋势。

4.研究价值　神经心理测评还能提供关于大脑特定部位功能的具体信息，对脑科学研究具有重要的参考价值。

（一）神经心理筛选测验

在康复心理领域，对患者进行神经心理学筛查至关重要，以识别是否存在神经病学相关问题，并初步区分这些问题是器质性还是功能性。这种初步筛查有助于决定患者是否需要进行更全面的神经心理功能评估和神经病学检查。

1.本德格式塔测验（Bender gestalt test，BGT）　由本德（I. Bender）于 1938 年开发，旨在评估个体的空间能力。测试要求被测者临摹一组几何图形，并根据临摹过程中的错误数量及其特征来评估结果。此测试作为评估脑损伤的初步工具，已被广泛应用于初步筛查空间能力受损情况，并在国内建立了相应的常模数据。

2.威斯康辛卡片分类测验（Wisconsin card sorting test，WCST）　该测试旨在评估被测者的抽象思维能力，包括分类、概括、工作记忆和认知转移等方面。测试包含 4 种不同图案的模板和 128 张具有不同形状、颜色和数量的卡片。被测者需要根据模板对卡片进行分类，测试过程中不告知分类标准，仅在每次分类后告知正确与否。此测试在中国已被广泛采纳并应用。

3.本顿视觉保持测验（Benton visual retention test，BVRT）　由美国学者本顿（Benton）在 1955 年编制，适用于 5 岁及以上的儿童和成人。该测试包含三种不同形式的图案，主要用于评估脑损伤后的视知觉、视觉记忆和视觉空间结构能力。

4.史楚普实验（Stroop test）　由美国心理学家史楚普（J. R. Stroop）在 1935 年首次提出，Stroop 测试要求被测者识别并说出一系列颜色词的实际颜色。测试分为两个阶段：第一阶段，颜色词与其书写颜色一致；第二阶段，颜色词与其书写颜色不一致，如用蓝色墨水书写的"红"字。通过记录两个阶段的反应时间和错误率，以及两者的差异，Stroop 测试可以用来评估被测者的注意力灵活性和选择性。

（二）成套神经心理测验

成套神经心理测验是指成套、标准化、全面的神经心理功能量表，包括 H-R 神经心理成套测验、鲁利亚神经心理成套测验和剑桥自动化成套神经心理测验等。

1.H-R 神经心理成套测验（Halstead-Reitan battery，HRB）　是全球范围内应用最为广泛的成套神经心理评估工具之一。成人式 HRB 包含以下 10 个分测验。

（1）范畴测验　评估概念形成能力。测试结果以错误数表示，正常范围为不超过 70 个错误。该测试包括 208 个视觉项目，分为 6 个项目组，每组根据不同的原则进行组织，随后是第 7组，包含先前展示过的项目。任务是识别每个集合的组织原则并作答。

（2）触摸操作测验　评定触觉、物体形状大小记忆、运动觉，以及手的协调和灵活性。结

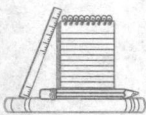

果以完成任务时间和回忆的形状块数表示，正常标准为总时间不超过 20 分钟，且能回忆的形状块数超过 4 个。

（3）节律测验 评估注意力、记忆力和节律辨别能力。结果以正确数表示，正常人一般正确数超过 15 个。

（4）敲击测验 评估手指的精细动作能力。正常人在 10 秒的时限里平均可敲击 40 次左右，右手通常比左手快 1.1 倍左右。测试使用 1 个敲击键和 1 个装置来记录敲击的数量。每只手进行 5 次（每次 10 秒）试验，试验之间有短暂的休息。每只手的得分是 5 次试验的平均分数。此外，该测验还能用于检测被测者在神经心理评估中的不积极态度，因为那些有动机假装神经心理症状的患者，可能表现出更慢的敲击速度。

（5）失语甄别测验 主要用于检测失语症。根据错误的有无、数量和类型来判定是否存在失语症，正常人错误率一般在 5% 以下。失语甄别测验是失语症测试中使用最广泛的一种，被纳入许多正式组织的神经心理测试体系中。

（6）言语知觉测验 检查言语知觉能力和注意功能。结果以正确选择数表示，正常人正确选择数通常超过 20 个。

（7）偏侧性测验 针对惯用手和其他偏利情况的问卷式调查，用于分析脑的偏侧化情况。

（8）握力测验 左、右手的力量差异是判断惯用手的重要指标。通过比较左、右手的握力大小来检测左、右侧大脑半球的功能状况。大脑损伤可能会影响到对侧手的握力强度，因此该测验可以检测出手部力量的差异。

（9）连线测验 检查被测者的空间知觉、手眼协调能力，以及思维的灵活性。包括甲、乙两式。测验结果以完成时间及连接错误次数表示。正常人完成甲式耗时约 1 分钟，错误数不超过 1 个；完成乙式耗时约 3 分钟，错误数在 2 个以内。

（10）感知障碍测验 对视觉、听觉和躯体感觉的功能状况测定。正常情况下，每项感知觉测查中的错误数应少于 2 个。标准化的操作方式是先在身体的某些部位（通常是脸或手）单独触摸每一侧，然后同时触摸两侧。存在左半球注意损伤的患者，在同时接受双侧刺激时，往往只会报告感知到右侧的触摸，而忽略左侧的触摸，虽然在单独触摸每一侧时，他们能够毫无困难地正确报告触摸情况。

HRB 的评定标准有 2 个指标，即划界分和损伤指数。划界分用于判定单项测验的结果是否正常；损伤指数则是评定被测者大脑是否存在器质性病变的一项比值，计算公式如下：

损伤指数＝划入异常的测验项目数 / 测验项目总数

损伤指数的诊断意义：0 ～ 0.14 为正常；0.15 ～ 0.29 为边缘状态；0.30 ～ 0.43 为轻度脑损伤；0.44 ～ 0.57 为中度脑损伤；0.58 以上为重度脑损伤。

2. 鲁利亚 - 内布拉斯加神经心理成套测验（Luria-Nebraska neuropsychological battery, LNNB） 是由内布拉斯加大学的戈尔登（Golden）及其同事基于苏联神经心理学家鲁利亚的理论编制的一套神经心理测验修订而成的。鲁利亚把大脑视为一个复杂的机能系统，每个行为均涉及多个脑区。机能系统中的每个区域都被看作一条链子上必需的一环。如果任何一环受到了损伤，整个系统就会垮掉。LNNB 分为 1980 年和 1985 年两个版本。第一个版本包括 269 个项目，共 11 个分测验。第二个版本比第一个版本多了一个中间记忆分测验。国内研究者徐云和龚耀先等人对 LNNB 第一版进行了修订，并建立了地方性常模。

LNNB 成人版分测验：①运动量表，共 51 个项目；②节律量表，共 11 个项目，分为感知和表达两个部分；③触觉量表，共 11 个项目；④视觉量表，共 14 个项目，测查内容是视知觉和

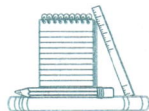

视空间机能；⑤感受性言语量表，共 32 个项目，分为测定基本音素的辨别机能、对简单字词和口语指令的理解，以及对由各种语法结构组成的复杂句子的理解能力 3 个部分；⑥表达性言语量表，共 40 个项目；⑦书写量表，共 12 个项目；⑧阅读量表，共 12 个项目；⑨计算量表，共 22 个项目；⑩记忆量表；⑪智力量表，共 33 个项目，用于评定智力的多个方面。

除去以上分量表，LNNB 还从上述分量表中选择出某些项目构成了 2 个附加量表：①定性量表：又称疾病特有病征量表，包含 34 个项目，用于鉴别脑损害与情绪障碍；②定侧量表：又称右半球和左半球量表，各包含反映运动和触觉的 21 个项目，为脑损害定侧之用。这些量表的项目均来自前述 11 个分测验。

该量表采用三级计分法评定脑的功能和病变状态：0 分为正常；1 分为边缘状态；2 分为异常。各项目的计分标准根据项目进行的正确性、流畅性、反应时间、速度、质量等而定。将各量表项目得分累加即为该量表的分数。得分越高，提示病损的可能就越大。

3. 剑桥自动化成套神经心理测验（Cambridge neuropsychological test automatic battery, CANTAB） 是由剑桥大学于 1986 年由萨哈基安（B. Sahakian）和罗宾斯（T. Robbins）教授领导的团队精心开发的一系列神经心理测验。这套测验作为认知评估工具，广泛应用于儿童注意缺陷多动障碍、痴呆、精神分裂症、心境障碍等多个临床和研究领域，为评估和理解这些疾病中的认知功能提供了重要支持。CANTAB 被认为是目前在国际上针对认知功能的测量工具中最有效也最敏感的触屏测试。该测试包括记忆、注意、执行能力、决策能力及社会认知能力 5 类，共 25 项分测验。

CANTAB 作为综合神经心理测试，不仅广泛涵盖了不同的认知功能评估，还基于计算机测试，始终致力于提升测试的精准性。CANTAB 适用于测试年轻和老年受测者。通过采用大量非言语刺激的测试形式，CANTAB 力求最大限度地减少文化和语言因素对测试结果的影响。

任务三   常用评定量表

一、90 项症状自评量表

90 项症状自评量表（symptom checklist 90，SCL-90）是由迪洛格底斯（L. R. Derogatis）于 1975 年开发的一种心理评估工具，它在 20 世纪 80 年代被引入中国。该量表包含 90 个项目，广泛覆盖了精神疾病症状学的多个方面，包括感觉、思维、意识、情感、行为、人际关系、生活习惯等异常表现。SCL-90 能够较为准确地评估患者的自觉症状，并能反映患者的病情及其严重程度。目前，SCL-90 已广泛应用于精神科和心理咨询门诊，同样也适用于综合性医院，以评估躯体疾病患者的精神状态。

1. 使用方法   开始评定时，由施测者先把总的评分方法和要求向被测者说明，待其完全明白后，作出独立的、不受任何外界影响的自我评定。对于文化程度低的自评者或其他特殊情况者，可由施测者逐条念给他听，并且以中性的不带任何暗示和偏向的方式，把问题的本意告诉他。评定的时间可以是一个特定的时间，通常是评定一周以来的状况。

2. 评分方法   量表采用里克特 5 点计分（1～5 级分别代表没有、很轻、中等、偏重、严重），没有反向计分条目。量表测量了 10 个因子的精神心理症状，具体因子如下：①躯体化：主要反映主观的身体不舒适感；②强迫症状：主要反映强迫症状；③人际关系敏感：主要反映个人的不自在感；④抑郁：主要反映抑郁症状；⑤焦虑：主要反映焦虑症状；⑥敌对：主要

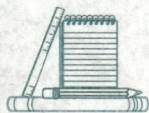

反映敌对表现；⑦恐怖：主要反映恐惧症状；⑧偏执：主要反映猜疑和关系妄想等精神症状；⑨精神病性：主要反映幻听、被控制感等精神症状；⑩附加项：主要反映睡眠和饮食情况。

3. 统计指标与结果分析　SCL-90 有多个统计指标，最常用的指标：①总分：90 个项目所得分数之和；②总均分（症状指数）：总均分 = 总分 /90；③阳性项目数：表示受试者有"症状"（单项分 ≥ 2 分）的项目数；④阳性项目均分：阳性项目总分 / 阳性项目数，表示患者在"有症状"项目中的平均分，反映患者自我感觉不佳的项目的严重程度；⑤因子分：因子分 = 组成某一因子的各项目总分 / 组成某一因子的项目数，通过因子分可了解病人症状分布的特点。

根据总分、阳性项目数、因子分等评分结果情况，可判断是否有阳性症状、心理障碍或是否需要进一步检查。按全国常模，以下划界分为筛查阳性的标准：总分超过 160 分；阳性项目数超过 43 项；因子分超过 2 分。需要注意的是，筛选阳性只说明受测者可能有心理问题，但并不能说明一定患有心理疾病。如果要作出诊断，则必须进行面谈并参照相应的疾病诊断标准来进行诊断。

二、抑郁自评量表

抑郁自评量表（self-rating depression scale，SDS）由美国精神医学家宗氏（W. K. Zung）于 1965 年编制而成，用于衡量抑郁状态轻重程度及其在治疗中的变化。评定时间跨度为最近一周。该量表由 20 个与抑郁症状有关的条目组成，反映抑郁状态的 4 组特异性症状：①精神性情感症状：包括抑郁心境和哭泣；②躯体性障碍：包括情绪的日间差异、睡眠障碍、食欲减退、性欲减退、体重减轻、便秘、心动过速和易疲劳；③精神运动性障碍：包括精神运动性迟滞和激越；④抑郁的心理障碍：包括思维混乱、无望感、犹豫不决、自我贬低、空虚感、反复有自杀念头和不满感。

1. 适用范围　SDS 具有较好的信度和判别功能。SDS 评定 10 分钟内即可完成，操作方便，易于掌握，能有效地反映抑郁状态的有关症状及其严重程度的变化，特别适用于发现抑郁症患者，也可用于流行病学调查。

2. 评分方法　量表采用 4 级评分制。1 代表从无或偶尔，2 代表有时有该项症状，3 代表大部分时间有该项症状，4 代表绝大部分时间有该项症状。20 个条目中有 10 项（条目 2、5、6、11、12、14、16、17、18、20）用反向计分，其他 10 项按上述 1 ~ 4 的顺序计分。

3. 统计指标与结果分析　SDS 的分析方法较简单，统计指标为总粗分和标准分。总粗分即将所有项目评分相加；标准分为总粗分乘以 1.25 后，取其整数部分（不要四舍五入）。按照我国常模，SDS 总粗分的分界值为 41 分，标准分为 51 分，也就是说当总粗分大于 41 分，标准分大于 51 分时，可认为存在抑郁症状，且分数超过越多，抑郁症状越严重，需要进一步检查。需要注意的是，抑郁症的诊断应由精神科医生结合症状学和临床经验综合分析后作出。

三、焦虑自评量表

焦虑自评量表（self-rating anxiety scale，SAS）由美国精神医学家宗氏（W. K. Zung）于 1971 年编制，旨在评估个体当下或过去一周是否存在焦虑症状及其严重程度。该量表包含 20 个与焦虑症状紧密相关的项目，其结构和评估方法与同时期开发的抑郁自评量表（SDS）相似，能够准确反映焦虑患者的主观体验。

1. 适用范围　SAS 广泛应用于心理咨询和门诊服务中。它不仅是评估焦虑症状的自评工具，还通过 SAS 总分的变化，用于评估心理治疗和药物治疗的效果。SAS 主要适用于成年焦虑症状

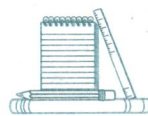

患者，常用于疗效评估，同时也适用于流行病学研究。

2. 评分方法　SAS 包含 20 个项目，涉及焦虑、恐惧、惊慌、肢体震颤等与焦虑情绪紧密相关的体验。其中，大多数项目采用负面表述，而项目 5、9、13、17 和 19 则采用正面表述，需注意这些正面项目在计分时需进行反向计分。每个项目采用 4 级评分制：1 代表症状从无或偶尔出现，2 代表症状有时出现，3 代表症状在大部分时间出现，4 代表症状几乎总是出现。

3. 统计指标与结果分析　SAS 的主要统计指标是量表总分。将所有项目的得分相加得到总粗分，然后通过转换公式（总粗分乘以 1.25 后取整数部分（不要四舍五入）得到标准分。根据中国常模，SAS 的总粗分分界值为 40 分，标准分分界值为 50 分。标准分高于 50 分提示可能存在焦虑症状，需要进一步的专业评估。分数越高，反映焦虑的程度越严重（具体分界值见表4-2）。

表 4-2　SDS 和 SAS 的评估标准

SDS		SAS	
程度	标准分	程度	标准分
正常范围	≤ 51	正常范围	≤ 50
轻度抑郁	52 ~ 61	轻度焦虑	51 ~ 59
中度抑郁	62 ~ 71	中度焦虑	60 ~ 69
重度抑郁	≥ 72	重度焦虑	≥ 70

心理实践

1. 团体活动

（1）情绪"温度计"

活动目的：放松身心、减轻焦虑，活跃团队气氛；协助成员提高对自我情绪的敏感度，更好地了解自己的情绪变化。

活动时间：15 ～ 30 分钟。

活动准备：空旷的教室或适宜的室外场地。

活动过程：①介绍情绪"温度计"规则，刻度从 0 到 10 分别代表从极度不快乐到极度快乐的程度，邀请成员们以不同的刻度来表示自己本周的情绪温度；②带领者根据成员们选择的情绪"温度"数值，将他们分为高、中、低 3 组；③请各小组成员分享选择此情绪"温度"的原因，并说出影响情绪"温度"的最大因素；④各小组推选一名小组成员作为本组代表，由各组代表分享小组中最令人印象深刻、最有感触的分享内容。

（2）自画像

活动目的：通过为自己画像并倾听他人对自己的评价，更真实地认识自我。

活动时间：30 分钟。

活动准备：大白纸、彩笔，以及多媒体教室。

活动过程：①每位成员为自己画一幅带有文字描述的自画像（注意要突出个人特点，可以是外貌、性格等方面），并提交给带领者。②带领者将所有的画打乱放置。每位成员随机抽出一张，根据画的内容猜测是谁的自画像，并说明理由。③由画的作者解释创作意图和选择这样画的原因。

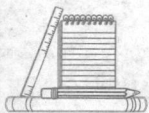

2. 案例分析

（1）案例描述

身残志坚，立志学中医救己及人

叶羲，一名大学生，因先天性颈椎畸变导致颈椎发育不良，左手活动受限，无法高举。从小，父母便带着他辗转于各大医院寻医问药，但都未能彻底治愈他的疾病。在这样的背景下，他渐渐地萌生了学习中医的念头，并立志通过中医自救，进而成为一名医生，救助更多需要帮助的人。小学时，叶羲就经常翻看爷爷的中医养生书籍；从初升高时起，学医的志向便在他心中悄然萌芽；大学填报志愿时，他毅然选择了定向培养，按照培养计划，毕业后将前往镇级卫生院定向工作 6 年，成为一名服务基层的全科医生。在校期间，叶羲得到了学校的悉心照顾。学院在了解了他的情况后，分别从经济、学习生活、个人规划及心理健康等方面实施了暖心举措，例如申请学校家庭经济困难认定；配备"薪火明德"成长恩师指导他做好职业生涯规划；任课老师在学习上提供帮扶；心理委员及时关注他的心理状态等。

（2）案例思考

叶羲身残志坚，立志学中医救己及人的事迹对你有何启发？在面对残疾人时，你应如何评估其心理健康状况，为其健康成长成才保驾护航？请结合本章内容思考并回答。

3. 实践训练

以小组为单位，搜集资料，以心理评估相关的任意方法或常用测验为主题，采用小组合作的方式实施项目，最终以课件和视频的方式展示项目成果。课件要求简洁美观、配色合理，每页的字体和字数适当。视频时长为 3～5 分钟。本训练旨在促使大家进一步学习康复心理评估的方法，掌握常用康复心理测验的使用。

复习思考

1. 名词解释

心理评估　心理测验　信度　效度　常模

2. 简答题

（1）简述标准化心理测验应具备的主要技术指标。

（2）简述心理评估实施的注意事项。

（3）简述常用的投射测验种类。

扫一扫，查阅
复习思考题答案

项目五　心理咨询的基本技术

【学习目标】

素质目标：培养助人自助的理念，提升心理康复意识。

知识目标：阐释心理咨询的概念；阐释心理咨询的参与性技术、影响性技术的概念和功能。

能力目标：能运用参与性技术和影响性技术进行基本的心理辅导和医患沟通。

扫一扫，查阅
本项目 PPT、
视频等数字资源

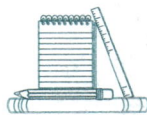

【案例导入】

案例描述

张丽（化名），女，20岁，大二学生，因奔跑时腿部骨折，被迫休学，在医院接受康复治疗。初二时，张丽的父母离异，并各自重组家庭，她自此与奶奶相依为命。由于奶奶年岁已高，无法前往医院陪护，张丽的父母在如何照顾她的问题上频繁发生争执，有一次甚至当着张丽的面将她购买的快餐摔在地上，随后双双气愤地离去。心理咨询师注意到，张丽此后常常唉声叹气，有时偷偷落泪，也不再像以往那样积极配合康复治疗。张丽内心极度难过与自责，认为自己活着就是家人的累赘，没有必要继续接受治疗，认为父母没有她可能会更开心。

面对此种情况，你该如何帮助他？

案例分析

张丽因腿伤导致生活无法自理需要父母的照顾，而这却引发了父母双方家庭的矛盾冲突。本应得到关心与关爱的她，感受到的却是嫌弃与争吵。在躯体与心理承受双重压力的情况下，她逐渐丧失了对康复治疗的信心，甚至可能面临严重的心理危机。心理咨询师需全面挖掘张丽的家庭因素、心理因素，并评估其可利用的社会支持资源。心理咨询师通过正确运用心理咨询中的参与性与影响性技术，旨在重塑其心理认知，及时进行心理疏导，重新激发她对生活的热爱与希望，最终促进她的自我成长与恢复。

任务一　心理咨询的概述

中医学中有"痛则不通，通则不痛"之说，意指身体不适往往源于人体气血瘀滞，阻碍了正常机体活动而引发疼痛。通过治疗，使气血畅通，则疼痛得以缓解。在心理咨询中，也同样存在着这种"痛"与"通"的关系及其运用的问题。心理咨询中的"痛"表现为因种种生活矛盾与压力所造成的精神烦恼与心理紊乱，以及由情绪障碍与人格障碍所导致的神经症症状。此种"痛"之轻者表现为失恋、家庭不和、工作不顺心、人际关系紧张等所带来的烦恼与苦闷，重者则表现为反复洗手的强迫行为、害怕毛绒玩具的恐怖行为等所引发的精神痛苦。这些现象不仅严重干扰了患者的正常情绪及工作生活，还可能进一步引发心理危机，甚至导致精神崩溃。因此，心理咨询中的"通"体现为精神烦恼的缓解及异常行为的矫正。化"痛"为"通"的心理咨询技术主要有参与性技术、影响性技术等。

一、心理咨询的概念

心理咨询是指在良好的咨询关系基础上，经过专业训练的临床与咨询专业人员运用咨询心理学理论和技术，帮助患者通过自我探索来解决其心理问题，提高适应能力，促进个人成长及潜能的发挥。心理咨询主要侧重于一般人群的发展性咨询。而心理治疗是指在良好的治疗关系基础上，由经过专业训练的临床与咨询专业人员运用临床心理学相关理论和技术，对心理障碍患者进行帮助与矫治，以消除或缓解其心理障碍或问题，促进其人格向健康、协调的方向发展。心理治疗更侧重心理疾患的心理评估和治疗。心理咨询与心理治疗的区别在于治疗对象和治疗程度的不同，这一点一直是行业学者探讨的焦点。然而，随着心理问题的日益普遍，以及公众对心理健康关注度的提升，越来越多的人倾向于认为两者并没有本质上的区别。

在康复治疗领域，康复师通过心理咨询或治疗的方式为患者提供心理支持或疏导，同样属

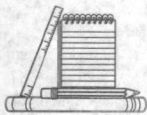

于心理咨询的范畴。在康复机构中，需要解决心理问题并前来寻求帮助的人被称为患者，而提供心理帮助的咨询专家则被称为心理咨询师。

二、心理咨询的原则

（一）保密原则

保密原则是心理咨询工作中最为重要的原则，它要求心理咨询师必须尊重和尽可能保护患者的隐私。保密性原则是患者对咨询过程建立安全感的首要前提，也是心理咨询师的职业操守。心理咨询师需要严格遵守保密原则，咨询机构也应同样恪守此原则。保密原则的具体操作主要包括以下几个方面。

1.心理咨询师有责任向患者说明心理咨询的保密原则，以及该原则应用的界限。

2.心理咨询工作中的有关材料，包括个案记录、测验资料、信件、录音录像及其他相关资料，均属于专业信息，应在严格保密的条件下妥善保存，不得与其他资料混放。

3.除本部门专业人员之外，严禁其他人查阅心理咨询档案。

4.心理中心工作人员严禁随意翻阅患者档案资料与个人信息，更不能泄露给任何未经授权的人员或机构。

但涉及以下四类情况可视为保密例外：①患者明确表示同意将保密信息透露给他人；②医疗机构、司法机关依法要求心理中心提供相关保密信息；③患者患有危及生命的传染性疾病；④患者可能对自身或他人构成即刻伤害或者死亡威胁。当遇到以上保密例外情况时，应尽量将泄露的范围控制在最低限度内。

（二）助人自助原则

心理咨询的根本目标是促进个体成长与实现自强自立，使其能够自主面对和处理个人生活中的各种问题。心理咨询师应坚信每位患者不仅有追求心理健康的愿望，而且本身就具备获得心理健康的能力。因此，心理咨询师在咨询过程中应更多地启发、调动患者自身的积极性与创造性，鼓励患者主动参与到心理自助的过程中来，而非仅仅将患者视为被动的服务对象。

（三）价值中立原则

价值中立原则要求心理咨询师在心理咨询过程中保持中立，尽量不干预患者的价值观，具体而言，心理咨询师应尊重患者的价值观，避免以自己的价值准则对患者的行为进行武断、任意的判断，更不应迫使患者接受自己的观点和态度。心理咨询师应对自己的价值观保持高度警觉，对咨询中的价值问题高度敏感；应承认并尊重多元化价值取向的存在，但这种承认不是漫无边际的；当遇到价值冲突时，鼓励心理咨询师公开、清晰地与患者进行讨论，同时避免将自己的价值观强加于患者；在作价值判断时，必须遵循具有普遍意义的价值标准。

（四）时间限定原则

时间限定原则包括"每次咨询的时间长短"和"多长时间进行一次咨询"两方面内容，即"咨询时长"和"咨询频率"的设置。心理咨询师在工作中应严格遵守时间限定，避免随意延长咨询时间或改变咨询间隔。通常情况下，个体心理咨询的单次时间为40～60分钟，家庭治疗的单次时间为60～90分钟，团体心理治疗的单次时间为1～2个小时。咨询间隔时间为一周左右。心理咨询师和患者均需按预约时间到位，未经对方同意不得擅自更改预约时间；若需更改预约时间，应至少提前一天与对方协商。当然，咨询时间的限定也不是绝对的，根据患者的病理状态、心理发展水平和年龄大小等，可以适当进行调整，如缩短咨询时间和间隔时间、增加咨询次数等。

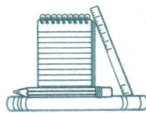

知识链接

心理咨询为什么必须在时间上予以限制

首先，可以让患者有一定的心理安定感，并促使患者珍惜和有效利用咨询时间。在限定的时间里，患者更容易做到忍耐痛苦和悲伤，也更有助于问题的解决。

其次，可以成为日常生活中促进个人成长的刺激剂。通常，咨询频率为一周 1 次或 2 次，此安排可以使患者在间隔期充分回味咨询时的体验，并将其作为促进自我适应的刺激剂。

再次，可以促使患者进行现实原则的学习。要让患者明白，除了自己，还有其他人也在寻求心理咨询师的帮助，而咨询师同样也有自己的生活和工作，世界并非仅为自己服务。时间限定的咨询过程可促使患者从咨询中的快乐原则转移到现实原则，而得以成长。

最后，可以促使患者体验分离的感受。人生是一个不断经历分离的过程，如与父母的分离（结婚）、与孩子的分离（入学）等。这一系列的分离是痛苦和伤感的，从某种意义上讲，分离也含有成长的意思。因此，通过限定的时间，可以让患者体验这些分离所带来的伤感，从而促进其接纳生活的现实，最终实现健康成长。

（五）自愿原则

原则上，到心理咨询室求助的患者必须完全自愿，这是确立咨访关系的先决条件。对于没有咨询愿望和要求的人，咨询师不会主动找他并为其进行心理咨询。只有当个体自己感到心理不适，并为此烦恼，主动寻求心理咨询师的心理援助时，才能够获得问题的解决。心理咨询室的大门永远向任何人敞开，但我们也需注意，有时会遇到被父母或亲戚强迫来访的特殊情况。

（六）感情限定原则

心理咨询师应严格遵守本专业的道德规范，与患者建立良好的咨访关系，不得利用患者对自己的信任或依赖牟取私利，也不得与患者发展专业工作以外的社会关系。对于来自患者的劝诱和要求，即便是好意的，在咨询终止前也应予以明确拒绝。过密的个人接触可能导致患者过度了解心理咨询师内心世界和私生活，妨碍患者的自我表达，同时也可能使咨询师难以保持客观公正的判断力。心理咨询师在与患者结束心理咨询关系后，至少三年内不得与其或其家庭成员发生任何形式的亲密关系。

（七）重大决策延期原则

由于患者情绪可能不稳定，原则上应规劝其不要轻易作出如休学、分手、转学、退学或离婚等重大决定。咨询结束后，患者的情绪得以安定、心境得以明朗，这时作出的决定往往不容易后悔。因此，心理咨询师应在咨询开始时予以告知。

（八）平等尊重原则

尊重患者的需求和选择权利，允许其自由决定是否继续或中止咨询。对于咨询过程中需要了解的情况，心理咨询师应尽量坦诚、客观地说明原因，寻求患者的理解与合作，避免以个人主观想法强加于患者。心理咨询师应以热情、耐心、尊重、信任的态度接待患者，营造亲切、自然的咨询氛围。心理咨询的效果不仅取决于咨询师的专业水平，更重要的是心理咨询师与患者之间建立的咨询关系。心理咨询师应对所有的患者一视同仁，不偏不倚，并依先后次序予以接待。态度要和蔼，服务要热忱。但遇到紧急心理危机情况时，应向当前患者解释后优先处理。

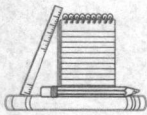

（九）非指导性原则

心理咨询不同于一般的问题咨询，它更注重启发而非直接指导。心理咨询师应提供间接的、非指导性的启发、引导、帮助与辅导，鼓励患者自行领悟问题，并思考解决办法。这样做的目的是帮助患者自己解决问题，而不是代替患者去解决问题。直接给出建议往往会影响患者的自我成长和独立解决问题的能力。

（十）能力限定原则

心理咨询师并不能"包治百病"，而仅负责最大程度解决患者的情绪问题。机构应保障患者自由选择的权利。心理咨询师也应根据自身能力选择适合的咨询对象，并制定合理的咨询方案；对于不当的方案应果断调整，要意识到自身专业职能的局限性，应在职责和能力范围内开展工作。当发现自身专业能力不足以胜任或不适合继续维持专业关系时，应与督导或同行讨论后，向患者明确说明，并负责任地将其转介给更合适的专业人士或机构，同时做好书面转介记录。

三、心理咨询的任务

心理咨询的任务是帮助患者发现和处理现实问题及内心冲突；协助患者更全面地认识自我与社会，启发患者发掘曾被忽视的情感体验，逐渐改变消极的应对方式，以形成新的人生经验或提高社会适应能力。心理咨询的具体任务包括以下几个方面。

（一）认识内部冲突

患者寻求心理援助时，易将错误归咎于外部，习惯从别人身上找原因。心理咨询的任务之一就是帮助患者意识到，心理问题的主要根源在于其尚未解决的内部冲突，而患者与周围环境及他人关系的问题，本质上是内部冲突的外部表现。心理咨询师的任务是帮助患者认识到问题解决的关键在于自己，理解内部冲突的产生的原因，并找到解决问题的办法。

（二）纠正不合理的欲望和错误观念

心理咨询师凭借多年临床经验与专业知识，协助患者纠正非理性的思维和观念。这包括帮助患者明确自己的真正需求、摆脱错误观念的束缚、总结自己的经验教训，并学会评估自己的思维、观念是否合理。这不仅能够解决他们当前的心理问题，还能为他们指明未来的方向，从而促进他们的自我成长，由"不自觉地生活"向"自觉地生活"转变，奠定坚实的基础。

（三）学会面对现实和应对现实

生活的真谛在于勇敢地面对现实。患者的很多苦恼往往源自无法面对和接受现实，从而陷入依赖想象与脱离现实的恶性循环。心理咨询师的工作就是帮助患者提高面对现实的能力，引导他们回归现实，学会有效地应对现实生活中的困难与挑战。

知识链接

一名 95 后残疾小伙的自我救赎

1997 年，在江西宁都县的贫困山村里出生的廖竹生不幸先天性残疾，双手无力提起重物。小时候，廖竹生常遭人嘲笑，甚至有同伴当面给他"脸色"看。他回忆道："小时候我特别害怕其他人异样的目光，心里也很自卑，一度不知道人生的意义。"

作为家中的长子，廖竹生积极面对现实，在两名扶贫干部的帮助下，他进入宁都技工学校学习。历经艰辛圆满完成了学业，并荣获"赣州市三好学生"的称号。然而，毕业时因求职屡屡受挫，廖竹生毅然踏上了艰辛的创业之路。他与十几名残疾人共同摸索出"电商团队＋种养基地＋农户"的发展模式，创立了"励志园"。几年间，励志

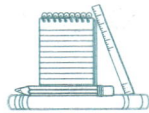

园网络销售红火，年营业额达到了上百万元。

一个人影响一群人，带动一方人。在廖竹生的世界里，奋进逐梦的信念如同他逆风飞翔的翅膀，而通达四方的网线则见证了他孜孜不倦的探索足迹。廖竹生和励志园的伙伴们凭借高质量的服务和具有竞争力的价格赢得了市场。他不仅成了当地家喻户晓的人物，更成为残障人士心中励志奋斗的榜样。

（四）使患者学会理解他人

任何个体都有源自人性的依附本能，彼此间的理解是满足此类本能的必要条件。现实中由于名利等冲突，人的心理可能产生扭曲，从而体验到孤独、嫉妒、怨恨，甚至引发严重的心理问题。心理咨询师的任务是协助患者重新唤起自己的依附本能，使他们能够自觉地理解他人，并认识到群体对自己的重要性。当一个人将自己融入群体之中，理解到自己与他人的这层关系，这种理解便能成为缓解乃至平复人际冲突、恢复内心平静的关键。

（五）使患者正确认识自我

个人独特的生活经历、不良的人际关系和对物质需求的不满，都可以导致片面的自我认知，使个人自觉不自觉地作出错误评估。人们往往按自己的标准来衡量一切，思考的重点常常是"我的需要"而不是"客观的事实真相"，因此，心理上多归因于外界阻碍了个人成长，而不是"我的需要"是否合理。心理咨询的任务就是教会患者"自我接纳"，面对并认识真实的自我，从而明确前进的方向。正如孟子所言"吾日三省吾身"，这也是加强自我修身的重要途径。

（六）协助患者构建合理的行为模式

1.让患者意识到要将合理的思想和观念付诸行动。解决心理问题的关键不在于患者能否控制自己的思想和欲望，而在于患者是否能形成合理的认识，以及是否具备发自内心想要改变的动机，并能够将这种合理的思想和观念付诸实际行动。

2.让患者意识到要发展新的有效行为。所谓新的有效行为，是指个体过去从未尝试过的、可以满足其自身发展需要的行为，如建立友好人际关系的需要、获得知识的需要，以及成就感的满足等。在咨询过程中，心理咨询师启发、鼓励和支持患者建构"新的有效行为"，可通过公开和直截了当的形式，如给出明确的建议和具体的指导；也可以通过含蓄的、间接的或暗示性的方式，如使用类比手法，列举他人成功的事例等。

3.心理咨询师要把握建立合理模式的最佳时机。有时，患者的确形成了合理的想法，但他们可能仍然因为种种原因无法付诸行动。当这种无力感导致患者深感苦恼时，正是心理咨询师协助其建立"合理有效行为模式"的关键时刻。"合理有效行为模式"的构建，离不开一系列具体且有效的行动步骤。因此，心理咨询师应当制订周密的计划，并逐个引导患者实施这些行动，以确保他们能够逐步建立起这一模式。

四、心理咨询的对象、分类

（一）心理咨询的对象

心理咨询的主要对象可分为三大类：一是精神正常，但遇到了与心理有关的现实问题并请求帮助的人群；二是精神正常，但心理健康水平较低，产生心理障碍导致无法正常学习、工作、生活并请求帮助的人群；三是特殊对象，即临床治愈或潜伏期的精神病患者。

（二）心理咨询的分类

根据咨询的性质，可分为发展心理咨询和健康心理咨询；根据咨询的人数，可分为个体咨

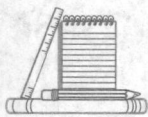

询、家庭咨询和团体咨询；根据治疗时程，可分为短程心理咨询（1～3周）、中程心理咨询（1～3个月）和长期心理咨询（3个月以上）；根据咨询的心理学理论依据，可分为精神分析的、行为主义心理学的、认知心理学的和人本主义取向的心理咨询；根据咨询的形式，可分为门诊心理咨询、电话心理咨询和互联网心理咨询等。

五、心理咨询的一般程序

根据咨询实践，一般把咨询划分为初期阶段、中期阶段和后期阶段。心理咨询初期阶段的任务是建立相互信任的良好的咨询关系；中期阶段的任务是帮助患者解决问题；后期阶段的任务主要是巩固、保持、强化患者已取得的成果，使患者受益最大化，并对咨询效果进行评估，并适时终止咨询。

（一）初期阶段——评估阶段

评估阶段的内容涵盖多个方面。首先，心理咨询师需与患者建立良好的咨询关系，通过初始访谈、观察、心理测验及收集他人的反映等方式，全面收集患者的相关信息；其次，对相关资料进行分析与解读，以明确患者的问题、产生问题的原因及问题的严重程度，进而提出临床假设，并通过试探性咨询证实或证伪这些假设来确立咨询的方向；最后，基于以上分析，制定详细的咨询策略和方案，为后续的咨询进程奠定基础。

1. 资料的收集

（1）搜集资料的途径 ①摄入性会谈记录；②观察记录；③访谈记录；④心理测量、问卷调查；⑤实验室记录（心理、生理）。

（2）资料的内容 ①人口学资料；②个人成长史；③个人健康（含生理、心理、社会适应）史；④家族健康（含生理、心理、社会适应）史；⑤个人生活方式、受教育情况；⑥对自己家庭及成员的看法；⑦社会交往状况（与亲戚、朋友、同学、同事、邻里的关系）；⑧目前的生活、学习、工作状况；⑨自我心理评估（优缺点、习惯、爱好，对社会、家庭、婚姻，以及对目前所从事工作的看法，对个人能力和生存价值的评估）；⑩近期生活中的遭遇；⑪求助目的与愿望；⑫自身言谈举止、情绪状态、理解能力等；⑬有无精神症状、自知力情况；⑭心理问题发生的时间；⑮痛苦程度及对工作与生活的影响；⑯心理冲突的性质和强烈程度；⑰与心理问题相应的测量、实验结果。

2. 资料的整理与分析

（1）排序 按出现时间的先后顺序，将所有资料排序。

（2）筛选 根据可能的因果关系，将与症状无关的资料剔除（注意：不可犯"以前后为因果"的错误）。

（3）比较 将所有症状按时间排序，再按因果关系确定主症状和派生症状。

（4）分析 深入分析与症状有关的资料，找出造成问题的主因和诱因。

3. 个案概念化初步评估 将主诉、临床直接或间接所获资料（包括心理测评结果）进行相互印证、比较、整理和分析，解释主因、诱因与临床症状之间的因果关系，找到引起患者心理问题的关键点，并建立临床假设。明确心理问题的起源、性质、严重程度，确定其在症状分类中的具体位置，初步评估属于一般心理问题、严重心理问题还是神经症性心理问题，并判断是否属于心理咨询的工作范畴。一般而言，比较理想的咨询对象包括一般心理问题、严重心理问题及神经症性心理问题的患者。对于精神病性问题，心理咨询师应主要进行有条件的辅助性工作，以促进其社会功能的康复，并预防复发。对于已确诊的神经症患者，心理咨询师应根据自

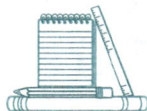

身胜任力制定相应的干预方案，必要时寻求会诊或转诊。评估阶段虽主要是收集资料、了解情况和作出初步判断的阶段，但其同样具有重要的助人价值。值得注意的是，心理评估应贯穿心理咨询的全过程，咨询师会不断验证和调整自己的假设，以确保咨询的顺利进行。

（二）中期阶段——咨询阶段

咨询阶段是心理职业活动的核心阶段，包括调整求助动机、商定咨询目标、商定咨询方案、实施方案等一系列步骤。这一阶段的任务是帮助患者分析和解决问题，调整其不适应的认知、情绪和行为，以促进患者的发展和成长。

1. 商定咨询目标　经过评估阶段，心理咨询师与患者需共同商定咨询目标。一个有效的咨询目标应该具有以下 7 个特征。

（1）属心理学范畴　咨询的目标应该属于心理学范畴，主要涉及心理发展和适应问题。对于不涉及心理问题的患者，一般不属于心理咨询的范围；对于同时患有躯体疾病与心理问题的患者，心理咨询的目标并不是解决躯体疾病，而是去解决针对躯体疾病引起的心理不适。

（2）积极的　目标应具有建设性、符合患者的长远发展需求。有效的目标应以"正向"语言表述，激发患者积极改变的动力。避免设定虽能暂时缓解问题但本质上消极的目标。

（3）具体或量化的　目标应尽可能具体、明确，以便于操作和评估。对于模糊、抽象的目标，心理咨询师应该和患者共同讨论，经过分析，逐步细化为具体、可操作的步骤。这也是大目标与小目标的关系，大的目标可分为若干个不同层次的小目标，通过逐步实现小目标来达成最终的大目标。

（4）可行的　目标若超出患者的实际能力范围或咨询师所能提供的帮助，则该目标不具备可行性。心理咨询师应协助患者重新修订目标以符合实际情况，例如调整目标难度或将其分解为一系列可行的具体目标。对于因心理咨询师自身条件而难以达到的目标，要向患者讲清原委，或重新制定目标，或中止咨询，或转介给其他合适的咨询师。以某强迫洗手的患者为例，若该患者目前每天洗手次数高达 50 次左右，将咨询目标直接设定为每天仅洗手 5 次可能并不切实际，因为即使是健康人群，在特定情况下（如接触污染物后）的日常洗手次数也可能超过 5 次。

（5）可以评估的　如果目标无法进行评估，则不能称其为真正意义上的目标。及时进行评估，不仅有助于观察到患者的进步，从而鼓舞医患双方的信心，还能在咨询过程中及时发现不足，进而调整目标或咨询策略。当然，咨询目标的实现形式多样，有的是直观可见的行为改变，有的则可能是深层次的观念转变或情感调整。这些变化既可以通过患者的主观体验和细致观察来评估，也可以借助心理测验量表等科学工具进行量化评估。

（6）双方都接受的　咨询目标应该双方共同商定，若无法协调，应以患者的要求为主。

（7）多层次统一的　咨询目标是多层次的，既有近期目标，又有长远目标；既有特殊目标，又有一般目标；既有局部目标，又有整体目标。有效的目标应是多层次目标的协调统一。目标越能聚焦，咨询的效果越好。

2. 制定咨询方案　心理咨询师和患者在相互尊重、平等的氛围下共同商定咨询方案。咨询方案是咨询工作所必需的，它可以明确咨访双方的咨询方向和工作目标，保障患者的知情权，同时也便于咨询过程中的操作、总结及评估。咨询方案包括 7 个方面：①咨询目标：商定明确的咨询目标，符合咨询目标有效性的 7 个特征；②咨询方法和技术的原理、过程；③咨询的效果评估；④双方的责任、权利和义务；⑤咨询的设置：次数及时间安排等；⑥收费设置；⑦其他问题及相关说明。

3. 个体咨询方案的实施　通过前期的访谈与观察，心理咨询师对患者进行了全面的分析和

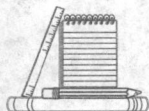

评估，并商定了咨询目标，制定了切实可行的工作方案。根据患者的具体问题，心理咨询师可以采用自己擅长的咨询理论和技术来开展工作，调动患者的积极性。通过启发引导、支持鼓励的方式，推动患者进行自我探索和解决问题，同时消除阻抗心理，促进患者的成长和发展，最终实现咨询目标。

（三）后期阶段——结束阶段

这里所指的后期阶段，包括单次咨询的后期阶段及整个咨询过程的后期阶段。对于单次咨询而言，需要做好阶段小结，商讨下一步的咨询任务，布置家庭作业，处理咨询中出现的失误，不断修正咨询的临床假设和判断。而对于整个咨询过程来说，则需要进行全面回顾与总结，巩固咨询效果。在此过程中，心理咨询师应明确指出患者的进步，说明已完成既定的咨询目标，并与患者共同回顾与总结整个咨询历程（确保每一次咨询都能有始有终），巩固已取得的进步。此外，心理咨询师还应指导患者将咨询中获得的经验和观念应用到日常生活中。咨询结束后，应进行追踪调查，并填写信息反馈表。

六、建立咨访关系

咨访关系指心理咨询师与患者之间建立的一种基于相互信任、相互理解、相互接纳、相互卷入的关系。良好的咨访关系是实现咨询目标的前提。在咨访关系中起主导作用的是心理咨询师。调查研究发现，对患者而言，真正起作用的是咨询师的态度及其建立可接受的、促进性的咨访关系的能力。

（一）共情

1. 定义　共情又称为同理心、神入、同感、感情移入、共感，是指心理咨询师能够从患者角度而不是从自己的参考框架出发，去理解患者的能力。以共情的方式对患者作出反应，尝试与患者一起思考，而不是代替其思考。共情被人本主义心理咨询家认为是影响自己进程和效果的最关键的咨询特质。

共情的水平由低到高分别是①没有理解与指导；②没有理解，但有指导和建议；③存在理解，没有指导；④既有理解，又有指导；⑤理解、指导、行动都有。

2. 注意事项　心理咨询师应走出自己的参照框架而进入患者的参照框架：①要验证是否与患者产生了共情；②要因人而异，善于使用躯体语言；③要善于把握角色。值得注意的是，共情不是要求必须具备与患者相似的经历和感受，而是能设身处地地理解患者。此外，在与患者建立共情时，咨询师还应充分考虑患者的个人特点和文化背景。

（二）尊重

1. 定义　尊重是指心理咨询师将患者视为具有思想感情、内心体验、生活追求，以及独特性和自主性的个体来对待。更重要的是，在咨询过程中心理咨询师应始终对患者秉持这种接纳的态度，避免采用批评或惩罚的方式。

2. 注意事项　尊重意味着完整接纳、一视同仁、以礼待人、信任对方、保护隐私，尊重应以真诚为基础。

（三）积极关注

1. 定义　积极关注是指心理咨询过程中对患者的言语和行为的积极、光明、正性的方面予以关注，从而使患者拥有正向价值观，拥有改变自己的内在动力。

2. 构成无条件积极关注的四部分　①承诺：一旦心理咨询师与患者建立了咨访关系，就必须严格履行作为心理咨询师的职责，愿意与患者一起工作，并对此保持兴趣。承诺可转化为具

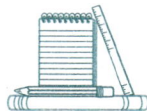

体的行动，如准时赴约、保持咨询内容的保密性等。缺乏时间和关心是履行承诺时可能遇到的两个障碍。②理解：要求心理咨询师进行积极地倾听和准确地共情，通过倾听和共情把理解传达给患者，让患者感受到"咨询师是在努力地理解我"。③非批判的态度：心理咨询师应避免对患者的行为或动机进行即时评判，以及避免谴责或宽恕患者的想法、情感和行为，从而为患者创造一个安全的治疗环境，让其无拘无束地表达自我。④能力与关怀：心理咨询师在给予患者积极关注和尊重的同时，也应不断提升自己的专业能力，并接受必要的督导和咨询。当遇到自身难以处理的情况时，应采用符合伦理道德的转介流程。

3. 注意事项　心理咨询师应辩证、客观地看待患者，避免过度乐观或盲目鼓励。同时，要帮助患者以同样辩证、客观的态度看待自己，反对过分消极或盲目自信，坚持实事求是的原则。

（四）真诚

1. 定义　真诚是指在咨询过程中，心理咨询师以"真正的我"出现，不带有防御式的伪装。真诚要求心理咨询师放下各种角色面具（如教师、心理咨询人员等），其核心在于表里如一。

2. 真诚的五个组成部分　①支持性的非言语行为：传递真诚的非言语行为包括微笑、目光接触和有效倾听；②角色行为：真诚的心理咨询师是一个让人感到舒适的人，而不过分强调自己的角色、权威和地位；③一致性：心理咨询师的言行和情感相辅相成，保持一致；④自发性：在没有刻意或做作的情况下自然地表达自己，但要以促进患者的成长为限度；⑤开放性：通过心理咨询师的自我示范来帮助患者暴露自己的问题，给患者带来解决问题的希望，引导他们从不同的视角进行自我探索。

3. 注意事项　真诚不等于说实话、自我发泄，而是实事求是、适度真诚。真诚体现在非言语交流上，也体现在心理咨询师的坦诚态度上。真诚的表达应考虑时间因素，比如咨询的进程。

（五）热情

1. 定义　热情与尊重相比，与患者之间的距离更为亲近。尊重体现为以礼待人，平等交流，富含理性色彩；而热情则洋溢着浓厚的感情色彩。在初诊接待阶段，就要奠定热情的基础；通过倾听和非言语行为来传达热情；咨询过程中，耐心、认真、不厌其烦是热情的最佳体现；咨询结束时，要确保患者能感受到温暖与关怀。

2. 注意事项　心理咨询师应始终保持热情与耐心，积极帮助患者表达。在倾听过程中，要循循善诱，避免批评与指责。当遇到沟通阻碍，或患者出现反复时，也要有同样的耐心。

任务二　参与性技术

心理咨询基本技术可以分为参与性技术和影响性技术。参与性技术是指以患者为中心，心理咨询师通过澄清问题，启发、引导患者进行自我探索和实践，最终实现咨询目标，促进患者成长与发展的技术。参与性技术是建立并稳固咨询关系及工作联盟的关键技术。参与性技术包括倾听、提问、鼓励、重复、内容反应、情感反应、澄清、参与性概述等。

一、倾听

倾听是在接纳的基础上积极地、认真地、关注地听。倾听是适度参与，是心理咨询的第一步，是心理咨询师职业理念、咨询技能、基本功的体现，也是建立良好咨询关系的基本要求。

（一）定义

倾听是指心理咨询师通过言语或非言语的方法和手段，引导患者详细叙述所遇到的问题，

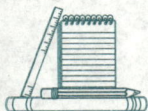

充分反映所体验的情感，完全表达所持的观念，以便心理咨询师能够对其有充分、全面的了解和准确把握的过程。

（二）分类

1. 选择性倾听　是指心理咨询师从患者所诉说的内容中选择其认为重要的部分进行关注。

2. 非选择性倾听　是指心理咨询师对会谈内容很少发挥影响，而是让患者掌握主动权，给予其充分的时机来诉说。心理咨询师主要以注意作为反应，目的是鼓励和激发患者自由地表达。这种方法主要用于初次咨询或其他需要弄清问题的场合。

（三）基本特征

1. 倾听应有框架　倾听的内容一般包括三个方面：患者的经历、情绪和行为。

2. 倾听与关注相结合　倾听时要关注患者言语和非言语信息，理解表层与深层含义、字面与言外之意。要全身心专注于患者，与其"同在"。只有将倾听与关注结合起来，才能完整、准确地理解患者。

3. 倾听应该客观，摒弃偏见　带有偏见的倾听通常会使倾听的内容因过滤和选择而不全面、不准确，容易导致信息交流的歪曲或双方会谈的中断。

4. 倾听者应有敏锐的观察力　倾听应是心理咨询师积极地对患者传达全部的信息（包括目光接触、身体语言、空间距离、沉默、言语反应等）作出反应的过程。当然，反应并非越多越好，而是应灵活、自信、适时地作出反应。

（四）注意事项

1. 对患者提出的任何问题不要有轻视、不耐烦的态度。

2. 不要频繁干扰、转移患者的话题，以免使患者无所适从。

3. 不要按自己的标准或价值观，去评判患者的言行举止和价值观的道德性或正确性。

4. 避免妄自揣测或者过早下结论，要尽量完整、清楚地理解患者谈话的内涵。

二、提问

（一）定义

1. 开放式提问　指提出比较概括、广泛、范围较大的问题，通常不能用一两个字作答，而是引出一段解释、说明或补充资料。常以"为什么""怎样"等形式发问，以获取更多信息。

2. 封闭式提问　指提出答案具有唯一性、范围较小、有限制的问题，对回答的内容有一定限制，提问时给患者一个框架，让患者在可选的几个答案中进行选择。封闭式提问通常在明确问题时使用，用来澄清事实，获取重点、条理化信息，缩小谈论范围，避免偏离正题。封闭式提问通常使用"是不是""有没有"等词，而回答也往往是"是/否"的简单答案。

（二）使用步骤

问题选择应遵循对患者有效、积极、可接受的原则，使用步骤如下：①确定提问的目标，判断其是否合适且有助于治疗。②预测患者的答案。根据目标决定哪类问题会是最有帮助的，开放式提问有助于促进求助者深入挖掘自身情况，而封闭式提问则应在咨询师希望获得特定信息或缩小讨论范围时使用。③在既定目标下，组织最为有效的问题提问。④通过是否达到预期目标，来评估提出问题的有效性。

（三）注意事项

1. 要注意多用开放式提问，语气语调不可有咄咄逼人或指责的成分，尤其是涉及隐私时，否则会使患者产生敌意。在进行开放式提问时，应慎用"为什么"，特别是在咨询关系尚不稳定

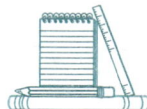

时，以免让患者感觉像是在被审讯、窥探或剖析，从而产生抵触和怀疑情绪。

2.要善于运用积极性提问，从积极心理学的角度出发，提出问题以引导患者以积极的心态进行回答。同时，要给予患者足够的时间来回答问题，因为患者的回答可能并非即刻可得，应避免为了迎合咨询师或急于结束对话而匆忙作答。

3.咨询过程适当回应，可借助"嗯""噢""是这样""还有吗"等短语，或复述患者某些关键词或语气词，以及点头、注视等表情动作回应，以鼓励对方继续表达。

4.避免一些不利于咨询进程的提问方式。①连续提问、多重提问、解释性提问及修饰性反问等方式容易让患者感到困惑，且对咨询进程并无实质性帮助。②封闭式提问应避免连续使用一连串的"我问、你答"模式。这种模式容易让患者觉得咨询师在主导对话，进而将解决问题的责任全部转移到咨询师身上，导致患者变得沉默，不主动提问，停止自主探索，甚至可能降低对咨询师的信任度。③杜绝责备性提问。这类问题会对患者造成强烈的威胁感，立即触发心理防御机制，对推动咨询进程毫无意义。

三、鼓励

（一）定义

鼓励是指心理咨询师通过言语等方式对患者进行鼓励，促使其进行自我探索和改变的技术。鼓励可以表现为直接、简明地重复患者的话，尤其是重述其回答的最后一句话，或使用如"嗯""好""讲下去""还有吗""接着说""还有呢""别的情况下如何""我明白"等过渡性短语来强化患者叙述的内容，使会谈得以继续和深入。

（二）功能

鼓励的功能主要有以下4点：①鼓励患者表达，增强其自我表达的意愿和信心；②营造促进沟通、建立关系、解决问题的氛围，为治疗过程创造积极的环境；③支持患者去面对并超越心理上的挣扎，提供情感上的支持和动力；④建立信任的沟通关系，为后续的治疗工作奠定坚实的基础。

（三）基本方法

1.直接运用　是指通过言语的鼓励（如"请继续""很好"等）或非言语的支持（如身体前倾、笑容等），使患者感到受鼓励。

2.间接运用　当有第三者在场时，心理咨询师可提出由第三者去支持患者，或者向第三者指出患者曾做到或可做到的事情。

（四）注意事项

1.在使用鼓励时，心理咨询师要注意必须做到言行与情绪的一致性，比如表达支持时要语调温和，坐姿开放。

2.在进行鼓励时，要以患者的具体行为为依据，而非仅以个人素质为评判标准。例如，用"你说得很清楚"而非"你很勇敢"来鼓励因陌生环境而感到恐惧的组员。

3.要注意身体语言的运用，如倾听的姿势、专注的神情及点头示意等。

四、重复

（一）定义

重复又称复述，即心理咨询师直接重复患者刚刚所陈述的某句话，以引起患者对自己话语的重视或注意，明确要表达的内容，强化患者叙述的内容，并鼓励其进一步讲述。该技术主要

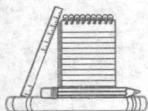

在患者的表达出现疑问、不合理或与常理不符等情况下使用；若患者的表达已明确、清晰，则无须刻意采用。

（二）功能

该技术有助于促进心理咨询师更深入地了解患者，同时也帮助患者更好地认识自己。它能促使会谈沿着重复的内容继续深入阐述。同时，心理咨询师可选择患者叙述中的不同主题进行关注，从而引导患者进一步展开说明。

（三）注意事项

1. 心理咨询师重复的部分，必须是关键性的、值得探讨的内容。

2. 重复的内容必须是患者原话，避免使用咨询师自己的语言进行转述。

3. 重复应聚焦于患者此时此刻的感受与想法，而非过去的经验。

4. 确保重复的是患者本人的感受与想法，而非他人的观点或经历。

5. 一般情况下，最后提到的信息往往较为重要，可作为重复的重点，但需注意避免过度使用，以免产生"鹦鹉学舌"的负面效果。

五、内容反应

（一）定义

内容反应又称"释义"，是指心理咨询师把患者的主要言谈、思想加以综合整理后，再反馈给患者，使患者有机会再次剖析自己的困扰，重新组合那些零散的事件和关系，从而深化谈话内容。

（二）功能

内容反应的功能主要有以下 4 点：①让患者有机会再回顾自己的叙述，加深自我认知；②通过对患者叙述内容的归类、整理，能够找出重要内容，有助于心理咨询师核验自己对患者情况的理解是否准确；③向患者传达一种信息，即"我在认真倾听你的叙述，并了解了你的意思"；④鼓励患者对关键想法或事实作进一步阐释，从而把话题引向重要的方向。

（三）使用步骤

内容反应的使用步骤如下：①在认真倾听的前提下，全面了解患者所表达的内容与需求；②通过共情和同理心的运用，提炼患者表述中的关键点；③选用患者言语中最具代表性、最敏感、最重要的词语，然后将这些内容的主要信息或概念用自己的语言清晰、准确地表达出来，表达时尽量采用陈述句的形式，并在表达完成后向患者求证；④通过倾听和观察患者的反应来评估自己进行内容反应的效果。如果内容反应是准确的，患者通常会以某种方式（言语或非言语）给予肯定。

（四）注意事项

1. 该技术可以在咨询的任何阶段灵活使用。

2. 心理咨询师所做的内容反应应当严格基于患者的叙述，既不过度引申也不过分简化。

3. 尽量使用自己的语言来阐述，避免直接重复患者的话。

4. 语言表达应简洁明了、口语化，以便于患者理解和接受。

六、情感反应

（一）定义

情感反应是指心理咨询师对患者的情感内容进行再编排后反馈给患者的过程。它与内容反

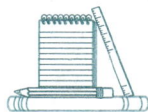

应的区别在于，内容反应仅是对患者言语内容的反馈。一般来说，在会谈过程中，心理咨询师对患者表达出的情感内容和认知内容的再编排往往是同时进行的。

（二）功能

情感反应的功能主要有以下4点：①可以协助患者觉察和接纳自己；②促使患者重新建立对自己的认识与感受；③可以鼓励患者对特殊情境、人物或事件表达出更多的情感。

（三）使用步骤

情感反应的使用步骤如下：①倾听患者信息中使用的情感词汇，捕捉其情感表达；②观察患者传递言语信息时的非言语行为，如面部表情、肢体语言等，以获取更全面的情感信息；③心理咨询师要使用自己的语言，把由患者言语和非言语线索获得的情感进行整理后，再反馈给患者；④在反馈时，可以适当地在语句中融入情感发生时的情境，以增强反馈的准确性和共鸣感；⑤评估心理咨询师情感反应是否有效，以便及时调整策略。

（四）注意事项

1. 情感反应可以使用在心理咨询的任何阶段。

2. 所做的情感反应必须准确反映患者的感受，避免误解或曲解。

3. 在反馈时，既要反映患者言语所表达的情感，更要关注其非言语表达的情感。

4. 所用言语应尽量避免直接重复患者的用词。

5. 在进行情感反应时，不进行批判或加入治疗师自己的主观评价。

七、澄清

（一）定义

澄清又称"具体化"，是指心理咨询师协助患者清楚、准确地表述他们的观点、所使用的概念、所体验到的情感及所经历的事件，并澄清那些重要、具体的事实。常使用提问方式如"何人？何时？何地？有何感觉？有何想法……"等。澄清一般用于患者表述问题模糊、过于概况或概念不清时。

（二）功能

澄清的功能主要有以下两点：一是澄清使患者表达的信息更加清楚，并确认心理咨询师对患者信息的知觉的准确；二是澄清可以检查心理咨询师从患者信息中听到的内容是否准确。

（三）使用步骤

澄清的使用步骤分为四步：第一，确认患者的言语和非言语信息的内容；第二，识别并确认需要进一步澄清的含糊或混淆的信息；第三，选择恰当的开始语，如"你能描述""你能澄清"或"你是说"等，并以疑问的语气进行澄清；第四，通过倾听和观察患者的反应来评估澄清的效果。

（四）注意事项

1. 当患者表述中存在多处含糊不清时，应选择最关键的一点让患者澄清。

2. 心理咨询师不仅要澄清问题，还要帮助患者学会就事论事，对事不对人，让患者意识到自己的思维方式如何影响情绪和行为。

3. 心理咨询师回答时应针对患者当前的特殊情况，避免使用过于普遍或笼统的词汇，也不要随意给患者贴标签，如"你是个悲观主义者""你的性格过于内向""我觉得你太自卑"。

4. 咨询师不应因担心给患者留下"理解力不强"或"缺乏领悟力"的印象而不敢提问，而应勇于提问，避免仅凭个人猜测和判断。

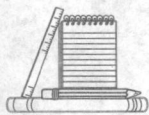

八、参与性概述

参与性概述是指心理咨询师将患者的言语和非言语行为包括情感等综合整理后，以提纲的方式再对患者表达出来，相当于内容反应和情感反应的整合。参与性概述可使患者再一次回顾自己的陈述内容，也为面谈提供了一个暂时喘息的机会。参与性概述可以在一次面谈结束前、一个阶段完成时，或任何认为对患者所说的某一内容已基本清晰的时候进行，以作小结性的概述。

参与性技术中的各项技术都在于引导患者有序地探讨自身的种种困扰，可起到促发探讨、澄清的作用，并使心理咨询师对患者的种种思想、感情反应易于接受。

任务三　影响性技术

影响性技术是指在咨询中，心理咨询师运用自身的言语、行为、态度等影响患者的认知、情感和行为，进而促进其自我探索和改变。影响性技术包括面质、解释、指导、内容表达、情感表达、自我开放、影响性概述和非言语行为等。

一、面质

（一）定义

面质又称"对立""对质""对峙""对抗""正视现实"等，是指心理咨询师指出患者身上存在的矛盾，促进患者自我探索，最终实现内在的统一。面质常在患者理想与现实不一致、言行不一致、前后言语不一致，或患者与心理咨询师意见不一致等情况下使用。

（二）功能

面质的功能主要有以下4点：①可以促进患者深入了解自己的感受、信念、行为及其所处情况；②可以鼓励患者放下防卫心理和掩饰心理，勇敢面对现实，并因此激发富有建设性的活动；③可以促进患者言语和行动、理想与现实的统一，明确并发挥患者自身被掩盖的优势、能力等资源；④可以为患者树立学习模仿的榜样，使其将来有能力去对他人或自己进行面质，这也是患者心理成长的重要部分。

（三）使用步骤

面质的使用步骤如下：①观察患者，确定其所表现出来的矛盾或歪曲的类型，准确探查出矛盾之处；②评估面质的目的，确保是出于患者需要被挑战的目的，而非心理咨询师个人的需求；③总结矛盾中的不同因素，用陈述句将冲突的各个部分联系起来，确保不排斥任何一方面，因为面质的最终目的是解决冲突，达到和谐；④评估面质的效果，注意效果可能不是立即显现的。当患者承认并正视存在的矛盾冲突或不和谐时，说明面质取得了一定的效果。

（四）注意事项

在使用面质时，应注意以事实为依据，避免个人情绪的发泄和无情攻击。同时，要以良好的咨询关系为基础，可以采用尝试性面质的方式，即语言表达要委婉。

二、解释

（一）定义

解释是指运用心理学理论来描述患者的思想、情感和行为的原因、过程及实质，以加深患

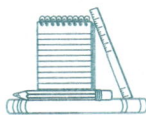

者对自身的行为、思想和情感的了解，从而引发其领悟，提升认知，促进积极变化。解释被认为是面谈技巧中最为复杂的一种。

在使用解释时，需警惕教条化和凭感觉行事的问题。教条化表现为咨询师没有真正知道问题所在，刻板地套用某一理论，缺乏灵活性；而仅凭感觉和经验，虽能知道问题所在，却可能因缺乏系统理论支持而无法作出全面解释。

（二）使用步骤

解释的使用步骤如下：①需耐心倾听并确定求助者信息中隐含的意思，即患者以微妙或简洁的方式传达的内容；②明确自己对问题的看法，所选用的参照框架需尊重患者的文化背景，避免冲突；③评估解释的效果，细心观察如微笑、沉思这类非言语性的"认可"信号，以判断解释是否被接受和理解。

（三）注意事项

1. 要深入了解情况，确保把握准确，避免随意解释。可以通过询问的方式进一步搞清问题，用探讨的方式表达观点。

2. 沟通方式要适合患者的接受能力和理解水平，以及他们的心理接受倾向。在整个交流过程中，不要偏离患者及其当前所面临的问题。

3. 要注意观察患者的反应，尤其是非言语行为。心理咨询师在掌握信息后，不必全部告知患者，而应遵循对患者最有利的原则来开展工作。

4. 要灵活运用解释，包括对谁、针对何种心理问题、在何时、运用何种理论及如何解释。对于高文化水平、有心理学修养且领悟力较强者，应给予系统、全面、深入的解释；对于低文化水平、理解力不够强者，解释应通俗易懂，少用专业术语，多打比方，多举例子；对于高文化水平且个性较强者，多采用商量的方式，使用委婉的语气；对于低文化水平且依赖性较强者，则多用肯定的方式和明确的语气；对于疑病症等心理问题者，需要采用清晰、肯定的解释方式；对于有情感问题者，则宜采用讨论、沟通式的表达。

三、指导

（一）定义

指导是指心理咨询师直接指示患者做某件事、说某些话或以某种方式行动，即告诉患者应该如何去做。指导是影响力最为显著的一种技巧。一般分为思维方式指导、行为方式指导、原因指导、角色性指导4种。

（二）功能

指导的功能在于协助患者进一步了解自己或所面临的问题，并促进问题的解决，同时培养患者主动承担责任的行为习惯。心理分析学派常指导患者进行自由联想，以寻找问题的根源；行为主义学派常指导患者进行各种训练，如系统脱敏法、满灌疗法、放松训练、自信训练等；人本主义中的完形学派习惯于通过角色扮演指导，使患者体验不同角色下的思想、情感与行为；理性情绪学派则针对患者的各种不合理信念予以指导，用合理的观念来替代不合理的观念。

（三）注意事项

1. 应明确使用指导的目的和预期效果，知道要指导什么、效果会如何。同时确保叙述清晰，以便患者真正理解指导的内容。

2. 不能以权威身份自居，强迫患者执行，若患者不理解或不接受，指导效果将会大打折扣，

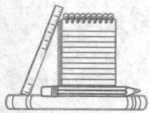

甚至无效，并可能引起患者反感。

3.要注意言语和非言语行为的一致性，因为两者都会同时对患者产生影响。

四、内容表达

（一）定义

内容表达常用于心理咨询师在咨询过程中传递信息、提出建议、提供忠告、给予保证、进行褒贬评价和反馈等。解释、指导、自我开放、影响性概述等都是内容表达的具体形式。常用句式如"我希望你……""如果你能……或许更好"等。内容表达与内容反应不同，前者是心理咨询师主动表达自己的意见，直接影响患者；而后者则是咨询师反映求助者的叙述内容，虽然内容反应中也隐含了咨询师的影响，但相比内容表达，其方式更为隐蔽、间接，且影响力度较为薄弱。

（二）注意事项

在使用内容表达时，语气要温和、谦逊，这样更能增强影响力；要注意措辞的缓和与尊重，不应将自己的忠告视为唯一正确且必须执行的方案。

五、情感表达

（一）定义

情感表达是指心理咨询师通过表达自己的情绪、情感活动状况，以影响患者。这既能体现心理咨询师对患者设身处地地理解，又能传达自己的感受，使患者更好地了解自己，同时为患者作出情感表达的示范，有助于促进患者的自我表达。情感表达特指心理咨询师主动表达自身情感、情绪活动状况，使患者明了并受其影响。其与情感反应的区别在于，后者是对患者叙述中的情感内容作出反应。

（二）功能

情感表达的功能主要有以下3点：①能体现心理咨询师对患者设身处地地理解和共情；②能传达心理咨询师自身的感受，使患者感受到一个真实的心理咨询师形象，进而了解心理咨询师的人生观；③能为患者作出示范，促进其自我表达和情感释放。

（三）注意事项

使用情感表达时，要注意对患者进行正性情感表达，避免负性情绪的表达。情感表达的目的始终是为患者服务，而非仅仅为了反应而反应，或是为了满足咨询师自身的表达欲望或宣泄需求。因此，所表达的内容和方式应有助于咨询过程的顺利进行和深入发展。

六、自我开放

（一）定义

自我开放又称自我暴露或自我表露，指心理咨询师表达自己的情感、思想、经验，与患者共同分担。自我开放是情感表达与内容表达的特殊组合。自我开放有两种形式：一是心理咨询师把自己对患者的体验感受告诉患者；二是心理咨询师暴露与患者所谈内容有关的个人经验。

（二）功能

自我开放的功能主要有以下3点：①可以建立情感联系，促进治疗联盟的形成。通过展现心理咨询师的真诚，能够引起共鸣或营造一种共同面对的氛围，来增进彼此间的信任。②可以

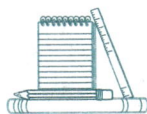

鼓励患者进一步袒露欲探讨的问题，并对患者产生示范作用，尤其适合于那些墨守成规的患者。③可以协助患者集中探讨问题的关键，帮助患者获得启示，让患者领悟到心理咨询师的平凡与真实，从而更愿意对自己的问题承担负责。

（三）使用步骤

自我开放的使用步骤如下：①心理咨询师应评估自我开放的目的，确定其是为了患者的利益还是出于心理咨询师的自身需求；②评估对患者的了解程度，以确定患者的心理状态是否足以接受并能有效利用心理咨询师的自我开放，从而提升患者的领悟力和行动能力；③评估自我开放的时机，患者是否准备好接受还是会感到困惑；④及时评估心理咨询师自我开放的有效性，可通过内容反应、情感反应和开放性提问来追踪患者的反应，看其是变得更加开放还是更加封闭。

（四）注意事项

1. 自我开放需建立在稳固的咨访关系之上，并具备一定的谈话背景。若过于突兀，可能会超出求助者的心理准备范围，反而无法达到预期效果。

2. 自我开放的内容、深度、广度都应紧密围绕求助者所涉及的主题展开，做到适可而止。

3. 心理咨询师的自我开放并非目的，而是一种手段。因此，应始终把重点放在求助者身上；自我开放的数量不宜过多，咨询时间主要留给求助者使用。

4. 心理咨询师在自我开放时，应避免借机批评求助者对问题的感受、想法及行为反应。

5. 心理咨询师应避免自己成为咨询中的主角，应协助求助者注意到问题的关键，并关注求助者可以运用的资源。

七、影响性概述

（一）定义

影响性概述是指心理咨询师将自己所阐述的主题、意见等经过组织整理后，以简明扼要的形式表达出来。

（二）功能

影响性概述的功能主要有以下 3 点：①可以使患者有机会重温心理咨询师的话语，从而加深印象；②能够让心理咨询师有机会回顾讨论的内容，融入新的资料，强调某些特殊内容，提炼出重点，为后续咨询打下基础；③无论在咨询过程中还是结束时使用，影响性概述都可以使整个咨询过程条理清晰，有助于患者整体把握咨询内容。

（三）注意事项

影响性概述是心理咨询师总结自己的意见，而非复述患者的话语。在实际应用中，影响性概述一般与参与性概述结合起来使用，以达到更好的沟通效果。

八、非言语行为

（一）定义

非言语行为是对言语行为内容的补充或修正，它能提供许多言语行为无法直接传达的信息，甚至有些信息可能是患者试图回避、隐藏或伪装的。心理咨询师借助于患者的非言语行为，既可以更全面地了解患者的心理活动，又可以更好地表达自己对患者的支持和理解。非言语行为包括目光注视、面部表情、身体语言、空间距离、声音特质、衣着及步态等。

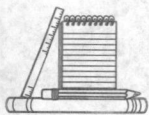

（二）功能

非言语行为的功能主要有以下 3 点：①可以加强言语表达，通过语调、手势及表情使语言内容更丰富，情绪色彩更鲜明；②可以配合言语交流，如点头表示赞同，视线的转移则可能暗示着话题的转换或注意力的移动；③可以实现反馈功能，如通过嘴角的上扬、眉毛的轻佻等细微的面部表情，可以明确地传达出对对方话语的同意或理解；④可以传达情感，如面部表情、声调变化都是情感的真实流露，能够跨越言语的界限，使沟通更加深入和真挚。

（三）非言语行为表现形式

1. 目光注视 眼睛是传递信息最重要的器官，能表达最细微的感情。一般来说，当一方倾听另一方叙述时，目光往往直接注视着对方的双眼，而当自己在讲话时，这种视线的接触会相对减少。如果倾听者扫视叙述者，传达的意思可能是"我对你所说的不完全同意"；如果叙述者眼神坚定地看着倾听者，传达的意思则是"我对我讲得很有把握"；如果叙述者讲完某句话或某个词后将目光移开，可能表示"我对自己所说的也不太有把握"；若听对方说话时看着对方，则表示"我也是这个看法"或"我对你的话题很感兴趣"等。

在咨询中，正确使用目光注视的部位应是对方的嘴、头顶和脸颊两侧，同时目光可以在这些范围活动，保持表情自然。表达安慰时，目光应充满关切；表达支持时，目光应坚定有力；提供解释时，目光应蕴含智慧。

2. 面部表情 人的面部表情主要依赖于眼、眉、嘴、鼻、面部肌肉等器官组织的协调运动来展现。观察一个人的非言语行为时，其总体效果可以大致划分为 7% 的言语内容、38% 的声音信息和 55% 的面部表情。因此，在观察非言语行为时，心理咨询师会主要集中在面部表情上。目光注视实际上也是面部表情的一个重要组成部分。一般来说，皱眉通常表达不愉快或迷惑的情绪；单条眉毛扬起可能传递出怀疑的信号；双眉上扬则常表示惊讶；而双眉下垂往往表示沮丧和悲忧的情绪；嘴唇紧绷，通常是一种防御姿态的表现。在面部表情中，笑占据着举足轻重的地位，且笑的种类丰富多样：会心的笑、愉悦的笑、满足的笑、兴奋的笑、害羞的笑、不自然的笑、尴尬的笑及解嘲的笑等。

3. 身体语言 心理咨询师和患者的身体、手势的运动和位置在相互沟通中起着重要作用，它们的变化往往能反映咨询状况的某种变化。低头通常表示陈述句的结束；抬头则可能表示问句的结束。较大幅度的体态改变，表示相互关系的结束。当体态发生改变、不再正视对方时，可能表示不愿继续当前话题或注意力想转移；身体转向正对门口表示"我想离开"。摊开双手、解开扣子或脱下外衣可能是在表达真诚、坦白的态度；双手交叉在胸前则通常被视为一种防卫姿态，表示否定、拒绝或疏远。缓慢地、细心地把眼镜摘下来，并小心地擦拭镜片，可能表明其在提出反对意见、澄清问题或提出问题之前，需要一些时间，进行深思熟虑；而摘下眼镜，用嘴巴咬着镜腿，则可能表示正在专注倾听或避免发言。

4. 声音特质 声音伴随着言语产生，具有第二言语的功能，它对言语起着加强或削弱的作用。当声音所传达的信息与言语内容一致时，会加强言语的表达效果；反之，则可能削弱或否定言语的意图。例如，"我理解你的感受，我愿意为分担"。但如果讲话的语气冷冰冰或显得随便，那么这句话就很难达到应有的效果。

因此，心理咨询师应善于利用声音的效果来强化自己表达内容的意义和情感。语速过快或过慢、声音过重或过轻、音调过高或过低都不是理想的选择。一般来说，中等语速能够给人稳重、自信、可靠的感觉。此外，心理咨询师还应巧妙运用停顿的效果，这种停顿有时是为了强调某个重点以引起患者的注意；有时是一种询问方式，以观察患者的反应；有时则是为了给患

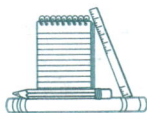

者提供思考的空间。

5. 空间距离　咨询时，咨访双方的空间距离也体现了非言语行为的特征。一般在专用的咨询室里，彼此距离保持 1 米左右较为合适。

6. 衣着及步态　衣着能反映一个人的个性、经济地位、文化修养、审美情趣等，也能在一定程度上体现患者来访时的心情，透露出某些具有诊断价值的信息。例如，患者头发油腻，衣着皱皱巴巴，可能反映出患者心中的困扰已经严重干扰了他的正常生活，致使他没有时间和精力去打理自己的外表，或者反映了他一贯的邋遢生活风格，缺乏自我管理能力。这样的人在集体生活中容易发生矛盾。患者进入咨询室的步姿、动作、神情，同样具有非言语行为价值。例如，垂头丧气、痛苦不堪，或欲进又退、反复多次，或昂首而进、目空一切的患者，从他们进门的一刹那，你就能捕捉到一些对咨询有用的信息。比如，反复五六次进进出出显示了他可能有强迫症状；手足无措、支支吾吾则反映了内心的紧张不安等。

心理实践

1. 团体活动

（1）叫"醒"小耳朵

活动目的：通过学习、训练和重复，正确地区分听见和倾听，锻炼学生成为优秀的倾听者，进一步提升心理咨询技能。

活动时间：15 ～ 30 分钟。

活动准备：空旷的教室或适宜的室外场地。

活动过程：①全体成员围成圆圈，面对圆心，或者在教室座位上坐好，带领者站在圆心或讲台位置。②带领者发出指令"大拇指伸出来"，学生伸出大拇指；带领者只说"伸出来"，没有说"大拇指"，则学生不做任何动作。当带领者说"大拇指缩回去"时，学生才能把大拇指缩回去；带领者只说"缩回去"，则学生不做任何动作。③带领者随机说出以上四句话，重复多次。做错的同学需停止游戏，看哪些同学能坚持到最后。在游戏过程中，为维持秩序，可选择两名同学作为监督员。④分享。活动结束后，教师邀请获胜的同学分享经验，讨论如何在这个游戏中获胜（如认真听从指令、保持专注等）。

（2）情绪小体验

活动目的：培养参与者对非言语行为的理解与把握，提高其观察的敏锐性。

活动时间：30 分钟。

活动准备：空旷的教室或适宜的室外场地。

活动过程：①两人或三人组成一组，分别担任信息传达者、聆听者和观察者。②信息传达者回忆最近一周内感到非常快乐、伤心或愤怒的情境。任务是用非言语的方式回忆这些经历，不得对聆听者言语说明，也不需要告诉他所回忆的是何种情绪，只需告知开始时间。③聆听者的任务是观察信息传达者，注意他回忆中的非言语行为及其变化，并猜测其正在回忆的是何种情绪。④大约三四分钟后，停止扮演并进行讨论。观察者可以补充自己注意到的行为及变化。⑤当信息传达者回忆完一种情绪后，组内成员进行角色互换。⑥最后，选出表现优秀的小组，进行全班展示。

2. 案例分析

（1）案例描述

中国心理咨询师职业教育发起人和主要推动者

郭念锋（1938—2024）是中国心理咨询师职业教育的发起人和主要推动者，同时也是我国

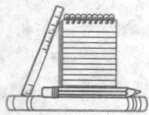

心理咨询事业的奠基人。他致力于心理咨询师职业教育的推广和发展，极大地推动了我国心理咨询事业的发展。自1967年起，直至退休后，郭念锋在中国科学院心理研究所先后开展了医学心理、痛觉、跨文化心理、神经心理、问题儿童、临床心理咨询与治疗、儿童行为障碍及罪犯改造心理学等多领域的研究工作，这些研究均具有重要现实意义和应用推广价值。此外，他还积极参与了多项对外合作研究项目。郭念锋教授的一生，是对心理咨询事业充满热情与执着的一生。他的多项研究结果和论文不仅填补了国内外相关领域的文献空白，其功绩也永远铭刻在我国心理咨询事业的历史长河中。

（2）案例思考

郭念锋老师对心理咨询事业执着追求的一生对你有什么启发？郭老师对心理咨询事业发展作出的卓越贡献，值得我们深思。请结合本章内容，简述心理咨询的目标和程序，以及如何锻炼心理咨询技术，成为一个优秀的心理咨询师？

3. 实践训练

两人一组，一人扮演心理咨询师，另一人扮演患者，并准备一支录音笔。以较为常见的临床个案为主题，进行现场心理咨询角色扮演。心理咨询师对患者进行咨询，用本章节所讲心理咨询的参与性技术和影响性技术作为训练技能，并全程录音。十分钟后，两人共同听取咨询录音，讨论心理咨询师使用的技术是否准确。随后角色互换，重复以上步骤。对于表现优秀的小组，将邀请其在全班展示。本训练旨在促使大家进一步应用心理咨询的基本技术，灵活掌握心理咨询的相关技能。

复习思考

1. 名词解释

心理咨询　参与性技术　影响性技术　内容反应　内容表达

2. 简答题

（1）简述心理咨询的原则。

（2）使用共情时应注意的事项。

（3）简述情感反应与情感表达的区别。

扫一扫，查阅
复习思考题答案

项目六　心理行为训练技术

【学习目标】

素质目标：培育心理行为康复理念，领悟中国传统文化中的心理行为训练技术。

知识目标：领会认知治疗技术的主要观点；列举行为治疗技术的主要方法；阐述正念、暗示意义，催眠的主要步骤；区分各种心理行为训练技术的适用范围。

能力目标：结合不同情况，灵活选用对应的技术，有效提升心理行为训练技术的实践应用能力。

扫一扫，查阅
本项目PPT、
视频等数字资源

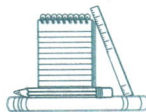

【案例导入】

案例描述

王刚（化名），大一新生，男，19岁，家中独子，父母离异，自幼与爷爷奶奶共同生活。因幼年口吃，他经常被人嘲笑、遭受霸凌，成长中缺乏父母的关爱与支持。奶奶虽给予他较多的期望和关爱，但同时也给他带来了一定的心理压力。目前，严重的口吃问题让他深感焦虑，陌生的校园环境更让他害怕开口说话，进而发展为心因性病理口吃，导致他不敢与人交往，害怕被察觉说话不流利。

针对以上情况，你会如何帮助他？

案例分析

求助者作为大学生，其逻辑思维相对成熟与完善，具备较强的理解和接受能力。经与其协商，决定采用认知治疗技术帮助王刚调整原有的认知，调节自身的情绪状态。咨询共分为3个阶段：①咨询初期：建立关系，使用正念技术放松情绪，确定核心问题并商定咨询目标，引导其认识到自身的不合理信念；②咨询中期：使用认知重建技术，修复其错误认知观念，逐步改善因口吃导致的行为障碍，鼓励其积极进行人际交往，逐步恢复社会功能；③咨询后期：鼓励求助者将咨询中所领悟到的观点和方法积极运用到日常生活和学习中，并做好预防复发的心理教育。

任务一　认知治疗技术

认知疗法创始人阿伦·贝克指出，每个人的情感和行为在很大程度上是由其认识世界和处世的方式或方法决定的，即一个人的思想决定了其内心体验和反应。认知治疗强调发现并解决意识状态下存在的问题，包括将问题定量操作化、制定治疗目标、检验假设、学习解决问题的技术及家庭作业练习。

一、认知治疗的定义

认知治疗是基于认知过程影响情感和行为的理论假设，通过认知技术来改变患者不良认知的一类心理治疗方法的总称。认知治疗的基本过程是由个体表达其个人观点，并依据这种观点进行深入推理，最后引出矛盾和谬误，从而使个体认识到先前思想的不合理性，并主动寻求改变。

二、认知治疗的原理

认知治疗常采用认知重建、心理应对和问题解决等方法进行心理辅导和治疗。认知治疗的核心是认知重建，即帮助患者改变不合理认知，进而形成新的、合理的或适应良好的认知。认知治疗中影响最深远的是贝克认知疗法，它以认知模型为基础，该模型包含三个假设，即认知活动影响行为、情绪和生理症状。认知活动是可以被监测和改变的，通过改变认知，可以实现所期望的行为、情绪和生理症状。认知系统中，观念由浅入深可分为三类：自动思维、中间信念和核心信念。此外，个体在行为上的某些表现往往源于其采用的代偿或补偿策略。

1. 自动思维　指大脑中自动产生的想法、画面、联想、回忆等。自动思维往往跟情绪、事件紧密相连，成为密不可分的一部分。例如，中学生小刚在教室看见同学在认真学习，就立即想到"他会超过我，我有可能不如他"，随后感到很难受，焦虑和无力感涌上心头，甚至脑海

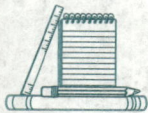

中浮现出想让同学消失的念头。

2. 中间信念　位于自动思维和核心信念之间，它是在核心信念的支配下逐渐形成的，能够帮助个体在应对复杂多变的信息环境时，为其提供可以遵循的规范或准则。中间信念代表了个体对待生活的一种态度、规则（或应该陈述）和假设，能够减轻个体的痛苦感受，使不愿直面的核心信念在表面上显得不那么真实，或帮助个体判断何时其核心信念可能成为事实。例如，一个认为自己无能的人，在此核心信念的影响下，可能会形成如下中间信念：事情做不好就太可怕了（态度）；我应该事事追求完美（应该陈述）；只要有一件事情做不好，就说明我不行（假设）。

3. 核心信念　指个体对自己、对他人及世界和未来的基本看法，是更深层次的信念，即我们通常所说的人生观、价值观或世界观。核心信念通常僵化、高度概括且难以改变，不受具体情形的影响。这种看法往往源于个体的童年早期经历和其他成长经历，它深植于内心，个体长期以来都将其视为绝对真理而接受。核心信念可以是正性、负性的，也可以是中性的，其语句表达通常概括、抽象且简短。

4. 代偿或补偿策略　每个人在成长过程中一般都会形成关于自己某一方面的负性信念。面对自己被激活的负性信念，个体往往会感到痛苦，因此会采取一定的应对措施来避免其负性信念被激活。个体的这种应对措施被称作代偿或补偿策略。例如，若个体存在"自己不招人喜欢"等信念，则其补偿策略可能表现为过分讨好、迎合他人，或回避人际交往，以避免给对方机会来确认或表达不喜欢自己的情感。由于每个人早期的童年经历不同，所形成的核心信念和补充策略也各不相同。在中间信念的指引下，当个体遭遇特定不良情绪或事件时，会产生相应的自动思维，从而引发相应的情绪、行为或生理方面的症状，而个体在行为层面的应对，正是其补偿策略的体现。四者之间的关系运作如图 6-1 所示。

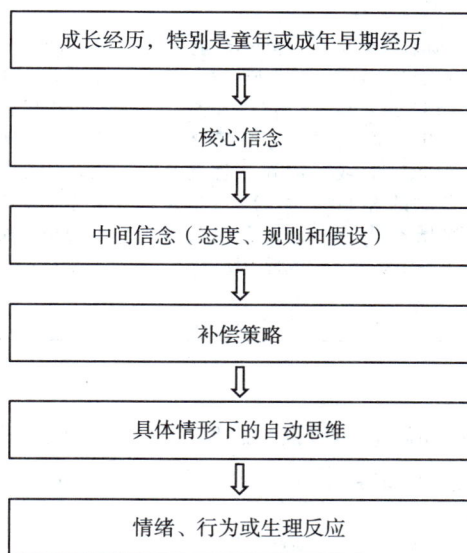

图 6-1　早期经历、核心信念、中间信念和补偿策略的关系运作图

三、认知治疗基本技术

（一）识别自动思维

自动思维主要表现为快速、不自觉，且与处境高度相关，影响情绪和行为等特点。在实际

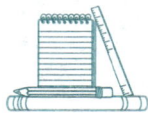

操作过程中，可以采取以下方法帮助患者识别自动思维。

1. 引导提问   询问患者那一刻心里想的是什么。如"当那种情况发生时，你第一反应是什么么？"或"是什么让你感到这么焦虑？"

2. 做一些练习   例如，采用情境再现或角色扮演等方法。让患者描述触发情绪的特定情境，然后要求他们描述在那一刻脑海中出现的思维。

3. 采用三栏表记录   制作一个三栏表格，表的第一栏写事情发生的情境；第二栏写为什么产生这样的情绪？有什么想法？自动思维是什么？第三栏写发生这个事情后，情绪及其程度如何？示例见表6-1。

表6-1   认知三栏表

情境	自动思维	情绪
妈妈一直挂断我的电话	她怎么能这样对我？	伤心、愤怒
想到要期末考试	我永远也学不会？	焦虑、紧张

（二）识别认知曲解

采用功能不良性思维记录表可以帮助患者识别认知曲解。指导语：当你注意到自己心情不好时，问自己"我此时脑子里在想什么？"；然后尽快把这些想法或图像记录在自动思维栏内，如表6-2所示。

表6-2   功能不良性思维记录表

时间	情境	自动思维	情绪、生理、行为反应	替代思维	结果
	1. 在发生某类事件、产生某种想法、做白日梦或回忆之后，你是否会感到不愉快、伤心或有其他烦恼 2. 你在什么样的环境下会感到不愉快、伤心或有其他烦恼 3. 你觉察身体上有什么不舒服后而感到不愉快、伤心或有其他烦恼	1. 你脑海里有什么想法或图像出现 2. 当时你对每个想法或图像的相信程度有多少（0～100分）	1. 当时你有什么情绪反应？（悲伤/焦虑/愤怒等） 2. 每个情绪反应的强烈程度是多少（0～100分） 3. 你有什么生理或行为反应	1. 你的自动思维属于哪类认知曲解 2. 请构想出一个更合理的想法来替换自动思维 3. 你对每种替代思维的相信程度是多少（0～100分）	1. 现在你对第三列自动思维的相信程度是多少（0～100分） 2. 你现在有什么情绪、生理反应？情绪强度是多少（0～100分） 3. 你原来情绪反应的强度变为多少（0～100分） 4. 你会做什么（你的行为会有什么不同）

（三）真实性检验

真实性检验是将患者的自动思维和错误观念作为一种假设，鼓励其在严格设计的行为模式或情境中对假设进行检验，使之认识到原有观念中不符合实际的地方，并自觉纠正。

（四）去中心化

去中心化是让患者意识到自己并非被人瞩目的焦点。例如，有些患者错误地认为自己的一言一行都会受到他人的评价，因此感到自己无力且脆弱。在实践过程中，心理咨询师会指导患者改变以往的交往模式，在行为举止上作出细微调整，并要求患者记录他人对自己言行变化的反应次数。通过实践患者会发现，实际上很少有人注意自己的言行变化。这一发现将促使患者意识到以往关于自己总是被人注意的观念中存在不合理的成分。

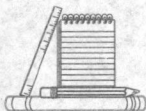

四、认知治疗实施基本过程

在康复训练过程，心理咨询师要对患者使用认知治疗技术帮助其改变不合理的认知，进行认知重建。此过程需要对患者进行问题评估、建立关系并进行认知治疗的心理教育，协商治疗目标等。认知治疗的实施具体包括以下4个基本步骤。

1. 建立良好关系　心理咨询师要与患者之间建立良好的治疗关系，充分调动其参与治疗的积极性。

2. 识别适应不良性认知　通过深入的对话交流，引导患者揭示不合理的信念、假设，并帮助患者改变这些不合理的想法。

3. 寻找合理思维替代　心理咨询师通过提问的方法，利用现有的信息来质疑患者已有的不合理信念，从而让患者能够发现新的思维方式和行为方法。用新的认知替代原有固定化的、不合理的认知。

4. 改变自我认知　在心理咨询师的指导下，患者被鼓励在实际生活中应用新的思维方式，通过演示或模仿来检验并纠正原有的错误观念。患者需留意自己的行为和反应，及时记录并进行评估和反省。这一过程不仅有助于患者在现实生活中巩固新的认知过程和正确的认知观念，还能让患者学会运用新的思维方式和正常的情绪行为反应来应对生活中的挑战。只有当患者能够自主地在现实生活中调节认知、情绪和行为时，我们才认为治疗目标已经达成。最终，患者将学会运用在治疗过程中所学到的方法，独立地处理生活中的各种问题，成为自己真正的治疗师。

知识链接

达克效应

"达克效应"是一种认知偏差，指的是能力不足的人在自己欠考虑的情况下得出错误的结论，却无法正确认识到自身的不足，导致无法客观评价自己和他人的能力水平。"达克效应"在现实中普遍存在。1999年，达克和克鲁格在研究中发现了一个有趣的现象。他们通过对参与者的智商、逻辑思维等能力进行测试，并要求参与者对自己在这些领域中的能力进行评估。结果显示，那些表现较差的人往往高估自己的能力，而那些表现出色的人则倾向于低估自己的能力。达克效应提醒人们认识到自身的限制和盲点，鼓励我们持续学习和保持谦虚态度。达克效应形成的原因有两个方面：第一，缺乏能力往往也意味着缺少对该领域的专业知识和理解，因此，缺乏知识和经验的人可能无法准确评估自己的能力水平；第二，达克效应也与认知偏差和自我认知有关，过高或过低的自我评价可能是由于自我审查的偏差或对他人表现的误解。

五、认知治疗的临床应用

认知治疗可用于治疗焦虑、抑郁等心理障碍，尤其是对单相抑郁症的成年患者而言是一种有效的短期治疗方法。抑郁症患者的基本信念是对自己、他人和未来的消极认知图式。在临床中，患者在解释、预期和回忆经验时会表现出系统的消极偏差。因此，抑郁症患者会更多地看到事物的消极方面，更容易回忆消极的往事，也会认为未来发生的事情多半让人不愉快。所以，认知治疗技术重点在于改变或重建患者的心理图式，以纠正患者的不合理认知和错误思维。

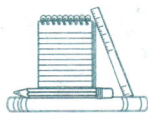

任务二　行为疗法技术

一、行为疗法的定义

行为疗法认为，人类所有的行为都是通过学习而来的，其中异常行为同样是通过学习获得的。要改变异常行为，必须通过观察、模仿、强化等学习方式，以获得新的适应良好的行为。行为治疗具有针对性强、易操作、疗程短、见效快等特点。

二、行为疗法的理论基础

行为疗法主要关注外显的行为，其目的在于改善和纠正原有的不良行为模式。行为疗法认为，不良和不适应行为是通过错误的学习条件反应而形成的，强调通过对环境的控制来改变人的行为表现。学习理论是行为疗法的理论基础，包括巴甫洛夫的经典条件反射理论、斯金纳的操作性条件反射理论和班杜拉的社会学习理论。

（一）巴甫洛夫的经典条件反射理论

巴甫洛夫的经典条件反射理论为行为疗法奠定了重要的理论基础。他发现，当一个无关的中性刺激与无条件刺激在时间上反复结合后，就可以使原本的中性刺激转换成为条件刺激，形成新的条件反射。这一过程也是一个新的行为模式形成的过程。此外，一种条件反射巩固后，再用另一个新的中性刺激与条件刺激相结合，还可以形成第二级条件反射，以及出现条件反射的泛化和消退等规律；同样，还可以形成第三级条件反射。这些实验结果很好地解释了行为的建立、改变和消退等问题。

（二）斯金纳的操作性条件反射理论

斯金纳认为，强化是能增强行为反应频率的行为结果，强化物则是能增强行为反应频率的刺激或事件。强化可以分为两类，即正强化和负强化。正强化是指个体在作出某种反应之后，给予愉快刺激，从而提高其类似行为出现的概率。负强化是指个体在作出某种反应之后，令其摆脱厌恶刺激，从而提高其类似行为出现的概率。强化可以提高行为反应的概率，撤销强化则可以导致已经形成的行为反应消退。斯金纳指出，行为是可以塑造的，强化作用是决定人和动物行为的关键因素，并提出了行为矫正技术。

（三）班杜拉的社会学习理论

班杜拉提出了社会学习理论，其核心是观察学习。班杜拉认为，人的复杂行为主要是后天习得。习得有两个不同过程：一是通过直接经验获得行为反应模式的过程，二是通过观察别人的行为结果而习得新的反应，或改变原有的某种行为方式的过程。班杜拉认为，与基于直接经验的学习相比，观察学习是一种更普遍、更有效的学习方式。观察学习又称替代学习，是指个体通过观察他人的行为结果而习得新的反应，或改变原有的某种行为方式的过程。

三、行为疗法的常见技术

行为疗法技术主要有系统脱敏法、满灌疗法、厌恶疗法、代币管制法等。

（一）系统脱敏法

1.定义　系统脱敏法又称交互抑制法，是一种通过循序渐进的过程来逐渐消除患者焦虑、恐怖情绪及不适应反应的行为技术。

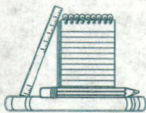

2. 操作过程

（1）帮助患者学会放松训练　系统脱敏治疗的关键是帮助患者通过松弛训练学会放松。放松训练一般需要 6～10 次练习，每次持续半小时，每天 1～2 次，需反复训练，直至患者能在实际生活中熟练运用。

（2）建立焦虑或恐怖等级层次　将患者报告的恐怖或焦虑事件按等级程度由小到大的顺序进行排列。采用百分制来划分主观焦虑程度，确保每一等级刺激因素所引起的焦虑或恐怖程度小到足以被全身松弛所抵消。等级差以 6～10 分为宜，最多不超过 20 个等级。例如，为一个对蛇恐惧的患者建立焦虑和恐怖等级层次时，可恰当设置如下等级（由弱到强）：①讲有关蛇的知识；②观看静止的蛇的图片；③观看蛇运动的录像；④观看 5 米远的蛇玩具；⑤观看 1 米远的蛇玩具；⑥用手接触蛇玩具；⑦观看 5 米远的真蛇；⑧观看 1 米远的真蛇；⑨戴手套接触真蛇；⑩裸手接触真蛇。

（3）引导患者对焦虑等级逐一进行想象脱敏训练　引导患者想象最低等级的、能引起焦虑的情境，同时指导患者放松，直至患者能够在该焦虑情境中保持放松状态。随后，进行下一个更高焦虑等级的脱敏训练，如此循序渐进。若在某一等级焦虑反应过于强烈，则退回至前一等级重新训练。直至患者不再对想象中的情境感到焦虑或恐惧，该等级的脱敏即为完成。以此类推，进行下一个等级的脱敏训练。每次想象训练不超过 4 个等级，若训练中某一等级出现强烈的情绪反应，则应降级重新训练，直至适应后再向高等级进行。当成功通过全部等级后，可从模拟情境转向现实情境，并继续进行脱敏训练。

3. 临床应用和注意事项　系统脱敏治疗主要适用于各种恐惧症、强迫症，也可用于各种原因的焦虑综合征或躯体症状，如性功能障碍、口吃等。在实施治疗过程中，要注意帮助患者树立治疗的信心。每次治疗后，要与患者进行讨论，对正确的行为给予赞扬，以强化患者的适应性行为。要求患者积极配合并坚持治疗，在可能引起焦虑的刺激出现或存在时，要求患者不采取回避行为。

（二）满灌疗法

1. 定义　满灌疗法又称暴露疗法、冲击疗法，即让患者长时间暴露在能引起最大焦虑或恐惧反应的情境中，鼓励患者坚持不逃避，直至焦虑缓和。此疗法可使恐惧情绪在短时间内消退。

2. 操作过程

（1）让患者进入最恐惧的情境　一般采用想象的方式，引导患者想象最令其恐惧的场景，或者治疗者在旁反复、不厌其烦地描述患者最害怕的情景细节，或者用最能引发患者恐惧的视频片段，以加深患者的焦虑程度。

（2）直面恐惧情境，阻止其逃避　禁止患者采用闭眼、捂耳、喊叫等逃避方式，尽可能让患者直接面对最恐惧的刺激，以减少因逃避带来的负强化效应。

（3）焦虑或恐惧反应的消退　在实施满灌疗法前，应事先告知患者，并确认其生命绝对安全有保障。在反复的恐惧刺激下，患者可能会因紧张焦虑而出现心跳加剧、呼吸困难、面色发白、四肢冰冷等植物性神经系统反应。然而，由于患者最担忧的可怕后果并未发生，其焦虑反应会逐渐减弱并消退。

3. 临床应用与注意事项　满灌疗法常用于治疗焦虑症和恐怖症。鉴于其反应强烈，治疗前需充分考虑患者的实际情况，并征得患者同意，谨慎使用。对于体质虚弱、患有心脏病、高血压或承受力较弱的患者，应避免使用此法，以免发生意外。在临床应用中，除了患者的身体状况，还需综合考虑其文化水平、易受暗示性、发病原因等多种因素。

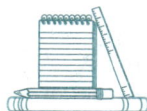

（三）厌恶疗法

1. 定义   厌恶疗法又称为厌恶制约法或处罚法，主要是运用负性的强烈刺激作为惩罚手段，以消除不良行为。厌恶疗法的一般原理：利用回避学习的原理，把令人厌恶的刺激（如电击、催吐、语言责备、想象等）与患者的不良行为相结合，形成一种新的条件反射，以对抗并消除原有的不良行为。

2. 操作过程

（1）确定厌恶刺激   厌恶刺激的形式一般有以下几种：①电击厌恶法：以一定强度的感应电作为疼痛刺激，或以轻度电休克作为负性刺激，将患者习惯性的不良行为反应与电击相联系，一旦这一行为反应在想象中出现，就立即予以电击。电击一次后休息几分钟，然后再次进行。每次治疗时间为 20 ～ 30 分钟，并可能需要反复电击多次。电击强度的选择应充分考虑患者的承受能力和意愿，并征得其同意。②药物厌恶法：又称化学性厌恶疗法，即在患者出现贪恋的刺激时，使用化学药物，如能引起恶心、呕吐的药物阿扑吗啡、双硫仑或有强烈恶臭的氨水等，使患者产生呕吐反应，从而使该行为反应逐渐消失。③橡皮圈厌恶法：通过拉弹预先套在手腕上的橡皮圈引起疼痛，作为负性刺激。④羞耻厌恶法：让患者在大庭广众之下表现问题行为，从而使其感到羞耻，用此作为负性刺激促使患者改正变态行为。⑤想象厌恶法：将医生口头描述的某些厌恶情景与患者想象中的刺激相联系，从而产生厌恶反应，以达到治疗目的。

（2）反复实施，建立不良行为与厌恶体验的条件反射   在戒除不良行为的过程中，每当目标行为显现之际，我们会立即施加一个厌恶刺激。这一过程会被多次重复执行，目的是让患者为了规避厌恶感，不得不改变其原有的不良行为模式。具体而言，就是一旦观察到目标行为，就迅速给予一个痛苦刺激，以此激发患者的厌恶情绪。宋代名医危亦林在其著作《世医得效方》中，记录了一个关于戒酒的生动案例：一位嗜酒成瘾者的家人，为了帮助他戒酒，将其手脚绑住，并在他面前放置了一坛酒，酒香四溢，诱惑着他想要立刻畅饮，但家人坚决不给他酒。不久，患者呕吐出一块瘀血，家人随即将这块瘀血放入酒中煮沸。瘀血不仅形态骇人，还散发出阵阵恶臭。经过多次这样的尝试后，不适行为与厌恶感之间形成了牢固的条件反射，最终，这位曾经嗜酒如命的人彻底戒除了酒瘾。

3. 临床应用与注意事项   常用于戒酒、戒烟，也用于治疗异装癖、露阴癖等性心理异常。例如，对于酗酒者，可以让其每次饮酒后立即服用催吐剂，使其产生酒后恶心、呕吐等不适反应。如此反复，直至形成条件反射，即一见到酒就想吐的厌恶情绪。想象厌恶法操作简便，适应范围广，对各种行为障碍的疗效相对较好。然而，有时想象的方法可能不如实际、具体的刺激那样有效。药物和电击等方法虽然有效，但通常较为痛苦，因此施用几次后，就应该训练患者自己应用想象厌恶法。一旦遇到烟、酒或性兴奋对象时，患者应立即想象到痛苦的惩罚感受，从而产生厌恶反应。此外，治疗师也可根据具体情况使用各种负性刺激。例如，有的治疗师在治疗强迫观念时，会要求患者每次出现强迫观念时立即自动停止呼吸，用憋气导致的窒迫感来抑制强迫观念的涌现。在日常生活中，母亲为了使婴儿断奶，便在乳房上抹上苦味剂或难看的颜色，使婴儿不敢吮乳，从而达到断乳的目的。

（四）代币管制法

1. 定义   根据操作条件作用的原理，利用个体自发活动，配合外部强化控制，使个体循序渐进地以正当行为取代不当行为。

2. 原理   通过奖励具有一定价值的"标记"或"代币券"来强化所期望的行为，以矫正问题行为。奖励的给予促进了目标行为的产生和出现频率的增加，从而使行为得以产生或者改变。

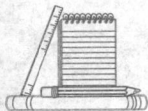

3. 临床应用与注意事项 适用于精神发育迟滞、多动症、孤独症患者。在实施过程中，需明确所要矫治的目标行为，并确保目标具体、适当。同时，应制定行为的奖励强化标准，明确哪些行为可以获得"标记"或"代币券"，哪些行为会被扣除。一旦强化标准确立，应严格执行，不准讨价还价。

四、行为疗法的临床应用

在临床上，行为疗法主要适用于以下方面。

1. 神经症 如恐惧症、焦虑症、强迫症、抑郁性神经症等。

2. 心身疾病 如原发性高血压、便秘、消化性溃疡、甲亢、神经性皮炎、风湿性关节炎等。

3. 人格障碍的适应不良 如人际交往不良、性心理障碍（包括恋物癖、窥阴癖、露阴癖、异装癖等）。

4. 依赖行为 包括神经性贪食症、烟酒依赖及毒品成瘾等。

知识链接

陪伴"来自星星的你"

孤独症是一种神经发育障碍性疾病，患病儿童很少主动与他人对视，不爱与外界接触，犹如天上星星，一人一个世界。该病起病于婴幼儿时期，男童居多，以社会交往障碍、交流障碍、局限的兴趣、刻板与重复行为方式为主要临床表现，常伴有智力发育落后、感知觉和行为异常。在家庭行为康复训练中，首先，要帮助患者家属学会用孤独症患儿的角度去看问题、思考问题；其次，要帮助患者家属接受患儿的现状，善于发现患儿的微小进步，循序渐进，逐渐强化和巩固进步，同时消退其不良行为，从而达到改变患儿行为的目标；最后，要丰富孩子的生活，合理安排好一天的活动内容，尽量减少空闲时间，多带孩子外出参与购物、运动等活动。通过多听、多看，以及自然情景、图片与实物相结合的方法，进一步提升孩子的能力。

任务三　暗示与催眠术

一、暗示

（一）定义

暗示是一种常见的心理现象，它通常表现为人或周围环境以言语或非言语的方式向个体发出信息，而个体在无意识中接受了这种信息，从而做出一定的心理或行为反应。心理学家巴甫洛夫认为，暗示是人类最简单、最典型的条件反射。

（二）特点

1. 心理暗示有强弱之分 在日常生活中，个体无时无刻不受到心理暗示的影响，但心理暗示效果的强弱并非人的意识所能控制。动物的学习行为、危险的躲避习惯等，都是得益于不同强度的心理暗示才得以形成和维持。

2. 个体的易受暗示性 每个个体都会受到心理暗示的作用。受暗示性是人的心理特性，它是人在漫长的进化过程中，形成的一种无意识的自我保护能力和学习能力。个体的受暗示性不

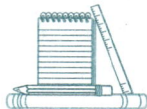

能简单地以好坏来判断，它是人类的一种本能反应。

知识链接

安慰剂效应

1955 年，美国麻醉师亨利·毕阙在其论文《强大的安慰剂》中首次提出了"安慰剂效应"这一概念。而早在 1800 年，英国医生约翰·海加斯就首次报告了将木棍仿制的金属牵引器用于人体以缓解症状的实验。当时，人们普遍认为某些金属放在疼痛部位或用其牵拉某些部位能缓解症状。然而，实验结果发现，使用木棍与使用金属棍在缓解疼痛的效果上并无显著差异。此后，安慰剂的概念逐渐拓展，涵盖了"安慰剂（如糖丸、淀粉片）""安慰仪器""安慰手术""安慰言语"等多种实质上并无治疗作用的治疗形式。

在心理治疗中，除了药物安慰剂，治疗师良好的形象、言语及咨询环境等，也属于安慰剂范畴，能激发患者的期望，进而促进病情好转。研究证明，安慰剂效应能减少 30%～50% 的疼痛感。在医疗实践中，许多躯体疾病（如帕金森病等）患者和相当一部分精神心理疾病（如焦虑障碍、抑郁障碍、应激障碍、睡眠障碍、部分情绪障碍、非器质性性功能障碍等）患者，较容易出现安慰剂效应。

（三）分类

1. 根据暗示的作用分类　暗示可分为积极暗示和消极暗示。积极暗示是指对人的心理行为和生理功能发生积极作用的暗示，如"望梅止渴"典故。消极暗示是指对人的心理行为和生理功能发生消极作用的暗示。例如，临床中的"假孕"现象，便是由于迫切希望怀孕而影响了内分泌系统，导致停经，并出现厌食、恶心、呕吐等类似妊娠的反应现象。

2. 根据暗示的来源分类　暗示可分为他人暗示和自我暗示。来自外界的暗示称为他人暗示，是指通过言语等信号将某种观念或行为暗示给他人，从而达到改变其情绪和行为的效果。他人暗示的效果往往与暗示者的身份、威望及暗示者与被暗示者之间的相互关系等因素有关。自己对自己的暗示则称为自我暗示，即个体将某种观念暗示给自己，以调整自己的情绪和行为。对暗示性较高的人来说，这类暗示的效果通常较好。

3. 根据暗示起作用的方式分类　暗示可分为直接暗示与间接暗示。直接暗示是指有意识地、直截了当地发出信息，目的是使受暗示者迅速且不加考虑地接受，并达到预期的反应。间接暗示则是暗示者发出较为含蓄的刺激信息，既不显露其意图，也不明确表明动机，而是让人从暗示的内容中去理解和接受其含义。这种暗示方式委婉自然，容易为人所接受，且产生的心理体验相对深刻。

（四）影响因素

心理暗示效果受多种因素的影响，根据暗示的作用过程可以将影响因素总结为 3 个方面：①实施心理暗示的专业性、权威性和影响力等；②暗示的环境即指进行暗示时的周围环境、时机等；③被暗示者的性格、心理状态及知识水平等因素。

（五）作用

在临床康复医学中，暗示的作用主要表现为两个方面。

1. 导致疾病，影响康复　消极暗示可能导致人们对自己身体的健康产生不信任感，进而陷入担忧、恐惧、紧张等负面情绪中。如果长期陷入这些负面情绪，会消耗人体的生理和心理资

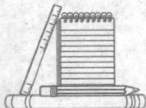

源，导致内分泌失调和免疫力下降，最终可能引发疾病。因此，在临床治疗中，要尽量避免让患者对治疗产生怀疑和担忧，或者过分关注疾病带来的痛苦，以免加重身心负担，形成恶性循环，导致病情持续恶化，从而影响治疗效果。在临床康复阶段，消极心理暗示同样可能导致患者对药物疗效产生抵触心理，从而影响康复进程。

2. 促进健康，有利康复 积极心理暗示能帮助患者以积极、健康的心态来面对疾病的全过程。在积极心理暗示的作用下，患者更倾向于选择健康的生活方式，如合理膳食、锻炼身体等，从而提高身体素质，增强免疫力，降低疾病发生率。积极暗示还能促进患者保持积极乐观的心态，信任医生，相信药物疗效，从而有助于患者的康复。例如，心脏病、肿瘤等疾病的康复过程中，积极心理暗示能起到辅助作用。

（六）中医学心理暗示

1. 祝由术 中医心理暗示疗法的体现最早可以追溯到古代的祝由术。祝由是古代一种治疗心理疾病的常用方法，通过分析疾病产生的原因，进而采取相应的情志疗法进行治疗。祝由术主要运用了暗示、归因替代等方法来治疗疾病。如《五十二病方》记载："令疣者抱禾，令人呼曰：'若胡为是？'应曰：'吾疣。'置去禾，勿顾。"文中把禾比作"疣"，令患者把禾扔去，当即走开而不回头，以此暗示患者，他的疾患也像那把禾一样被扔掉，从而治愈疾病。

2. 中药方剂命名中的心理暗示 中药方剂命名体现出许多积极暗示。有些命名表达了美好的祝愿，如保和丸、逍遥散、返老还童丹等；有些命名则直观明了，如复原活血汤，仅从命名就能让人联想到其功效是活血祛瘀。

3. 针灸推拿中的心理暗示 在颈椎病的治疗中，运用针灸和推拿手法配合心理暗示能取得满意的疗效。例如，在针灸过程中，通过心理暗示可以增强针刺感的传导，进而改变患者随意肌或非随意肌的功能，并引导患者体验治疗所带来的效能感，从而使患者的心理、行为及生理机制得到改善；在推拿过程中，当对患者进行揉压弹拨经络路线及穴位的同时，适时地向患者介绍一些阴阳五行、脏腑气血和经络穴位等方面的知识，可以诱导患者认真体会酸、麻、胀、重等"得气"感，并让患者想象脏腑精气顺着经络路线向病灶部位传导，随后病痛便会逐渐消散。

二、催眠术

（一）定义

催眠是一种通过催眠术诱导的使人的意识范围变窄、处于恍惚状态的心理现象。催眠状态下的意识水平介于觉醒和无意识之间。其特征表现为被催眠者的行为、意志、自我意识和生活方式较易出现主动性改变。催眠并不等同于"催着你去睡眠"，而是一种深度放松与高度集中注意力的状态，其表面特征虽与睡眠相似，但实质截然不同。

（二）原理

催眠过程伴随着大脑内部（自我意识）和外部（环境意识）的神经网络的变化。具体而言，中央执行网络、突显网络和默认模式网络等均会参与催眠过程。高度易催眠者拥有更为高效的额叶注意力系统，能够更有效地集中注意力并抑制意识中不必要的外围刺激。当个体进入到深度催眠状态时，在催眠师的引导下，其感知、思维、记忆和行为等方面均可能发生一定的改变。需要注意的是，并非所有人都容易被催眠。研究表明，有10%～15%的人对催眠非常敏感（即高度易催眠个体），而另有10%的人难以或根本无法被催眠（即不易催眠个体）。

（三）常用方法

1. 惊愕法 在对方感到惊恐、大吃一惊的瞬间施加暗示，以此固定其瞬间的内心空虚状态。

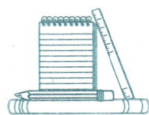

操作步骤：施术者将食指和中指稍微分开，在受术者眼前约 30 厘米处伸出，让其凝视。看准时机，迅速将手指移向他的双眼，此时受术者往往会因吃惊而闭眼。接着，施术者轻轻按住其闭合的眼睛，同时大声果断地说："你的双目紧闭，怎么也睁不开。"停留一会儿后，迅速将手拿开。此时，大多数受术者的眼皮会微微跳动，从而进入催眠状态。对于曾经目睹过他人被导入催眠状态，或已接受过该施术者催眠的人，使用这种方法进行诱导将更为简便。

2. 快速催眠法   是一种瞬间达到深度催眠状态的催眠法。该方法对于暗示性较强的人，或已经通过其他催眠法取得成功的人，更容易施行。快速催眠法主要用于酒精中毒、厌食症和强迫症等。对于那些不能忍受强烈和突然刺激的人，或患有严重心血管疾病的孕妇、小儿等，应谨慎使用此法。

操作步骤：施术时，让受术者坐在床上或站在沙发前，并告知他："一旦催眠后，你会很安全地倒在床上或坐在沙发上熟睡，并进入催眠状态。"施术方法是用手心压在受术者头后部，并嘱其"放松全身肌肉，听口令"。然后，要求受术者全神贯注地听施术者的言语，并告知他："当我的手突然从你的头部撤去时，你会立即进入很深的催眠状态，并向后倒在床上或沙发上。现在开始，你会感到无力……头昏……注意！我准备松手，你就会立即熟睡……"如果发现受术者身体出现摇晃等反应，这表示他已经接受了暗示。此时，应趁机突然地把手撤掉，并用响亮、坚定的口气说："睡吧！熟睡了……"这样，受术者通常会迅速进入催眠状态。如果发现受术者催眠不成功或催眠深度不够，也不必紧张，可以再尝试使用其他催眠法来进行催眠。

3. 凝视法   是最有用又最古老的催眠诱导术。在运用此方法时，引导受术者的目光聚焦于某一发光的物体或是施术者的眼睛上，同时结合言语暗示来实施催眠。

操作步骤：受术者采取仰卧位，头部及颈部垫高。施术者坐在受术者的床头，手持发亮物体，并将其放置在受术者眼前约 10 厘米处，令受术者集中注意力于物体上的某一点。随后，施术者将物体逐渐向受术者的眼睛及其下方移动。数分钟后，施术者用单调、柔和、低沉的语调进行言语暗示："你觉得很安静，身体很放松，你觉得越来越放松……你的眼皮开始感到疲倦，感到越来越沉重了……你的头脑有些模糊不清了，越来越模糊了……你的眼皮变得更加沉重了，眼皮紧紧地粘在一起，怎么也睁不开了，你没有力气抬眼皮了……周围渐渐地寂静无声，越来越安静，越来越幽暗，你感到舒适的疲倦，全身不想动了，一点力气也没有，也动不起来了……入睡吧，瞌睡来临了，睡眠越来越深了，睡吧！睡吧！深深地睡吧！睡吧！睡吧！深深地睡吧！深深地睡吧！"

4. 放松法   按照一定的练习程序，学习有意识地控制或调节心理生理活动，以达到降低机体唤醒水平，从而慢慢地进入深度放松状态，进而进入催眠状态。

操作步骤：让受术者坐在舒适的椅子上或沙发上，头和背有所依靠更为理想，随后进行言语暗示："现在放松身体，先开始做深呼吸，放松、有规律地深呼吸。从鼻子慢慢地吸进来，再从嘴巴慢慢吐出去。现在开始吸、呼，吸、呼，吸、呼……每当你吸气的时候，想象把自然界的清气和平静的力量吸进去；每次呼气的时候，把身体内的浊气和紧张、不适全部呼出来。放松，放松……你觉得很宁静、很放松，你觉得越来越放松……你的双脚、双踝觉得沉重和放松，你的膝盖和臀部觉得沉重和放松，你的腰部觉得沉重和放松，你的胸部和背部觉得沉重和放松，你的双手、手臂、双肩觉得沉重和放松，你的脖子、下巴、头部、面部、眼皮觉得放松了，整个头部觉得放松了，你的整个身体都觉得平静、沉重舒适、放松……你的呼吸越来越慢，越来越深，你看到太阳正照着你，一股气流、一股轻松的暖气流逐渐向下流去，流遍了你的全身，现在你的手心很热，是吗？现在你的脚心也热了，全身都感到温暖、沉重和放松，你的全身肌肉都松弛了，不想再动了，一点力气都没有了，你的眼皮感到越来越沉重，怎么也睁不开了，

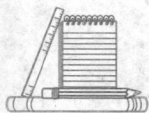

你已经入睡了，现在你的心情非常平静，已经感觉不到周围的一切，你已经进入催眠状态了，不会有任何人打搅你，只有这轻松的音乐陪伴着你，睡吧，你会越睡越深，等你熟睡时我再与你联系，只有我的声音你能听到。睡吧，深深地睡吧，睡吧，深深地睡吧！"

（四）临床要点

1. 相信催眠术 催眠成功的要点之一是，催眠师需通过自身的强大"磁场"来影响被催眠者。因此，催眠师本身要对催眠坚信不疑，相信自己一定能成功将受催眠者带入催眠状态。

2. 熟练暗示语 熟记并灵活运用书上的催眠暗示语，做到"熟能生巧"。可以对着镜子或墙练习，想象一个虚拟的"咨客"，反复念叨，并想象对方被催眠的样子。熟练掌握暗示语后，语言自然流畅，自信倍增，同时也能增强他人对你的信任。要将每一句暗示语都烂熟于心，并反复练习，尝试用不同的方式表达，以适应不同情境和不同个体。

3. 勇于实践，不断练习 学习催眠的关键在于不断地练习。有人配合时，要大胆地进行实际催眠练习；无人配合时，则可以进行自我催眠练习。要熟悉每一个诱导技巧、指令语言模式和动作模式，体验身心在催眠状态下的感受，做到知己知彼，感同身受。大量的催眠实践是成为优秀催眠师的前提，只有不断地实践，才能灵活应对各种状况，将催眠技术运用得炉火纯青。

4. 参加小团体催眠沙龙 平时多参加由催眠爱好者组织的小团体沙龙，这对提高初学者的催眠技巧有很大帮助。平时多参加或组织催眠爱好者组成的小团体沙龙，对初学者提高催眠技巧有很大帮助。一方面，大家都是学习催眠的朋友，不会因为催眠不成功而被取笑，从而丧失信心；另一方面，可以互相交流心得，互相学习，共同进步。

5. 循序渐进，由简至繁 刚开始练习催眠时，应从简单的小技巧入手，如进行催眠测试或短时间的催眠诱导，目的是熟悉催眠步骤而非追求催眠效果。随着对催眠的逐渐熟悉，可以加入更多技巧，并适当延长催眠时间。通过这种方式循序渐进，可以体验到微妙的变化，并逐步提高催眠的技术水平。

6. 认真揣摩催眠过程，积累经验 每次催眠练习后，都要回溯整个过程中的每一个细节，包括步骤、语气、动作、眼神、用词、心态及对方的身心反应等。最好做催眠笔记，总结经验教训，以便在下一次催眠时作出更合理的调整。对于曾经成功的经验，要大胆地再次加以运用。

7. 语调与情景和谐 每当遇到电影中紧张危急的情节，其背景音乐的节奏也会随之变得急促，音调变得高亢响亮。此时，我们的心情不仅被剧情所带动，还会受到音乐的感染，从而显得更加紧张。同样地，在催眠过程中，语调、节奏应与催眠情景相协调，以增强催眠效果。例如，当催眠师要暗示被催眠者感到愉快和喜悦时，节奏应明快，语调要欢快高亢；而不是一味的低沉和缓慢。

8. 语速与呼吸同步 每个人的身体节奏通常要与呼吸频率保持一致，所以，催眠师说出暗示语的速度最好与被催眠者的呼吸速度保持同步。可以观察其呼吸时的肩膀或胸部起伏，当其呼气时，催眠师刚好讲完一句催眠语。按此节奏进行，被催眠者会觉得这样的声音非常舒适，从而增强催眠效果。

任务四 正 念

近年来，正念已成为一种广为流传的自我疗愈和调节情绪的方法。1979 年，卡巴金博士在麻州大学医学院开设了减压诊所，并设计了"正念减压疗法"，该疗法随后被应用到了医学和心理学领域。

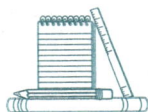

一、正念和正念疗法

（一）正念

正念是指通过有意识地觉察当下，并对每时每刻所觉察的体验保持不加评判的态度，从而培养出的一种觉察力。正念意味着以一种特殊的方式集中注意力，即有意识地、不予评判地专注当下。正念的核心在于练习者需要对此时此刻的感觉、想法和情绪体验进行更多的"如实观察"，即全身心地关注当下的体验，对之持有一种非评判性的态度。他们会有目的、有意识地关注并觉察当下的一切，而不对其作出任何判断或分析，只是单纯地觉察它、注意它。随着学界对正念的深入践行和广泛研究，正念逐渐发展成为一种系统的心理疗法，即正念疗法。

（二）正念疗法

正念疗法以正念为基础，其核心在于指导个体进行正念训练。正念训练主要练习觉察，其方法是从身体觉察入手，扩展到对情绪与想法的觉察，再扩展至对一切事物的觉察，通过练习提高对周围环境的觉察能力，进而学会客观接受当下的状态和体验，并由此产生积极的行为。正念疗法并非旨在传授知识，而是强调通过持续练习来获益，要求个体每日进行 30～45 分钟的规律性练习。正念训练就像肌肉训练一样，只要个体日复一日地坚持练习，正念的"肌肉"就会逐渐变得强大。

二、正念疗法的类型

在心理健康领域，有关正念的各种干预措施有很多。正念疗法不断发展，衍生出了多种类型。虽然它们的形式各异，但各种治疗方式都围绕着正念的两大核心展开，即将注意力集中于当下，并对当下所有观念保持不作评判的态度。

1. 正念减压疗法　是一种基于"正念"传统发展而来的心理治疗方法。它以正念冥想为主要手段，用于处理疼痛、压力等问题，是一套严格、标准的团体训练课程。结构化的训练有助于参与者对自己的思维、情绪和感觉产生非判断性的意识。每次训练时长为 2.5～3 小时，连续进行 8～10 周。

2. 正念认知疗法　是正念减压与认知疗法两者的结合。正念冥想与认知疗法两者的目标一致，都是为了达到内心的平静，消除内心的烦扰。这种疗法鼓励人们察觉心中压抑的压力与焦躁不安的情绪，并以接受的态度来应对，形成一种能意识到的觉醒模式，而非习惯化的、自动化的浑然模式。正念认知疗法主张在紧张的情绪中生活，但不被其所控制。

3. 辩证行为疗法　由传统的认知行为疗法发展而来，并结合了东方的辩证思想，强调在"改变"和"接受"之间寻找平衡。这种疗法主要用于治疗不能容忍生活压力、不会自我接受的边缘型人格障碍人群。辩证行为疗法结合了认知行为疗法和正念的元素，与传统认知行为疗法不同，它更加关注对问题的接受，并强调接受和行为改变之间的平衡。辩证行为疗法要求练习者进行大量的练习，包括意象练习、呼吸集中练习等能在日常生活中进行的练习方式。目前，它是治疗边缘型人格障碍最有效的方法之一。

三、正念训练的方法

正念疗法常以正念训练的形式呈现，由专业人员使用标准的指导语进行指导练习，并与练习者共同探讨和解决训练中的困难及问题。训练时间通常为 6～8 周，每周 1 次，每次持续 2.5～3 小时。正念训练的主要项目包括身体扫描练习、正念呼吸练习、正念静坐练习、正念瑜

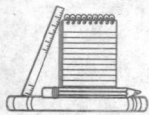

伽及正念行走等。

（一）身体扫描练习

练习者通常采取仰卧方式，闭上双眼，集中精神依次扫描从脚到头各个身体部位，以一种放松状态觉察身体相应部位的生理感觉。

操作步骤：练习者需将注意力从身体的不同部位作系统性移动。从脚趾开始，对脚趾的感觉保持全然的觉察，不论该部位有何种体验，都用心去觉察并接纳它，稍作停留后，再将注意力转向脚掌、脚后跟，依次向上转移到小腿、膝盖、大腿、臀部、腰部、背部、腹部、胸部、大臂、小臂、手腕、手指、肩部、颈部、脸颊、口部、眼睛、额头等。在躯体扫描的同时，也需保持对呼吸和意识游离的觉察。

（二）正念呼吸练习

练习者需将身体坐直，闭上双眼，专注于呼吸状态，但不必刻意控制呼吸节律。正念呼吸是一种常用的训练形式，因为呼吸是一个很好的观察对象。

操作要领：①要明确呼吸是当下正在发生的事情，而练习的目的就是指导个体把注意力聚焦在当下的呼吸上；②要理解呼吸是有节律性的，且不断变化，观察变化的呼吸更能吸引我们的注意力。在进行正念呼吸练习的时候，要求观察呼吸的同时，对意识游离保持觉察，对大脑中冒出的念头，只需去观察它们，而不进行评判。

（三）正念静坐练习

练习者需采用一个放松的姿势，腰直肩松，庄严地坐着（可盘腿而坐，也可端坐在椅子上），手脚不用力，头不向下垂。在专注于呼吸的同时，觉察此时此刻头脑中的想法和情感。每次练习 10 ～ 30 分钟，可根据自己的情况来调整。

（四）正念瑜伽

练习者在专业人员的指导下完成瑜伽动作，以放松肌肉骨骼系统，达到身心放松的状态。正念瑜伽练习不仅能帮助练习者做适度的身体伸展，还能提升其对静态或动态身体的觉察能力。通过对自己身体、呼吸及意识的观察，帮助练习者更好地了解自我，打开自我。通过瑜伽与自己对话，慢慢习得生活的智慧。

（五）正念行走

练习者在一定距离内来回缓慢踱步，在此过程中注意觉察伴随的生理感受和变化。正念行走要求练习者保持对行走过程的觉察，包括走路时身体的运动、脚部肌肉和腿部肌肉的感觉等，同时整合对呼吸和意识游离的觉察。正念行走的关键在于可以刻意放慢速度进行练习，练习者可以选择在屋子里来回慢慢走动，或者在一个安静的花园里漫步。慢节奏的正念行走能让练习者对行走的过程有非常清晰的觉察，在行走的过程中去感受肌肉运动的感觉，觉察行走的冲动，以及意识游离和呼吸的状态。

四、正念训练的作用

正念训练是一种心理干预方法，其优势在于帮助个体培养正念能力，提高对当下的觉知水平。正念训练的作用包括以下方面。

1. 帮助个体减轻压力和焦虑。

2. 改善情绪调节能力。正念冥想可以帮助个体培养对内心情绪的觉察和接纳，从而提高情绪的调节能力。

3. 提升个体的注意力和专注力。

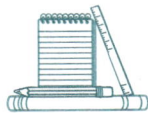

通过训练，正念冥想帮助个体将注意力集中于当前的感受和体验，使个体能够摆脱分散注意力的困扰，从而提高专注力和工作记忆能力。

五、正念训练的应用

正念训练的应用领域主要涉及心理健康、临床心理学及工作学习等方面。特别是在心理健康领域，通过正念冥想和相关的练习方法，可以培养个体自我觉察和觉知的能力，从而更好地管理情绪，应对压力。正念训练可以帮助个体更深入地认识自己的情绪和思维模式，并通过觉察和接纳来减少负面情绪的影响，从而提升心理健康水平。

在临床中，正念训练广泛运用于治疗焦虑、抑郁、应激反应等心理问题。通过正念训练，个体能够培养对内心体验的觉察能力，并通过觉察和接纳来减少对负面情绪的抵抗，从而减轻症状，促使心理健康。在提升个体工作和学习效果方面，正念训练同样发挥着重要作用，它可以帮助个体更好地集中注意力，增强自我调节能力，从而提高学习和工作效率。

心理实践

1. 团体活动

（1）水果蹲

活动目的：学会觉察自己真实的情绪并接纳。

活动时间：15 分钟。

活动准备：空旷的教室或适宜的室外场地。

活动过程：①将全体人员分为若干组。②每组分别命名为水果的名称，如苹果、香蕉、橘子、西瓜、樱桃等。③游戏开始时，由带领者开始发令，"苹果蹲，苹果蹲，苹果蹲完橘子蹲"。此时，代表橘子的队伍需按照节奏蹲下、起立，并同时喊出"橘子蹲，橘子蹲，橘子蹲完西瓜蹲"等，以此类推。当某个小组成员出现错误，则游戏暂停，由该小组成员进行才艺演示作为惩罚。④活动完毕后，全体受训人员围坐成一圈，进行分享交流。讨论内容：在游戏中，为何有些人的信息能迅速被记住，而有些人的信息却难以记住？这种差异是由信息的独特性、队员的外貌特征还是其表达方式所造成的？此外，还探讨现实生活中是否存在类似的情况，并分享应对策略和解决方法。最后，带领者邀请小组成员分享个人经验，并引导所有成员共同分享和反思团体活动的感受和看法。

（2）滚雪球

活动目的：通过自我介绍方式，促进团体成员间的初步认识与了解，营造和谐的小组学习氛围，增进团体凝聚力。

活动时间：30 分钟。

活动准备：空旷的教室或适宜的室外场地。

活动过程：①全体人员围坐一圈；②从某个人开始进行自我介绍，包括姓名、年龄、籍贯、学历、兴趣爱好，如"我是张三，今年 20 岁，来自上海，喜欢踢足球"；③按照顺时针或逆时针顺序，由其旁边的成员继续进行自我介绍，但需在介绍中融入上一位成员的信息，如"我是来自上海今年 20 岁喜欢踢足球的张三右边的李四，今年 19 岁，来自湖南长沙，喜欢唱歌"；④以此类推，每一位队员在自我介绍时均应将之前的所有队员的信息逐一复述，形成滚雪球式的信息传递；⑤当所有成员完成介绍后，全体鼓掌以示庆祝和鼓励。最后，教师带领大家分享团体活动的感受。

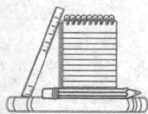

2. 案例分析

（1）案例描述

阳光的康复之路

阳光（化名）于2016年6月下旬确诊为抑郁症，从此踏上了精神康复之路。在康复过程中，阳光体会到病痛的折磨，更体会到康复之路的艰辛和不易。康复的过程中，阳光尝试一些不同的方法，找到能改善情绪的方式，然后去坚持，当坚持产生了一些效果以后，它会反过来影响心理，也成为她坚持下去的动力。阳光学会了积极应对疾病症状，比如头痛，心情糟糕，越哭越疼，无法缓解，像掉入死循环。阳光尝试走出家门，去公园欣赏景色，放松大脑，不纠结于症状，症状反而缓解了。另外，定期复诊、阅读心理书籍、参加情绪管理团体治疗和心理咨询，这些都帮助她不断地去面对自己的情绪、思维方式，并从行动中体验自主性和能力感，学会接纳自己。阳光把康复的过程视作一次重新认识自己的机会，一次宝贵的成长经历。

（2）案例思考

阳光积极应对抑郁症的康复之路对你有什么启发？当面对有精神心理问题的康复对象时，你该如何运用心理行为训练技术对其进行有效的心理疏导，激发他们康复的动力，帮助其康复？请结合本章内容思考并回答。

3. 实践训练

以小组为单位，收集资料，围绕心理行为训练主题，采用调查访谈的方式进行项目实施。项目完成后，需以课件和视频的方式展示项目成果。课件要求简洁美观、配色合理，每页的字体和字数适当。视频时长为3～5分钟。此训练旨在促使大家进一步熟悉康复心理的实践方法，熟练掌握康复心理行为训练技术。

复习思考

1. 名词解释

　　暗示　认知疗法　正念　催眠

2. 简答题

　　（1）简述行为疗法的治疗机制。

　　（2）简述认知治疗的理论假设。

　　（3）简述催眠术的常用方法。

扫一扫，查阅
复习思考题答案

项目七　表达性心理治疗

扫一扫，查阅
本项目PPT、
视频等数字资源

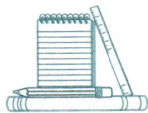

【学习目标】

　　素质目标：树立以人为本的理念，培养尊重生命的道德品质。

　　知识目标：阐述表达性心理治疗的概念、绘画心理的操作方法、音乐疗法在康复治疗中的运用及沙盘治疗的理论与实操步骤。

　　能力目标：学会主动思考、探索，培养从现象挖掘本质的能力。

【案例导入】

案例描述

王娜（化名），女性，28 岁。因一场交通事故，她的左腿不幸截肢。尽管她每天都在康复中心坚持训练，但鲜少与人交流，有时训练结束后便独自坐在窗台边发呆。王娜的主管医生也曾尝试与她沟通，但王娜总是摇头表示没事，随后便继续低头训练。王娜的母亲则认为这是命运的安排，作为一位农村妇女且文化程度有限，她除了心疼女儿外，感到束手无策。

作为中心的一名康复治疗师，如果遇到此种情况，你会如何帮助她？

案例分析

王娜经历了一场意外事故，由原本的健全人骤变为截肢患者，这一身份的巨大转变让她深感难以接受。尽管她积极参与各项康复训练，每日的锻炼却似乎只是无休止的重复，她选择将自己封闭起来，避免与人交流。她虽然掌握了使用拐杖的技巧，但仍然难以融入社会生活。在日常的康复训练中，我们可以采用表达性的治疗方法，以减轻王娜对自我展示的恐惧。通过让她聆听音乐，并运用"非言语"的媒介，比如图画、物品等，来帮助她抒发内心的苦闷，释放被压抑的情绪。这样的过程不仅有助于王娜舒缓内心的压力，还能使治疗师与她建立起更加深厚的治疗关系，从而更加有效地促进她身心的全面康复。

任务一　表达性心理治疗的概述

在康复治疗中，患者所遭遇的事件多具有创伤性，因此在开展心理治疗时更容易产生抗拒情绪，表现为压抑、否认、回避等心理状态。这是患者内心自我保护机制的一种自然反应，但同时也为治疗带来了难度。单纯依赖访谈法来处理此类情况，其效果往往有限。为此，采用表达性心理治疗手段显得尤为重要，它能有效削弱患者的心理防御壁垒，为其构建一种自由、安全的治疗氛围，从而更加顺利地建立起稳固的治疗关系。

一、表达性心理治疗的概念

表达性心理治疗也称表达性艺术治疗。广义的表达性心理治疗指的是利用所有艺术表现形式进行的治疗，包括音乐、舞蹈、戏剧、文学等；而狭义的表达性心理治疗则特指绘画治疗。无论采用何种艺术表达形式，其核心目的均在于借助这些媒介，引导患者将潜意识中深藏的压抑情感释放出来，在创作过程中实现情绪的宣泄与内心的满足，进而达成治疗的目标。随着表达性心理治疗理论的持续推进，越来越多的新型表达方式被吸纳进这一疗法之中，极大地拓宽了表达性心理治疗的适用范围与实践领域。

二、表达性心理治疗的起源和发展

表达性心理治疗的起源可追溯到史前人类的岩洞壁画，这些壁画反映了当时原始人类与世界的关系及对生命的探讨。《礼记·乐记》代表了儒家的音乐美学思想，其中论述了音乐的本源："凡音之起，由人心生也。人心之动，物使之然也。感于物而动，故形于声。"1880 年，意大利人类学教授隆布洛索在医院开始应用艺术活动来疏解患者的心身障碍。弗洛伊德、荣格等精神分析学派代表也都曾使用绘画的方式来记录梦境并进行解析。1969 年，美国成立了艺术疗法协会，这标志着艺术与治疗真正实现了结合。20 世纪 90 年代，绘画艺术治疗被引入中国，并

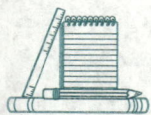

尝试作为治疗精神病患者的辅助手段。进入21世纪后，表达性心理治疗在国内快速发展，艺术治疗的载体和手段不断丰富和完善，其应用范围也逐渐扩大。

三、表达性心理治疗的优势

（一）建立良好的咨询关系

表达性心理治疗多以艺术、游戏形式为媒介，有效地减轻了由自我防御机制引发的抗拒情绪。对患者而言，首次接触的治疗师并非意图窥探隐私的旁观者，而是积极参与治疗过程的伙伴。这种潜意识层面的认知转变，为构建稳固的治疗关系奠定了良好的基础。

（二）提供自由包容的环境

表达性心理治疗最重要的就是让患者自由地表达内心世界。绘画、音乐、沙盘游戏等都是用于搭建良好环境的方式，能够让个体在自由且包容的环境中充分地与自我展开对话，构建意识与潜意识的交流渠道。

（三）安全地释放或转化能量

艺术创作本身就是一种能量的宣泄。通过艺术的表达，个体潜意识中所压抑的部分得以释放。潜意识中那些不能被接受的欲望、观念、情感和冲动，通过艺术呈现后变得易于被患者所觉察和接受，从而将毁灭性的能量转变成建设性的能量。

（四）用于心理问题的评估

从心理分析学的角度来看，每一种表达方式都值得治疗师关注。表达性治疗不仅可以表达患者的内心世界，还具有分析诊断的意义。因为每一种治疗形式都蕴含着丰富的心理学依据，所以这种评估是可靠且可信的。

知识链接

中国古典园林"流芳"海外

中国古典园林的设计理念与传统山水画一脉相承，采用虚实相生的空间组织手法，秉承"境生于象外"的审美旨趣，在有限的空间内营造无限之景，创造一个可观、可赏、可居、可游的空间环境，这些筑园思想皆源自传统山水绘画。正如建筑大师童寯所言，中国古典园林是"三维的中国画"，而中国绘画则是中国传统艺术思想的典型表征。中国古典园林走向海外，正是通过向海外提供感性体验的机会，传播中国传统山水画的视觉结构，以及凝结于其背后的中国传统艺术思想。

有美国记者记述了普林斯顿大学中国艺术史教授方闻引导他游览明轩的经历。方闻对他说："你看那边，两座山峰（太湖石）从花圃中升起，但随着我们移动，第三座山峰自中间那座山峰背后出现。我称其为'游目'，就像一幅缓缓展开的卷轴一般。"其中，以湖石假山营造山峰的想象，是小园特有的筑山思想。景物交错而置，正是对借眼前有限的象（湖石）引发无限之景（山峰）这一造园手法的经典诠释。而"游目"观的提出，不仅体现了园林与山水画在视觉上的连续性，更深刻地反映了中国传统赏游观中追求意境深远、情景交融的美学理念。对海外受众而言，中国传统艺术思想正是在这种切身游园的经历中得到具象的感知。

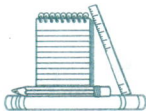

任务二　绘画心理治疗

绘画心理治疗通过让患者运用绘画的方式，表达与心理状态相关的信息，并且在绘画过程中获得情绪上的疏解与心理上的满足，从而达到良好的诊断与治疗效果。绘画治疗的形式多样，根据不同的理论基础可分为多种类别，目前临床中使用较为广泛的包括投射绘画测验和儿童绘画治疗等。

一、绘画心理治疗的概述

（一）定义

绘画心理治疗是表达性心理治疗的方法之一，即让绘画者透过绘画的创作过程，利用非语言工具，将混乱的心理状态和感受导入清晰、有序的状态。可将潜意识内压抑的感情与冲突呈现出来，并且在绘画的过程中获得心灵疗愈，从而达到诊断与治疗的效果。在此过程中，绘画者可以客观地探索和了解自己的内心，本疗法适用于成人及儿童。

（二）起源和发展

绘画心理治疗的观念可追溯至百余年前。19世纪初，欧洲精神病院内的患者所创作的艺术作品引发了人们的思考：这些画作是否可以用于心理疾病的诊断，因为它们似乎表达了患者无法用言语诉说的内心世界。弗洛伊德在与患者交谈时发现，许多患者难以用语言精确描述自己的梦境，却能通过绘画来展现梦境的内容。荣格也经常鼓励患者绘画，他认为绘画能够映照出个体内心深处被压抑的情感与想法，从而帮助患者更好地认识并表达自我。1921年，伯特用"画人"作为儿童智力测验的方法，对儿童绘画进行分析。1925年，诺拉姆、路易斯、石滕等学者对神经症患者的自由绘画作品进行了心理分析。1926年，古迪纳夫最先提出儿童画人测试，并根据对画的结构分析，评估儿童智力分数。1940—1955年，使用绘画投射测验的研究大量涌现。其中，巴克的"房-树-人"测验尤为著名，该测验要求受试者绘画出一间房子、一棵树和一个人，这三种元素能够激发儿童的联想，并将这些联想的内容通过绘画形式投射出来。玛考文的画人投射测验也对临床应用研究产生了深远影响，她主张画作中的人物即代表了绘画者本身，而纸张则象征着其生活的环境。因此，通过对绘画内容、形式及背景环境的深入分析，可以了解绘画者的内心世界。

然而，随着心理分析技术的不断完善，人们对绘画分析的有效性及其理论基础产生了质疑。一些人甚至对绘画疗法的科学性提出了挑战。面对这些质疑，我们应当认识到，任何形式的绘画心理治疗都应考虑其局限性和适用性，不可将其视为诊断的唯一标准。相反，它更多的是作为一种与患者建立良好沟通环境的工具。在确诊心理疾病时，仍需严格遵循心理诊断的专业标准和流程。

（三）理论基础

1. 心理投射理论　投射不仅是一种技术，更是一种心理学理论，其中包含着丰富的心理分析思想。弗洛伊德认为，投射是一种心理防御机制，是缓解焦虑的重要手段，具体指的是将个体所不能容忍的冲动、欲望转移到他人身上或以投射的形式予以表现，以此减轻内心的痛苦。荣格则将投射视为连接自我与情结的桥梁，指出无论投射在无意识中隐藏得多深，都可以通过人的情绪、梦境或其他外在行为反映出来。中国古代文化中也蕴含着丰富的投射思想，如《列子·说符》所描述的疑邻盗斧的故事，便是一个典型的内心想法向外部世界投射的例证。

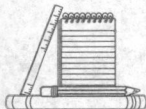

心理投射理论认为：①人们对于外界刺激的反应均源于特定原因，具有可预测性，而非随机发生；②这些反应虽受外部刺激或情境影响，但个体的人格结构在决定知觉与反应的性质及方向上起着重要作用；③人格结构中的绝大部分潜藏于潜意识中，难以被个体直接认知，然而，在面对模糊刺激情境时，潜意识中的欲望、需求、动机冲突等往往会不经意地显露出来。

基于投射理论的内容，人们在绘画时会不自觉地将内心中的某些想法、认知通过图形、线条、色彩等表现出来，并且这种表现通常是无意识的，难以被个体自我觉察。

2. 大脑偏侧化理论　根据当前对大脑功能的研究，人脑左右半球承担着不同的职责：左脑主要负责抽象思维、逻辑分析等任务，而右脑则擅长形象思维，具备音乐感知、图像识别、整体把握及几何空间辨识的能力。在应对由不合理认知或信念引发的心理疾病时，采用言语为媒介的疗法往往能取得显著成效。然而，在处理以情绪情感表达为主导的心理问题时，通过建立与右脑的联系，如运用图形、音乐等手段，会更为有效。也就是说，若患者的心理问题核心在于强烈的情绪反应，那么在治疗方案中融入艺术疗法，将更易于与大脑建立联系，同时也更容易获得患者的接纳。

二、绘画心理治疗技术

绘画心理治疗包含多种类型，有的着重于艺术表达，有的则侧重于问题分析。因考虑到康复治疗的可操作性，本任务将重点介绍临床常用的两种方法——投射绘画测验和儿童绘画治疗。无论是应用于儿童还是成人，绘画心理治疗在完成绘画后都要求进行图画阐述，通过分享感受、经历或故事来展现内心世界，因此，又被称作叙事绘画治疗。需要注意的是，绘画心理治疗主要目的是构建沟通桥梁、提供表达途径和情绪释放出口。在学习后，应避免随意主观评判患者的想法，不应强迫患者接受绘画心理分析的内容，更不能将绘画心理作为诊断心理问题的唯一标准。

（一）投射绘画测验

1. 人像／自画像　人像／自画像的使用起源于 1925 年古迪纳夫所发表的"画人测验"。玛考文在对其进行深入研究后指出，个体在绘制人物时所展现的结构特点，或能映射出其潜在的态度、内心的困扰及诸多性格特质。由于简便易行，画人测验的应用变得尤为广泛，操作步骤大致如下。

（1）治疗师准备一张 A4 白纸、一盒彩色铅笔、一盒水彩笔及蜡笔，邀请患者就座。

（2）向患者说明绘画要求，可以根据自己的意愿绘画，无严格限制。

（3）若患者对绘画能力有所顾虑而犹豫不决，治疗师应再次强调绘画的自由性，并澄清此非绘画技能测试，鼓励其尽力而为。

（4）在绘画过程中，除非患者主动询问，治疗师应保持沉默，直至绘画完成。

（5）完成绘画后，围绕所画内容展开沟通对话，了解绘画时的感受想法及可能存在的问题。

（6）对话内容包括主题的明确、画作背后的故事、与画中人物相关的叙述，以及作画时的感受等。

（7）需要注意的是，交谈过程中要时刻关注患者的情绪和行为，始终遵循心理咨询的基本原则，并确保对绘画内容和谈话内容的严格保密。

2. 合作家庭图　该操作旨在让一家人共同完成一项任务，以增强互动性，并获取家庭成员间的互动信息。在康复治疗中，尽管主要关注的对象是康复患者，但在心理治疗领域，家庭的影响力同样不容忽视。因此，我们可以尝试运用此方法，以促进家人之间的沟通与交流。合作

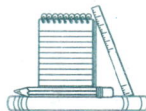

家庭图的绘制步骤与个人自画像类似，但其独特之处在于强调家庭成员间的沟通。在绘画指导中，只需告知家庭成员他们可以自行决定绘画的顺序，而无须预先讨论绘画的具体内容。在绘画过程中，家庭成员可以发现个人与家庭其他成员之间的关系，并借助绘画这一媒介，展开家庭内部的沟通。

需要注意的是，治疗师在此过程中应尽量不干涉创作，同时要记录家庭合作时成员间的配合情况或是否存在互相干扰的现象。此外，还需观察他们之间的互动是互补的还是存在冲突的，以及画作中所表达的内容是各自独立还是相互关联的。通过以上观察和记录，可以进一步促进家庭成员间的沟通交流。

3. "房－树－人"绘画测验　该测验由巴克于 1948 年提出，旨在以更为广泛的视角对患者的心理状态进行评估，包括对自己的看法及与家庭的互动情况。该测验的操作步骤并不复杂，仅要求患者自由地绘制出"房""树""人"这三个元素。若在明确说明规则后，患者的画作中仍出现漏画或看似不合常理的画法，治疗师可以在绘画完成后，通过交谈进一步沟通，以挖掘患者无意识层面可能隐藏的内容。

（二）儿童绘画治疗

儿童绘画治疗中蕴含着丰富的投射测验思想。之所以单独介绍儿童绘画治疗的内容与操作方法，是因为大多数与儿童进行心理沟通的心理治疗师，并非真正意图从儿童的绘画中直接进行诊断或评估，而是更倾向于利用儿童绘画治疗作为一种手段，帮助治疗师与儿童建立起良好的关系，从而更好地从儿童的视角去发现他们的问题，并观察他们是如何借助绘画来表达自我的。有时，绘画心理治疗还会与游戏治疗相结合，创造一个安全舒适的环境：儿童若想绘画，就进行绘画治疗；若画到一半失去兴趣，则可转至游戏区玩耍。这与成人的绘画治疗存在一定区别，更适应于儿童康复治疗，有助于建立与儿童患者之间的信任关系。

根据克莱默的观察，儿童在绘画时展现出 5 种类型：①初级涂鸦型：儿童通过涂鸦、涂抹来探索绘画材料的物理特性，如随意地在纸上叠加颜色。这些活动虽不产生太多有意义的图形，但能让儿童体验到积极的、和谐的情绪。②情绪发泄型：儿童通过倾倒、泼洒颜料，敲打与绘画相关的物品来表达情绪，如用力用笔敲击纸张、将颜料随意倒在地上等，这是一种带有破坏性的行为。③循规蹈矩型：儿童刻板地临摹、描绘图画，缺乏个人创意，能画出一幅"符合要求"的画作，但当治疗师试图通过画作与儿童沟通时，往往难以获得太多有效的信息。④以画代言型：儿童倾向于用图画代替言语与人交流，虽然不愿意开口说话，但在回答问题时能用图画来表达。⑤艺术表达型：儿童能够画出具有完整意义和审美价值的画作，展现其艺术才能和创造力。

知识链接

震区安置点里的多彩"小课堂"

"在这里画一笔。""试试在这里上色。""你画得真棒！"25 岁的志愿者冯小霞，正耐心地指导地震灾区的孩子们画画。2023 年 12 月 18 日 23 时 59 分，甘肃省临夏回族自治州积石山保安族东乡族撒拉族自治县发生 6.2 级地震，导致当地学校遭受了不同程度的损坏，部分学校更是损毁严重。因此，19 日，县里所有学校都暂时停课了。

在受灾较为严重的大河家镇大河村救灾安置点，冯小霞和她的伙伴们正忙着指导孩子们画画。孩子们时而低头描线，时而认真涂色，他们的笑声在寒冷的空气中回荡，仿佛连空气中都充满了欢乐的气息。地震发生后，像冯小霞这样来自四面八方的志愿

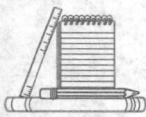

者们，在"帐篷城"里化身为"孩子王"，为大家开设了绘画、文化课程辅导以及防灾救灾知识讲座等志愿服务项目。"我们面临的地震等多种灾难，不仅可能造成亲人离去或财产损失，还可能导致创伤后应激障碍，引发心理创伤。"甘肃心理危机干预与研究中心的胡瑾娅表示。地震发生后，社会各界一直在全力支援受灾地区和群众，这种支持对于帮助受影响的人有效减轻心理创伤具有重要意义。

任务三　音乐治疗

一、音乐治疗的概述

（一）定义

音乐治疗的概念随着其不断发展和实践而日益完善。由于所涉及的范围广泛、类别多样，目前尚未形成一个统一的定义。但较为普遍的观点是，音乐治疗是一个系统的干预过程，在此过程中，治疗师利用音乐体验的各种形式，及在治疗过程中建立的治疗关系，来帮助被治疗者达到健康的目的。

（二）起源和发展

在远古时期，人类就已经意识到音乐对疾病具有一定的作用。在医疗尚未充分发展的阶段，一些巫术、驱魔等治病行为中常常融入音乐的元素。古希腊的神殿与寺庙里有专门唱赞美诗的人，他们为情绪困扰者提供音乐治疗的处方；在古罗马时代，如果有人被蛇咬伤，则会通过音乐来治疗伤口，同时还认为音乐能帮助人们抵抗传染病等。中国是世界上音乐文化发源最早的国家之一，在《黄帝内经》中就记载了古人如何通过音乐来顺应"天人合一"的养生原则。此外，中国传统音乐治疗的思想中，还提出了五音（宫、商、角、徵、羽）与五行（木、火、土、金、水）、五脏（肝、心、脾、肺、肾）、五色（青、赤、黄、白、黑）、五志（怒、喜、思、悲、恐）等相互对应和影响的关系。

20世纪50年代，美国音乐治疗的发展尤为迅速，出现了一大批具有影响力的人物，他们通过成立音乐治疗协会、发表音乐治疗相关的文章、培养音乐治疗人才等方式，使人们对音乐治疗有了更深刻的认识。虽然中国传统音乐的运用可以追溯到几千年前，但音乐治疗真正作为一种治疗体系进入中国，是始于1980年。当时，美国学者刘邦瑞教授在中央音乐学院进行学术交流时，首次介绍了欧美地区的音乐治疗学科。随后，中国音乐学院开设了音乐治疗大专班，中国音乐治疗学会也正式成立，这奠定了音乐治疗在我国教育与实践研究的基础，促进了我国音乐治疗的快速发展。然而，从整体上看，我国的音乐治疗领域仍处于初步探索阶段，其理论体系的本土化及实践运用，仍需经历一个漫长且持续的发展过程。

（三）理论基础

音乐治疗的理论基础主要涉及神经科学、细胞学说等理论，同时与中国传统音乐疗法的思想相结合，形成了具有中国特色的音乐治疗理论。

1. 大脑边缘系统理论　大脑边缘系统是类似于非特殊投射结构（如网状结构）的第三调节系统，与内脏活动、个体生存和种族延续及情绪、精神、记忆等高级神经活动密切相关。作为统合传入神经信息的大脑区域，它接受邻近新皮质的传入纤维，并向视丘下部、纹状体、脑干网状结构发出纤维，调节并抑制大脑皮质功能。该理论认为，与情绪相关的身体反应、精神症

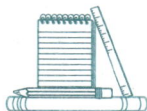

状及欲望不能满足等身心失调现象，均是由于新皮质与边缘系统的联系失调所致。而音乐作为一种感觉输入，可以调节这种不协调状态，具有舒缓身心的功效。

2. 网状结构理论   大脑网状结构包括上行系统和下行系统两部分。上行网状系统负责控制机体的醒觉或意识状态，保持大脑皮层的兴奋性，维持注意状态等；下行网状系统则对肌肉紧张有易化和抑制两种作用。网状结构接受五官传入信息及躯体和内脏的传入冲动，经过整合后再将信息传递到丘脑的非特异投射系统上，进而传入大脑皮层。音乐能够作为一种刺激源，刺激网状结构发挥或抑制其唤醒作用，从而达到提高或降低中枢神经系统活动水平的目的。

3. 细胞共振理论   细胞共振学说是一种机械学说。它假设人体的细胞一直处于某种和谐的振动频率状态，这种状态是人类机体协调的前提。而音乐的和谐频率能够干预细胞的振动状态，从而达到调节机体的目的。

4. 中医音乐五行相生相克理论   中医学思想认为世界万物由木、火、土、金、水五种基本物质组成，它们之间相生相克的关系称为"五行"。五行与五脏的关系是肝属木、心属火、脾属土、肺属金、肾属水，所对应的宫、商、角、徵、羽构成"五音"。中医理论清楚地阐述了"五音"与"五脏"的内在联系，为音乐治疗的中医治疗观提供了坚实的理论基础。

二、音乐治疗技术

（一）音乐治疗的原则

1. 基本总则   音乐治疗要遵循心理治疗的普遍规则，包括尊重原则、保密原则、中立原则等，同时也要符合音乐治疗的特有规则。此外，由于音乐治疗结合了中西方的文化特点，因此还应当遵循中西医学的基本准则。

2. 循序渐进原则   音乐治疗应根据治疗对象的心理特点，渐进式地播放音乐，包括音乐的选择与音量的调节。应从轻音乐开始逐渐过渡到激烈的音乐，音量也应从小逐渐增大，以便让患者能够适应。

3. 学习与启发原则   在音乐治疗过程中，可适当地对音乐的创作背景和表达的意境进行介绍。例如，斗志昂扬的《黄河大合唱》曲目，是作曲家冼星海以中华民族的发源地黄河为背景，热情讴歌了中华儿女不屈不挠、保卫祖国的必胜信念。但需注意在介绍音乐时，仍然要遵循音乐治疗的基本总则，不能将自己对音乐的感悟强加给患者。

4. 个性化原则   音乐的选择应根据不同的需求、喜好及个人特点进行。一般应从患者的优势能力入手，逐渐适应其他类型的音乐。例如，如果患者对流行乐更熟悉，就不要强行以古典乐开始治疗。同时，还需考虑个体所处的环境特性，如公共场所、医院、社区等，都应有针对性地选择适合的音乐。对于康复中存在言语障碍、肢体功能障碍的患者，更应依据他们的特点进行音乐治疗，如在肢体康复训练中加入打击乐器的演绎环节，以增加训练的趣味性和参与性。

5. 目的性原则   音乐治疗的主要目的是解决心理相关问题所产生的影响。因此，在开展音乐治疗时，需明确所处理的问题是否在音乐治疗的范围内，以及本次操作所需要达到的效果是什么，避免盲目无效的音乐播放。

6. 生活化原则   可以运用生活中熟悉的器具来演绎音乐，如碗筷、水瓶、纸张等；也可以通过拍手、跑跳、点头等动作，帮助患者训练音律和节奏感。

（二）音乐治疗的分类

1. 按治疗对象人数分类   ①个体音乐治疗：通过一对一的音乐治疗方式，为治疗对象制定具有个体特点的治疗方案，以解决其在康复治疗中所遇到的焦虑、紧张、恐惧及其他身心困扰

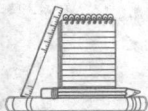

问题。②集体音乐治疗：通过组建团体或小组，利用群体的力量达到互助与陪伴的效果。特别是在群体康复训练中，音乐的激励作用能提升康复治疗对象之间的意志力。此外，康复训练后，可以营造音乐治疗的环境，让成员分享彼此训练的心得体会，进一步提升康复治疗的效果。

2. 按治疗形式分类　①接受式音乐治疗：患者在聆听音乐的同时，通过言语或非言语的方式，借助其他媒介对音乐产生反应。这种治疗方式适用的对象与范围较为广泛。②再创造式音乐治疗：患者参与到各种音乐活动中，亲身体验音乐的整个过程。例如，在康复训练中，可以通过合唱、合奏等方式将康复训练与音乐治疗相结合，以达到促进康复的效果。③创造式音乐治疗：在音乐的环境下，让患者充分表达自己的感受、抒发内心的想法。即通过音乐治疗的方式探索患者的内在世界，帮助其获得自我疗愈。④即兴式音乐治疗：指个体独自或与他人共同即兴创作音乐元素、片段或完整的音乐作品。例如，在给言语功能障碍患者进行音乐治疗时，治疗师不需要过多的语言指导，而是更多地鼓励患者自行创作或与他人共同创作，以提高其自主探索能力和社交能力。

（三）音乐治疗操作流程

1. 治疗的前期准备　包括对康复对象的资料收集与初期评估。基本资料的收集内容包括现病史、既往史、个人生活史、家族史、职业史及既往心理咨询史。针对是否可以运用音乐治疗，需开展包括音量、音律、音准等方面的评估，最终制定音乐治疗的治疗方案。

2. 治疗计划的制订　在制订计划时，要符合心理咨询的原则，需建立在与康复患者充分沟通的基础上，以患者的需求为计划目标进行制订。可先制定短期的、可预见性的目标，例如"在第一次治疗中，能够不排斥音乐治疗""连续四次治疗后，能够完成时间事件定向力应答"等。再根据阶段性目标完成情况，制定长期的目标，包括提高患者的言语表达及交流能力、改善患者在康复训练中的焦虑恐惧情绪，以及最终帮助患者获得自我成长等。

3. 治疗干预的实施　根据不同的音乐治疗方案，开展具体的实施操作。以脑卒中后偏瘫患者的言语功能训练为例，传统的康复训练多为直接性的言语训练，包括发音训练与面部肌肉训练。在此基础上，通过将音乐治疗的曲谱与训练的语句结合起来，增加训练的律动感，提升训练的实效性。例如，在回答"你叫什么名字"这个问题时，跟随音乐的节拍，用手拍打患侧手臂，并跟随节奏回答"我叫张鹏"。随着治疗的进展，可逐渐增加问题回答的长度与难度，最终帮助康复对象正确、完整地表达自己。当然，音乐治疗的方式有多种，根据前面介绍的音乐治疗类型，有的音乐治疗只需要患者被动地聆听，有的则需要患者积极参与到创作中。无论哪一种治疗模式的实施，都需要建立在明确的治疗目标上。

4. 治疗总结与评估　将每次音乐治疗后所产生的积极效果反馈给康复患者，并与之共同探讨治疗过程中的各种感受，包括对音乐的体会及在完成某些既定目标时，所体验到的变化。在该阶段，要充分运用心理咨询的技术，如倾听、共情、鼓励等，确保音乐治疗不脱离心理咨询与治疗的范畴，真正能帮助康复患者解决心理困扰。

知识链接

用爱滋润"小蜗牛"的成长之路

14岁的子悦患有孤独症，在银川市残疾人康复中心的"蜗牛之家"接受康复训练。经过多年的康复，她的变化非常明显。刚到"蜗牛之家"时，她还不能完全控制自己的情绪，现在，她不仅学会了表达自己的情绪，家里人不开心时，她还能及时给予安慰。在这里，她学会了打非洲鼓、架子鼓，并且能自信地走上舞台表演。

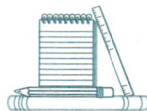

"蜗牛之家"成立于 2021 年，服务对象为 7 岁至 17 岁的智力残疾和孤独症儿童。52 名和子悦有着相似经历的特殊孩子在这里慢慢长大。这里的大部分孩子刚来时自控能力都比较差，不顺心时会闹脾气、摔东西……"蜗牛之家"的老师们对这些孩子充满希望和爱，他们针对性地设计了社交技巧、社交礼仪、情绪疏导、艺术疗愈等特色课程，逐步引导孩子们正确表达情绪和需求，牵着他们一步步走向社会、融入社会。

任务四　沙盘游戏治疗

一、沙盘游戏治疗的概述

（一）定义

沙盘游戏治疗（sandplay therapy）又称为箱庭疗法，是在治疗师的陪伴下，患者从玩具架上自由挑选玩具，在盛有细沙的特制箱子里进行自我表现的一种心理疗法。在沙盘游戏治疗中，患者通过在沙盘内运用沙具，以意象创造性的方式在富有创意的想象中与无意识进行沟通，把无形的心理意象以某种适当的象征性方式呈现出来，从而获得治疗与治愈。沙盘治疗搭建了一座从无意识到意识、从心灵到物质、从非言语到言语的沟通桥梁，不仅让患者能够自由地表达自己，也让治疗师找到了解患者内心的渠道。

（二）起源和发展

沙盘游戏治疗起源于英国伦敦的劳恩菲尔德在 1929 年所创立的、用于儿童心理治疗的世界技法。瑞士的心理治疗家卡尔夫发展了该疗法，并以其德语名称"Sandspiel"命名。随后，日本的河合隼雄将其介绍到日本，并命名为箱庭疗法。我国的张日昇教授将箱庭疗法的内容引入国内，积极推动该疗法在中国的应用与发展。申荷永教授在接受了分析心理学的培训后，也将沙盘游戏治疗带入了国内，这使得越来越多的人感受到了沙盘游戏带来的心理疗愈。

在沙盘游戏中，治疗师引导患者借助沙盘充分地表达自己，同时根据沙具所代表的象征性意义，尝试理解患者的潜意识部分，尽可能准确地与患者产生共情。在充分感受的前提下，治疗师引导患者开展自我探索。在康复治疗，尤其是儿童康复治疗中，沙盘游戏的运用能够为儿童康复患者提供一个有趣的环境和沟通交流的渠道。同时，沙盘游戏在运用于成人康复治疗时，也展现出了不错的效果。

二、沙盘游戏治疗技术

（一）相关理论

1. 荣格的分析心理学　卡尔夫在发展沙盘游戏治疗时，受到了荣格分析心理学的影响，其主要理论内容涉及原型理论、自性化过程和心理动力学理论。

（1）原型理论　荣格的原型概念与集体无意识关系密切。他认为，个人潜意识主要是由各种情结构成的，而集体无意识的主要内容则是原型。原型是人类原始经验的集结，它们像命运一样伴随着我们每个人，其影响可以在每个人的生活中被感知到。荣格认为，只有当可以意识到的心理内容确实存在时，人们才具备了认识心理存在的条件。换言之，如果要对一个人的心理进行探讨，首先要将其展示出来。而将这一思想运用到沙盘游戏治疗中时，我们发现，丰富的玩具为这些原型的展现提供了可能。同时，摆放沙具的行为也是意识和无意识碰撞与协调的

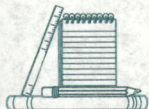

过程。

（2）自性化过程　荣格在 1921 年出版的《心理类型学》中提到了"自性化"一词。他认为，自性化是重建人类精神家园的另一策略，其基本特征：①自性化过程的目的是人格的完善与发展；②自性化接受和包含与集体的关系并不是在孤立状态下发生的；③自性化过程包含着与社会规范某种程度的对立，社会规范并不具备绝对的有效性。荣格用自性化的概念，阐述了个体最终实现真正自我的过程，这一过程是整合性的、不可分割的，同时又是独特且区别于他人的。个体通过沙盘游戏中的自由创作和意象的展现，仿佛梦境被直观呈现，从而激发荣格所描述的自性化过程。

（3）心理动力学理论　其核心概念是心理能量。最初，荣格提出心理能量的概念，用以替代弗洛伊德提出的力比多。他认为，心理能量可以成为现象世界中各种变化的基础。心理能量并非客观地存在于现象本身的概念，而是完全建立在特定经验的基础之上。具体而言，在有意识的现实生活中，能量表现为运动与力量；而在无意识的潜在生活中，它则是一种状态。肉体所产生的能量，在本质上依赖于心理能量的再生。人的心理具备一定的自我调节机制，会在适当条件下通过一定手段进行调整。而沙盘游戏治疗，正是提供了这一空间。

2. 投射理论　沙盘游戏治疗的另一特点是其投射性，整个操作过程深刻体现了心理投射的特质。沙盘中摆放的沙具，正是操作者潜意识中某些记忆印迹的外在展现。部分患者在面对特定玩具时，会不由自主地表示"它仿佛就该置于沙盘中"或"它紧紧抓住了我的视线"，这些感受正是投射作用的具体体现。

3. 游戏治疗理论　游戏治疗是一种运用各种游戏和创造性艺术技巧来治疗儿童长期存在、程度较轻的心理和情绪障碍的方法，这些障碍可能导致儿童行为问题或阻碍其潜能的充分实现。治疗者重视与儿童建立短期或中期的治疗关系，并经常在治疗过程中辅以对其同伴、兄弟姐妹及家庭的治疗。所运用的技巧包括讲故事、创造性想象、戏剧活动、音乐绘画及沙盘游戏等。游戏疗法的概念源于罗杰斯提出的患者中心疗法，罗杰斯坚信每个个体内部都蕴藏着巨大的潜能，这种潜能可以促使人们进行自我理解，调整自我概念、基本态度及自我导向性行为。在沙盘游戏治疗中，治疗师的角色主要是观察者，他们通常不直接干预或指导游戏过程，而是更多地陪伴患者，并营造一种适宜患者表达自我的环境氛围，这也是沙盘游戏治疗的核心内涵。

（二）操作准备

1. 操作环境　选择较为独立、安静的空间。若条件允许，心理咨询区与沙盘游戏区应予以分开。治疗师需为患者提供一个信任、接纳、安全的心理环境，确保患者能够自由地操作沙盘。

2. 沙盘（或沙箱）　是一个有边界的限定容器，它提供了一个安全自由的空间，使患者能够自由地表达自我。根据用途与大小的不同，沙盘可分为个体沙盘与团体沙盘。标准的沙盘尺寸通常为 57cm×72cm×7cm，其底部与侧边通常被涂成蓝色，这是为了在挖沙子的时候能够营造出一种"水"的感觉，既能让患者感受到平静、包容与舒适，同时也便于在沙盘造景时表达"水"的元素。

3. 沙子　是沙盘游戏中必不可少的一个组成部分。整个沙盘游戏治疗过程以沙箱为核心，通过沙子来构建内心世界。沙子不是固体也不是液体，不是海洋也不是陆地，它介于固体和液体之间、海洋和陆地之间，因此，利用沙子来构建意识与潜意识之间的沟通显得既有趣又合理。日本学者冈田康伸认为，沙子具有回归、大地和整合三大作用，通过与沙子接触，个体能够调动人类容易忘却的感觉技能，沙子温馨的感触如同婴儿被母亲抱在怀里的安全感。在沙盘游戏治疗中，使用的沙子通常是干净的海沙，颜色为黄色或白色。根据创作需要，可以将沙子加水

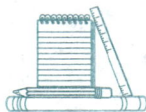

后变成湿沙使用，但如果治疗安排较为紧凑，还是不建议将沙子弄湿，以免影响后续患者的操作。

4. 沙具   沙盘游戏中会使用各式各样的玩具，这些玩具并无固定的形态，而是用于表达内心世界的有形之物。必须准备的玩具包括人形、动物、树木、花草、车船、建筑物、石头、怪兽等。准备这些玩具的目的并非要求患者一定要使用，而是给予他们足够的选择范围。有些患者在挑选沙具时会显得过于纠结，站在沙具架前犹豫不决，因为他们始终没有发现能够充分表达内心世界的形象。因此，在沙盘游戏治疗中，我们应尽可能多地准备各式各样的玩具，以满足患者的需求。如果患者有需要，可以自行制作沙具。一张纸巾、一块木条、一粒糖果，都可以成为沙盘游戏治疗中的创意元素，帮助患者更好地表达自己的内心世界。

5. 其他可利用物品   还需配备用于记录的相机、纸笔和记录单，用于记录整个沙盘摆设的过程及成员讨论的内容。也可以通过线上心理平台完成整个沙盘操作的文字与图片记录。

（三）操作步骤

1. 环境布置   包括外部环境和内部环境。环境无须过度装饰，但需具备沙盘操作的必备物件。沙具的数量并非绝对因素，使用标准规格的沙箱及常规的治疗室布置即可。通过营造舒适、安全的氛围，让患者能在一个受保护的、自由的空间里表达自我。此外，要将本次操作的注意事项告知所有成员，以避免有人过于随意而影响整体的操作环境。在必要的情况下，可以将操作要求、须知及沙盘治疗简介以文字形式告知，并要求成员签署合作协议。

2. 对象构成   可以开展单人的沙盘游戏治疗，也可以根据康复治疗的类别、解决问题的需求等，将具有相似特征的对象组成团体，共同参与本次操作。但需要注意的是，沙盘游戏治疗的团体成员选择既不能差距过大，也不能同质性太高。如果团体成员都极度内向，则很可能在表达时呈现过度安静的情况；但如果两极分化太过明显，则容易在沙盘中出现强烈的、无法调和的冲突。

3. 指导与规则说明   在张日昇教授的操作步骤中，他建议在团体沙盘游戏治疗操作开始时使用这样的指导语："我们每个人都有想和别人交流的想法，也都有遇到的问题，但有时候我们用言语不太容易表达得很清楚。现在让我们用这些玩具在沙箱里共同做个作品。这不是心理测试，所以不需要考虑好坏对错问题。只需要将自己想放的玩具放上，将自己的想法表现出来就可以了。摆放的顺序由抽签决定，每人每次只能放一个玩具或完全相同的几个玩具，不许拿走他人已摆放的玩具，但可以挪动。成员之间不能进行任何形式的交流。"在表达清楚规则后，可以准备开始沙盘游戏的操作。

4. 操作与讨论   若操作者为一人，则无须考虑顺序和次数问题，个体可自由表达。但如果是团体治疗，则需要确定每位成员的先后顺序，可以通过猜拳、抽签或自由讨论等形式来决定。在整个操作过程中，成员不能使用语言进行交流，并且不能将已放置在沙盘中的沙具拿出。当轮到自己操作时，成员可以选择放置一个沙具，或者在沙盘中移动其他成员所摆放的沙具。每次操作前，治疗师可以鼓励成员先触摸沙子并观察沙具，不必急于立即开始操作。在所有成员的操作次数结束后，最后一名成员还有一次修饰的机会，当然，他也可以选择放弃。在完成全部操作后，治疗师将引导成员对本次操作进行讨论，包括自己所摆放的物品及他人所摆放的物品，并最终共同完成作品的命名。

5. 记录及整理   应完整记录整个过程，包括每一轮所放置的物品及产生的变化。完成一轮后拍照一次，便于最后总结讨论。个体沙盘只需要记录每一轮的变化，而团体沙盘则需要将每个人按顺序单独记录，以免混淆。团体沙盘游戏治疗制作过程记录表见表7-1，团体沙盘游戏治

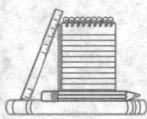

疗讨论过程记录表见表 7-2。

表 7-1 团体沙盘游戏治疗制作过程记录表

制作时间：＿＿＿＿＿＿ 共＿＿＿分钟 记录人：＿＿＿＿＿＿ 组别／次数：＿＿＿＿＿

制作者	1	2	3	4	5	6	每人合计玩具数
A							
B							
C							
D							
E							
F							
每次合计玩具数							共计玩具数

表 7-2 团体沙盘游戏治疗讨论过程记录表

制作时间：＿＿＿＿＿＿ 共＿＿＿分钟 记录人：＿＿＿＿＿＿ 组别／次数：＿＿＿＿＿

制作者	1	2	3	4	5	6	个人主题
	讨论内容	讨论内容	讨论内容	讨论内容	讨论内容	讨论内容	
A							
B							
C							
D							
E							
F							
共同主题							

6. 作品拆除及清理 在时间允许的情况下，尽量让操作者自行拆除自己的作品，这本身就是一种完结的仪式。但是，如果操作者不愿意自己拆除，表示在拆除中会有不好的感受，则可以由治疗师代为拆除。

7. 其他注意事项 在整个操作过程中，治疗师是引导者、陪伴者、倾听者等角色，但绝不是决断者、评判者。治疗师要提供一个自由且受保护的环境，即使遇到略有违反操作规则的行为，可以提醒，但不能粗暴打断。在后续的总结讨论中，可以让成员对该行为共同讨论，以促进自我的成长。

心理实践

1. 团体活动

（1）我说你画

活动目的：培养学生具备全局思维，能够清晰、准确地表述自己的观点，引导学生学会从

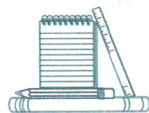

多个角度分析问题，主动承担起责任。

活动时间：15～30分钟。

活动准备：大白纸、样图，以及有桌椅的室内。

活动过程：①第一轮，请一名自愿者上台担任"传达者"，其余人员都作为"倾听者"。"传达者"看第一张样图两分钟，然后背对全体"倾听者"，下达画图指令。②"倾听者"们根据"传达者"的指令画出样图上的图形，"倾听者"不许提问。③根据"倾听者"所画的图，"传达者"和"倾听者"分别谈自己的感受。④第二轮，再请一位自愿者上台，看着第二张样图，面对"倾听者"们传达画图指令。此时允许"倾听者"不断提问，看看这一轮的结果如何。⑤第二轮结束后，请"传达者"和"倾听者"再次谈自己的感受，并比较两轮过程与结果的差异。

（2）"盲人"旅行

活动目的：通过"盲人"与"拐棍"角色的体验，让学生理解自助与他助同等重要，并感受信任与被信任、爱与被爱的幸福与快乐。

活动时间：20分钟。

活动准备：每人一只眼罩，以及有"盲道"设计的场所。

活动过程：①在背景音乐声中，每个人戴上眼罩扮演一个盲人，先在室内独自一人穿越障碍旅程，体验盲人的无助、艰辛，甚至恐惧。②接下来，所有学生平均分为两组，一组继续扮演盲人，另一组扮演帮助盲人的"拐棍"，由"拐棍"引导盲人完成室外有障碍的旅行。完成后，两组学生交换角色重新体验。③最后，所有学生均扮演盲人，并两两结伴，相互帮助到室外走过一段障碍旅程。④活动结束后，学生们交流在不同情况下扮演不同角色的感受。

2. 案例分析

（1）案例描述

助你飞翔，拥抱阳光

在黑龙江省泰来县平洋镇平洋村编织基地，59岁的贫困户刘金平正在编织汽车椅垫。坐在那里，她看上去和常人一样，但因自幼患小儿麻痹症，她走路只能靠"爬"。为了增加贫困户的收入，泰来县从江苏引进了一家专门生产汽车饰品的企业，并开展了手工编织汽车椅垫的扶贫项目。2018年，平洋村组织编织培训班，刘金平积极报名参加。"刚开始跟着别人学时，手都磨得起了泡，长了老茧。"刘金平回忆道。功夫不负有心人，她逐渐掌握了编织技巧。去年，刘金平通过编织挣了6000多元，加上低保等收入，终于实现了脱贫。回想起第一次拿到工钱时的情景，刘金平哽咽着感慨："只要肯干，残疾人也能靠双手脱贫致富。"脱贫不仅要靠勤劳的双手，还需要好政策的"加油打气"。

（2）案例思考

刘金平就业创业的事迹对你有什么启发？在与有残疾的康复对象交流沟通时，你可以利用哪些方式更好地建立咨询关系？请结合本章内容思考并回答。

3. 实践训练

以小组为单位，撰写一份关于表达性心理治疗的康复治疗案例报告，主题围绕常见康复心理问题，并运用本章节所学技术，尝试解决案例中遇到的问题。案例报告要求包括背景介绍、问题评估、技术运用及预期效果四个部分，且主要内容以治疗师与患者对话的形式来展现，总字数800～1000字。若条件允许，以短剧形式呈现案例将更具生动性和教学效果。此训练旨在促使学生进一步熟悉表达性心理治疗的方法，掌握表达性心理治疗技术的操作。

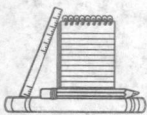

复习思考

1. 名词解释

表达性心理治疗　绘画心理治疗　音乐治疗　沙盘游戏治疗

2. 简答题

（1）简述儿童绘画心理治疗中常见的类型。

（2）简述音乐治疗的操作步骤。

（3）简述沙盘游戏治疗的操作步骤。

扫一扫，查阅
复习思考题答案

项目八　团体心理辅导

扫一扫，查阅
本项目PPT、
视频等数字资源

> 【学习目标】
>
> 　素质目标：培养团结、和谐、友爱的态度，提升助人与自助的意识。
>
> 　知识目标：阐述团体心理辅导的特点、功能和理论；阐释团体心理辅导的作用因子；阐明团体心理辅导的阶段；列举每个阶段常用的技术；阐述团体心理辅导设计的内容。
>
> 　能力目标：提升团体心理辅导和团队协作的能力。

【案例导入】

案例描述

陈亮（化名），男性，34岁，985高校硕士毕业，毕业后一直在某科技公司从事研发项目工作，平时性格内向，社交活动较少，未婚未育。2023年年底突发脑卒中，导致身体右侧偏瘫，意识清晰但右侧肢体活动不便，大部分时间需卧床，小部分时间可借助轮椅活动。在康复治疗期间，他情绪低落，睡眠不好，对未来生活感到悲观，康复治疗配合度较低，有时会拒绝参与运动疗法、作业疗法等康复活动。在医生的鼓励下，他连续参加了6次同质性的脑卒中康复患者团体心理辅导。经过团体心理辅导后，他的抑郁情绪得到缓解，睡眠质量得到改善，与病友建立了支持和互助的关系，康复训练的积极性也显著提升。

案例分析

陈亮原本年轻有为，突发脑卒中导致右侧偏瘫，对其造成了较大的心理冲击，出现了抑郁症状，表现为情绪低落、睡眠障碍、悲观自责、意志活动减弱，对康复治疗不配合，对未来失去希望。团体心理辅导为陈亮创造了一个人际学习的微型社会系统，在团体活动中他得到了病友们的互相支持和帮助，增加了对自我潜能的认识，提升了自尊自信，增强了康复锻炼的积极性。团体的力量化解了陈亮的顾虑，为他灌注了希望，他的情绪得到了明显改善，为肢体功能的康复奠定了精神基础。

任务一　团体心理辅导的概述

人类的生活、工作与娱乐都在各种不同的社会团体中产生，许多心理问题都可从团体中的人－我关系里获得新经验而得到解决。团体心理辅导可以为康复患者提供安全感，帮助成员建

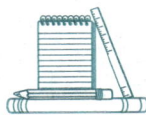

立自我自助体系。康复患者可以在团体中互相支持，学习新的技能，接受新的经验，发展新的适应性行为，促进身心的康复。同时，团体心理辅导相对于个体心理辅导也具有高效、经济等优势，成为临床上广泛运用的一种心理康复方法。

一、团体心理辅导的概念

团体心理辅导又称团体心理咨询，是相对于一对一的个体心理辅导而言的，是一种在团体情境下提供心理援助与指导的辅导形式。由带领者根据成员问题的相似性，或成员自发组成小组，通过共同商讨、训练、引导，解决成员共同的发展或心理问题。

一般的团体心理辅导多由一位或两位团体带领者主持，多位团体成员参加。通过成员之间的人际交互作用，使成员不仅了解自己的心理和行为，也了解他人的心理，达到改善患者不良情绪，纠正错误行为，促进人格成长的目的。

团体心理治疗是以一系列心理治疗理论模式为基础，对心理障碍进行矫治、治疗和人格重建。团体心理辅导与团体心理治疗没有本质的区别，一般被看作一个连续体。团体心理辅导关注的是有心理需求或困扰但未达到心理障碍程度的人群，而团体心理治疗则更侧重于情绪受到严重困扰的人群。在操作和实践中，两者也有许多相似之处，界限不明显和绝对，在此不加以严格区分。

二、团体心理辅导的特点和功能

（一）团体心理辅导的特点

1. 高效性　相对个体辅导而言，团体心理辅导不仅在同一时间内可以辅导更多的患者，节省了人力和时间，而且通过集思广益，探求问题发生后的应对方式，也能够在一定程度上预防问题的发生。

2. 持续性　团体心理辅导设定了一个贴近现实生活的社会情境，在充满信任的良好团体氛围中，通过运用示范、模仿、训练等方法，参加者得以尝试与他人建立良好的人际关系，并逐步形成新的行为模式。相较于个人反馈，团体反馈往往具有更强大的影响力，成员在这样的环境中进行间接学习，且能够将习得的成果扩展并迁移到日常生活中。

3. 影响性　团体心理辅导是以心理辅导理论及团体成员间的相互作用为基础，其过程是多向沟通的。团体的形成突破了个体心理辅导中单一影响的局限，使得每个成员都能对其他成员产生影响。在团体情境下，团体成员在交流信息、解决问题、探索个人价值等方面都能提供和分享丰富的资源。成员可以同时学习和模仿其他成员好的行为模式，从多个角度洞察和认识自己的问题或烦恼。同时，每个成员不仅能接受他人的帮助，也可以帮助其他成员。这种互相影响的方式是立体的、交互式的，其效果非常显著。

（二）团体心理辅导的功能

1. 预防功能　团体心理辅导能有效预防问题的发生。团体心理辅导提供了机会，让成员之间能够彼此交换意见、互诉心声，讨论未来可能遇到的难题及其可行的解决方案，从而增强对问题处理能力的培养，以降低心理问题发生的概率。在团体心理辅导过程中，带领者能够识别出那些需要进一步接受个别辅导的成员，并及时安排个别辅导工作，以防止问题进一步恶化。同时，成员也在团体辅导中逐渐形成了对心理辅导的正确认识，一旦需要帮助，他们能够主动寻求帮助，将心理辅导视为促进个人成长的一条有效途径。

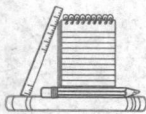

2. 教育功能 团体心理辅导的过程是一个借助成员之间的互动而获得自我发展的学习过程。团体心理辅导高度重视成员的主动学习、自我评估和自我改善，这有利于参加者的自我教育。例如，一些心理康复群体的团体心理辅导，帮助患者认识自我，增强对自我潜能的发现能力，提升自尊和自信，以及康复锻炼的积极性；学会识别、调节和控制情绪，掌握应对压力的技巧，从而化解内部压力和处理外部冲突；学会交往并熟练运用人际交往沟通技巧，与他人建立融洽、协调的人际关系。团体心理辅导促进成员相互交换学习经验，在彼此互动中接受教育。在团体心理辅导中，团体成员通过讨论、交流，彼此传递、分享有关信息和各自解决问题的经验，发现共同的情感，这具有重要的教育意义。

3. 发展功能 团体心理辅导的积极目的在于重视并发展个体的内在需求，以促进人的全面成长。通过团体心理辅导，可以纠正成员错误的认识与行为，培养其健全的人格，清除其成长道路上的障碍，使成员的潜能得到充分发挥，进而促进其心理健康。团体心理辅导能够给予个体正确的启发和引导，满足其社会需要，帮助其形成积极应对问题的人生态度，从而使其对自己充满信心，对未来充满希望，并逐步迈向自我完善。

4. 治疗功能 团体心理辅导具有治疗功能，它可以有效减轻或消除成员的外在的不正常行为。心理学家强调人类行为的社会相互作用。由于团体活动的情景比较接近日常生活与现实状况，因此处理情绪困扰与心理偏差行为时容易收到效果。在团体心理辅导中，个人所面临的问题或困扰可以通过勇敢面对并予以澄清，从而得到有效排解。当成员抱着改变自己的态度而参加团体心理辅导时，这种行为本身就具有积极的治疗意义。

三、团体心理辅导的理论

（一）团体动力学理论

团体动力学通过研究团体的形成与发展、团体内部人际关系、团体的内在动力、团体对其他团体的反应、团体间的冲突及领导作用、团体行为等内容，以探索团体发展的规律。其创始人勒温（K. Lewin）强调，团体是一个动力整体，应作为一个整体来研究。他提出了场论，借用物理学中场的概念来解释心理活动的理论。该理论将人的心理和行为视为一种场的现象，是人与环境的函数，用公式表示为 $B = f(P, E)$。其中，B 代表行为，P 代表个人，E 代表环境（特指心理环境），它是一个整体，其中每一部分都与其他各部分相互依存。经过不断的发展，团体动力学已经形成了丰富的内容。其研究成果对团体辅导的发展产生了重要影响，是团体辅导的重要理论基础，并为团体辅导过程中团体气氛的创设、带领者作用的发挥等提供了重要的理论指导。

（二）社会学习理论

社会学习理论是在行为主义的"刺激－反应"学习原理基础上发展起来的一种理论，它着重阐明了个体如何在社会环境中进行学习。该理论认为，人们通常是通过观察并模仿他人的行为来形成一种新的行为模式，尤其是在社会生活中对各类行为进行观察学习。这种观察学习同样适用于攻击行为和适应行为。为那些心理适应不良的团体成员提供多个可供模仿的正面榜样，将有助于他们改变不适应的行为。团体辅导为成员创造了一种特殊的情景，在这个团体中，充满了理解、关爱和信任，这种环境的变化必将促进个体行为的积极改变。

（三）人际沟通理论

人际沟通是指人与人之间通过运用语言或非语言符号系统来交换意见、传达思想、表达情感和需求的过程，它是人们交往的一种重要形式和基础。团体心理辅导的过程本质上就是一种

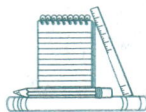

人际沟通相互作用的过程，人际沟通研究的成果在很大程度上适用于团体辅导的情境。这些研究成果为团体辅导过程中人与人之间如何交往、如何增强沟通效果、建立良好人际关系、避免或减少交往障碍提供了大量有价值的参考信息，也为团体带领者在选择团体沟通方式、观察与指导团体成员沟通、增进自我及他人了解、在和谐的人际关系中促进成员成长等方面提供了具体的方法和技巧。

（四）社会支持理论

社会支持是指个体从他人或社会网络中得到的一般或特定的支持性资源，包括物质性支持、情感性支持及网络支持等。社会支持可以帮助个体应对生活和工作中遇到的问题与危机，进而增进心理健康。团体辅导所营造的团体情境，能够为团体成员提供建立和维持社会支持的机会，使成员在团体中能够相互理解和支持，从而增强信心、增添力量，并促进相互学习。

四、团体心理辅导的作用因子

团体心理辅导是一种非常有效的心理辅导手段，其不仅与个体心理辅导效果相当，而且能更高效地利用精神健康医疗资源。欧文·亚隆在团体心理治疗的实践与研究过程中提出，提高团体心理治疗有效性的疗效因子共有 11 个，它们之间是互相依存的，而这 11 个因子也是团体心理辅导中非常重要的作用因子。

（一）灌注希望

灌注希望和维持希望在任何心理辅导中都是至关重要的。在团体心理辅导中，心怀希望的来访者更愿意深度参与。当团体成员和带领者都抱有积极期望时，心理辅导取得积极结果的可能性会更高。在心理康复的团体中，患者在看到自己和他人的进步及康复效果后，会心生希望，从而更积极地投入团体活动和康复治疗中，展现出更强烈的康复意愿和行动。

（二）普遍性

多数人最初进入心理辅导时会有很多忧虑，认为只有自己是不幸的，只有自己有某种严重或不被接受的问题、想法、冲动和幻想。在团体辅导中，特别是在早期阶段，缓解成员的这种独特感会使他们感到宽慰。当听到其他成员袒露类似的感受和痛苦时，成员间的共鸣油然而生，感觉与这个世界有了更多的关联。普遍性有助于缓解患者的病耻感和孤独感。在心理康复同质性团体中，成员由于有着共同的经历，都饱受疾病的困扰，患者了解到团体内疾病的相似性后，能够缓解心中的孤独感，循序渐进地接受自己的疾病现状，进而促进不良心理与行为方式的转变，帮助患者以积极的态度应对疾病。

（三）传递信息

传递信息包括由带领者提供的针对心理健康、疾病康复等知识的教导式指引，以及团体带领者或其他团体成员给出的忠告、建议或直接指导等。

1. 教导式指引 对于特定的心理康复的团体，如慢性疼痛患者、脑卒中患者等，这些团体除了提供成员之间的相互支持，还会进行心理及疾病教育，直接向患者传授一些有关疾病本质或生活情境方面的指导。在团体的初始阶段，教导式指引通常起到纽带作用，直至其他疗效因子逐渐显现其效用。

2. 直接建议 主要指来自团体成员的直接建议。在早期阶段，有成员直接给出建议是很常见的现象，但具体的建议通常不能直接对团体成员产生影响。然而，提出建议的过程本身可以体现出成员间相互的兴趣和关心，从而间接带来益处。

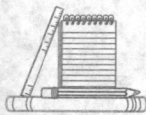

（四）利他主义

在团体心理辅导中，成员们通过付出往往能够有所收获。当成员意识到自己对别人有价值时，会产生一种全新的体验，进而自尊也会得到提升。利他主义中的互谅互让精神鼓励成员在接受帮助与提供帮助的角色之间灵活转换。在利他行为中，患者还能提升对生命意义的认识。许多抱怨生命缺乏意义的患者，往往习惯沉浸于病态的自我关注之中，然而，当他们开始超越自我，专注于自我之外的他人或他物时，便会逐渐感受到生命的意义所在。对于面向患有危及生命的疾病的病人团体而言，关注生命意义和利他主义是团体心理辅导中尤为重要的组成部分。

（五）原生家庭的矫正性重现

在团体心理辅导的情境中，人际互动的模式与家庭环境有着诸多相似之处。这里存在着类似家庭中有权威地位的父母与同辈兄弟姐妹的角色分配，包含深度的人际暴露、强烈的情感、深层的亲密感及敌对和竞争的感受。成员会在团体中重现原有的关系模式和感受，团体带领者必须对成员固化的角色不断地进行探索和挑战，同时制定出一套鼓励个体研究自身关系及尝试新行为的团体规则。

（六）发展社交技能

了解自己在人际交往中言谈举止的意义，是人际学习的核心，能使人受益。经过团体心理辅导的成员会习得相对成熟的社交技能。具体而言，他们能够学会如何高效地倾听和回应他人，有效掌握解决冲突的方法，同时更擅长于辨识、感受并传达共情，而非仅凭个人臆测行事。

（七）行为模仿

团体带领者会通过示范作用来影响团体成员的沟通模式，如自我开放、提供支持、及时且带有关怀的回应等。团体成员不仅可以向带领者学习，还可以从观察其他成员解决问题的过程中获益。在团体辅导中，某些成员通过观察另一个有类似困扰的成员的行为，也能获得启发和帮助。

（八）人际学习

人际学习源于团体成员间的互动，成员们在此过程中发现他们的言行对他人的影响。通过领悟，他们能意识到自己是如何形成这种特定的行为交往模式，并理解这些特有的交往模式是如何作用于现实生活的。通过团体成员间的坦诚相待、反馈和相互支持，成员能够改善自身的行为交往模式。

（九）宣泄

宣泄是指将心中紧张的情绪释放出来，团体中的成员可以通过口头或非口头的方式表达他们的感受，从而缓解内心的痛苦。此外，宣泄还可以指成员对自己获得的顿悟和自由之感进行表达。成员可以通过哭、呐喊、写作等不同的形式来表达他们的想法、恐惧和感受等。

（十）团体凝聚力

凝聚力是指一种状态，在这种状态下，团体成员因身处团体中而感到温暖和平静，体验到归属感，并认为自己对于团体是有价值的。无论他们暴露自己的何种经历或隐藏的一面，都能得到团体中其他成员无条件的接纳和支持。相比其他地方，成员能在团体中感受到更多的安全感。

（十一）存在意识因子

帮助成员深化自我认知，认识到自己的价值与存在的意义，使他们意识到，生命中的某些痛苦与终将到来的死亡，是无可回避的现实。无论与他人的关系多么亲近，每个人都必须独立

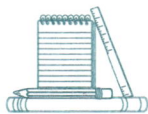

面对自己的人生。面对生与死，要更诚实地生活，不被琐碎事务所羁绊，同时还需要认识到无论外界给予多少指导和支持，个人都必须为自己的生活方式承担起全部责任。

知识链接

意义疗法

　　弗兰克尔是奥地利著名的精神医学家与心理学家，他提出了意义疗法。该疗法以存在主义哲学为思想基础，弗兰克尔认为，人是由生理、心理和精神三方面的需求满足相互作用、统合而成的整体。生理需求的满足使人能够存在，心理需求的满足带来快乐，而精神需求的满足则赋予人价值感。对生命和生活意义的探索与追求，构成了人类的基本精神需求。在罹患重病、绝症，或遭遇生活挫折，经历年老孤独，或面对环境剧变时，一些人往往会感到生活目标丧失，对生命的意义感到困惑，从而产生"存在性挫折"或"存在性空虚"的心理障碍，表现出对生活的厌倦、悲观失望或无所适从的情绪。意义疗法正是为解决这一问题而生，它旨在帮助人们寻找并发现生命的意义。弗兰克尔提出，获得生命意义的途径主要有三个：通过创造和工作；通过体验意义的价值；通过对不可避免的苦难所持有的态度。

任务二　团体心理辅导的阶段和主要技术

　　团体心理辅导会经历创始、过渡、工作、结束四个阶段，每一个阶段都是连续的、相互影响的。深入了解并掌握各个阶段及其特征，对于准确把握团体活动的脉络，以及有效引领团体活动朝着积极健康的既定目标迈进，具有至关重要的作用。

一、团体创始阶段及技术

　　团体的创始阶段是团体定向与初步探索的时期，这一阶段需要完成多项任务，包括确定团体的结构、促进成员间的相互熟悉、建立成员间的信任感、探讨成员的期望，以及形成团体的基本规范等。在此期间，成员最为关键的心理需求是获得安全感。

（一）团体创始阶段的特征和任务

1. 创始阶段团体的特征

（1）团体结构松散　团体初创时，由于团体成员还不了解团体目标、规则及自己在团体中的角色，他们与其他成员的接触相对有限，因此团体尚未形成稳定的结构。

（2）人际沟通表面化　团体创始阶段的一个显著特征是成员间的接近与逃避并存。成员们开始接触、互相认识，但同时又倾向于保持一定的距离，以保护自己的个人空间。在初入团体时，成员们往往会展现出一种"公众形象"，表现出社会普遍接受的行为和特点。

（3）成员有复杂情绪体验　在这一阶段，成员们往往会有复杂的情绪体验。一方面，他们对团体感到新鲜和期待；另一方面，他们也可能产生害怕和未知的焦虑。成员们可能会有很多疑问，例如，"带领者是否喜欢我？""我在团体中所说的话是否会被接纳？""他们是否值得信任？"等。

2. 创始阶段带领者的任务

（1）建立信任感　带领者应尽力在团体成员间建立信任感，鼓励成员们勇于表达他们的真

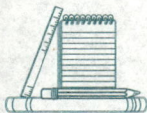

实感受，包括在团体里的担心、困惑和不安等情绪。

（2）自我介绍 带领者给成员留下的印象应是真诚、具有亲和力，并能给人以安全感。带领者自我介绍的方式会对团体的整体气氛产生深远的影响。

（3）说明和制定团体规则 带领者需要为团体的发展做好充分的准备，清楚、明确且简洁地向成员们说明团体的基本规则和要求。

（4）确定团体目标和个人目标 带领者应向成员们明确阐明团体的整体目标，并帮助成员们确定、澄清和建立有意义的个人目标。

（5）明确团体成员的责任 带领者应明确告知团体中的每个人，他们对团体的发展都起着积极的作用，并强调团体需要每个人的积极参与和投入。

（6）签订团体契约 契约是团体成员与带领者之间达成的协议。契约的签订可以是口头的，也可以是书面的，这取决于团体成员的习惯和带领者的要求。签订契约是一个协商的过程，通过这个过程能够加强成员与带领者、成员与成员之间的沟通与理解，协商本身也体现了团体中所有人的平等参与。

（二）团体创始阶段的主要技术

在团体成立之初，由于团体成员间尚不熟悉，团体带领者需要在团体中发挥更多的引导和示范作用，运用团体技术来增进团体成员之间的信任和沟通，以便营造出温暖、安全的团体氛围，从而有效地推动团体的健康发展。

1. 相识技术 也称开启技术，是指能尽快、轻松、高效地使团体成员相识，建立对团体的信任所采取的方式与技术。采用这种技术可以激发成员的参与度，并将其转化为积极的团体动力。相识技术有语言和非语言两种形式，活动方式也有多种。至于采取何种形式，要根据团体的结构、成员的特征而定，如不同形式的自我介绍、互相介绍等。

2. 分组技术 在团体辅导的过程中，常常需要将团体分成 6～8 人一组。分组看似简单，实则不易。良好的分组方法不仅能组建适合谈话的小团体，还能产生积极的效果。例如，报数随机组合法、生日随机组合法、同类组合法、内外圈组合法、活动随机组合法等。

3. 让成员参与团体的技术 采用一些原则来促动、协助和推动团体成员主动、积极地参与，使他们在团体经验中有所收获。①鼓励成员关注自己的感受，主动、积极地参与并表达自己的感受；②倾听并关心他人，尽可能给予适当的回应，但要避免给出忠告或建议；③合理、适当且不具有攻击性地表达正面、负面的情绪；④时常反思团体的活动是否能增强成员的动机，团体的行为是否有助于实现团体的目标；⑤每位成员都应承担起领导和促进团体发展的责任。

4. 处理成员负面情绪的技术 ①处理成员的焦虑、害怕情绪，建立信任感。带领者应适当地示范、引导，还可以运用一些催化性的活动，帮助团体打破陌生感，鼓励成员表达个人感受。②处理成员的防卫或抗拒行为。在团体辅导初期，成员自然会有防卫或抗拒的行为，如将焦点放在他人身上而少谈自己，使用概括性语言（如"大家都""你们"等），或不参与、沉默等。带领者需敏锐地觉察并尊重成员的此类行为，为他们提供表达此类行为内在情感的机会，主动带头示范性地表达自己的感受，但不应责备成员。

二、团体过渡阶段及技术

团体在过渡阶段是以成员的焦虑和各种抗拒形式为典型特征的。在这个阶段，团体成员将面临抗拒的情绪以及矛盾和冲突，会产生一些焦虑和不安。团体带领者要主动介入，鼓励成员认识并表达他们的焦虑，帮助他们了解如何处理遇到的问题。

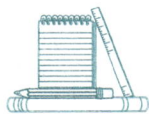

（一）团体过渡阶段的特征和任务

1. 团体过渡阶段的特征

（1）**焦虑和防卫增加** 焦虑主要源于成员害怕别人过于了解自己，担心受到批评或误解。此外，由于对团体情境中的目标、规范及所期望的行为缺乏明确的认识，他们可能会通过对自己和对团体的怀疑来表达这种焦虑。然而，随着成员对其他成员和带领者逐渐建立起充分的信任，他们能够慢慢公开地袒露自己的个人问题，进而缓解因让别人了解自己真实目的而产生的焦虑。

（2）**出现矛盾冲突与控制行为** 过渡阶段的主要特征是消极的评估和批评，团体成员可能会对他人采取较为批判性的态度。成员的控制行为包括竞争、敌对、争取领导地位、频繁讨论决策和责任分派的程序等。在这个阶段，带领者首先要认识到矛盾冲突的存在，才有可能有效地处理和解决问题。虽然矛盾冲突是不可避免的，但通过妥善解决矛盾冲突，可以增强成员之间的相互信任。

（3）**团体成员挑战团体带领者** 团体中的矛盾冲突往往与带领者密切相关，团体带领者可能会在个人和专业层面受到挑战。带领者可能会遭遇如"太严厉""能力不足"等指责，还可能被要求透露过多的私人信息，或者遭遇成员对其控制范围的反对等。团体成员向带领者提出异议和挑战，这通常是团体成员走向自主和成熟的重要一步。在这个过程中，绝大多数成员会体验到一种依赖与自我驱动之间的冲突。

（4）**团体成员表现出抗拒行为** 抗拒行为是指个体为了避免对个人问题或痛苦体验进行深入探索而采取的行为。在团体中，抗拒行为的出现是一种不可避免的正常现象，因为它是成员保护自己的一种方式。处理抗拒行为的有效方法是将其视为团体历程中的正常环节，带领者应承认抗拒行为是成员在面对冒险行为或尝试新行为时的一种自然反应。带领者应以开放的心态和接纳的态度，鼓励成员正视并接受他们所感受到的任何犹豫和焦虑。

2. 团体过渡阶段带领者的任务

在团体过渡阶段，带领者需要以一种谨慎且敏感的方式，选择恰当的时机来采取有效的介入措施，既要为成员提供必要的支持，又要给予他们适度的挑战。如果能成功地经历和解决这些团体内冲突，就能获得推动团体工作向前发展的真正凝聚力。带领者的任务包括以下方面。

（1）引导团体成员认识和表达焦虑情绪的重要性。

（2）协助团体成员认识到他们采取自我心理防卫反应的方式，鼓励大家在团体内部直面并处理抗拒情绪。

（3）要敏锐捕捉抗拒的微妙信号，并向全体成员阐释，适度的抗拒情绪是人之常情，且具有其积极面。

（4）要明确指出那些意图掌控局面的明显行为，教导成员如何主动承担起引导团体发展方向的责任，促进团体内部的自我管理和责任感。

（5）面对任何针对个人（无论是作为普通人还是专业带领者）的挑战，应以坦率和真诚的态度积极回应，为团体成员树立榜样。

（6）帮助团体成员解决任何可能影响他们获得自主能力的问题和现象。

（二）团体过渡阶段的主要技术

1. 处理防卫行为的技术 防卫行为的表现为逃避倾向，即将注意力的重点放在其他成员身上或一些与己无关的事情上，不愿面对自己和自己的内心反应，对团体缺乏投入，言语表达不切实际，使用过度概括性的语言，行为上表现出不合作，甚至有意造作表演等，以此来逃避个人内心的探索。带领者必须具备识别防卫行为的能力，善于通过观察成员的言谈举止发现存在

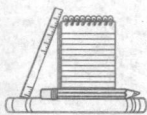

防卫心理的成员，并采用直接对话或邀请他们分享在团体中的真实感受的方式，而非通过批评或贴标签式的面质调整其防卫和抗拒心理。例如，团体中一个成员说："在这里，没有人愿意真正说出自己的想法，也不会替别人着想，每个人都不相信做这些对疾病康复有帮助。"这个成员使用了概括性的语言，如"没有人""每个人"。此时，带领者可以采用陈述、提问和建议等技巧直接与他对话，以促进其防卫行为的转变。例如，"我注意到你刚才说的话，能否尝试把'我'这个字放在每句话的开头？看看这样表达与你刚才的说法有什么不同？"

2. 处理冲突的技术　在团体过渡阶段，冲突是难以避免的。团体内冲突的发生常常是团体内沟通不畅、成员间缺乏坦诚与信任，以及带领者未能针对成员的需求与期待作出适当回应的结果。团体带领者对过渡阶段可能出现的冲突必须有充分的心理准备。当冲突出现时，应深入了解冲突行为的意义及其对团体的影响，并采取直接面对的方式，给予及时且恰当的回应。例如，当成员中有人说："小 A 可真自私，我不喜欢听他说话。"带领者可直接回应："请说明一下你为什么会有这种想法，以及在说出不喜欢之前，你的情绪是什么样的？"

3. 应对特殊成员的技术

（1）应对沉默型成员　有些团体成员虽然参加了团体活动，但并未积极参与其中，更像是个旁观者，常常保持沉默状态。作为团体带领者，首先，要认识到沉默现象并非都是消极的、破坏性的，它有时也可能是正面的，表示一种默许或支持的行为。其次，要了解沉默的具体原因，判断是否需要采取措施加以处理。再次，选择适当的应对方法：对于性格内向的人，应多鼓励他们发言；对认知存在偏差的人，可以通过个别会谈，帮助他们改变不合理的观念，并引导团体其他成员关心他、鼓励他；如果是辅导过程中沟通不畅而引起的沉默，带领者要及时发现，以身作则，想方设法排除障碍和干扰。最后，团体带领者可以不时地指出沉默者的非言语行为——如来访者的姿态或举止所反映出的兴趣、紧张、悲伤、厌烦或愉悦——从而帮助他们更好地融入团体。

（2）应对依赖型成员　有些团体成员在团体中表现出明显的依赖心理与行为，事事征求别人的意见，缺乏主见，处处寻求别人的保护，表现得无助且怯懦。团体带领者在团体辅导过程中，首先，要及时调整自己的角色定位，多让团体成员承担责任，充分发挥团体的作用，以提升成员的主动性和独立性；其次，对表现出依赖行为的成员，要及时提醒他们观察并学习别人独立成熟的处事方式，并协助他们改变对自己的错误认知；最后，对于那些乐于被他人依赖的成员，要协助他们探讨这种行为背后的原因，并促使他们作出改变。

（3）应对带有攻击性行为的成员　有的成员在团体辅导过程中表现出攻击性行为，如贬损、讽刺他人，或对团体提出过分的要求。当团体中出现这类成员时，带领者先要分清个别成员带有攻击性言行背后的原因，然后再考虑处理方法。有效的方法之一是个别辅导，同时协调团体成员间的坦诚沟通，以营造和谐的团体氛围。

（4）应对喜欢引人注意的成员　在团体辅导中，有的人总是抢先发言；有的成员或者滔滔不绝，使别人没有机会表达，或者吹嘘炫耀自己。团体带领者在分析原因的基础上，可采取以下措施：采用机会均等的方式，自然选定先发言者，以控制先发制人者；创造条件使团体成员相互尊重、共情、真诚相待，在安全而温暖的人际关系中可降低焦虑与防卫心理；对于以自我为中心的人，可以增加与其个别的接触和提醒，帮助他们更好地融入团体。

三、团体工作阶段及技术

团体工作阶段也称凝聚力阶段，此阶段团体发展稳定，团体内气氛自由且安全，该阶段是

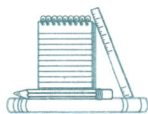

团体4个发展阶段中工作过程最长的时期。

（一）团体工作阶段的特征和任务

1. 团体工作阶段的特征

（1）团体凝聚力增强　团体凝聚力包括团体的吸引力、满意度、归属感、包容度和团结等指标，为团体提供了持续向前发展的动力，工作阶段团体凝聚力显著增强。

（2）成员对团体充满信心和希望　成员感受到团体对自己的接纳，不仅自己对团体产生了信赖感，同时也观察到他人的真心流露、坦诚分享、关怀与承诺，因此对团体有了更强的信心，心中满怀希望。

（3）成员愿意自我表露　当进入团体工作阶段，成员的自我表露是内在自我即真实自我的表露，他们可能会愿意表达一些较为冒险的和极具挑战性的问题。

（4）此时此地　团体在工作阶段，能够互相信任、接纳和认同，能够开始坦诚分享，将此刻当下实际感受表达出来，不掩饰地反映团体此时此地的情况与氛围。

（5）承诺与改变　成员已经从矛盾中解脱出来，他们不再愿意防卫和掩饰自己，而是更愿意与团体融为一体，开始愿意作出承诺和改变，为团体和自己负责。

（6）认知重建　在充满关怀、接纳和温暖的团体氛围中，成员有机会将内心的情绪表达出来。他们对自己的困扰进行深入分析，并重新认识和解释，从而加深了对自己的客观了解及对问题的正确认知。

（7）实验的自由　团体提供了一个安全的环境，在接纳、理解和支持的氛围中，成员可以大胆地发挥创意，改变自己，练习或实践新的行为，并将这些新学到的行为应用到团体之外的实际生活中。

2. 团体工作阶段带领者的任务

（1）协助成员更深入地认识自己　在和谐且充满接纳性的团体氛围中，成员更愿意深入地探索和表露自己的内心世界。带领者应借此契机，协助成员进行更深层次的自我探索、自我认识和自我接纳。

（2）鼓励成员相互尊重和关怀　在工作阶段，团体成员相较于之前，更愿意表露深层次的自我。当某位成员分享自己的困扰或伤痛时，带领者需及时鼓励其他成员展现出尊重与关怀的态度。

（3）鼓励成员相互帮助　团体拥有多方面的信息和资源，带领者应鼓励成员互为资源，积极分享各自的经验、知识和技能，相互扶持与帮助。

（4）善用面质技术　面质并非敌意的攻击或惩罚，而是基于关心、认同感和真诚的建设性挑战。它以充分的信任为基础，旨在帮助成员洞察阻碍自身成长与自我实现的矛盾、防卫机制和盲点，从而实现个人成长目标。

（5）协助成员把领悟转化为行为　成员通过团体辅导，对自己与环境的关系有了全新的理解和领悟。带领者应帮助成员将这些领悟和认识转化为具体的行动。例如，当某个成员领悟到自己的疾病并非没有希望，而是需要接纳当下并积极面对时，带领者可协助其将这一新认识转化为实际行动。

（6）协助成员解决个人问题　带领者应通过澄清、分析和诊断问题，协助成员建立合理目标，并共同探讨解决策略与方法。同时，还需评估这些策略与方法的价值，并鼓励成员将其付诸实践。

（7）继续示范有效的行为　带领者应持续为成员展示适宜性行为，与成员分享个人感受，

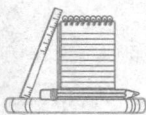

继续为成员树立正面榜样。

（二）团体工作阶段的主要技术

团体工作阶段，成员彼此谈论自己或他人的心理问题和成长经验，争取得到别人的理解、支持、指导；利用团体内人际互动反应，发现自己的缺点与弱点、存在的不足，并努力加以纠正；同时，将团体作为实验场所，练习改善自己的心理与行为，以期能够将这些改善拓展到现实社会生活中。

1. 团体活动的技术 团体工作阶段，带领者常常会选择一些有价值的团体活动，如自我探索、价值观探索、相互支持等活动，并通过活动后的交流分享来帮助团体成员成长。团体活动是团体成员互动的媒介，也是实现团体目标的工具。至于团体采取何种方式互动，应根据团体目标和成员特点来选择。例如，对于行动能力不便的成员，可能不适合采用一些动态的练习；而对于青少年，则需要配合趣味性更强的团体活动。

2. 团体讨论的技术 团体讨论是工作阶段运用最普遍的方法，其主要目的在于沟通意见、集思广益、解决问题。在团体中，如果成员能以坦诚的态度积极参与讨论，接纳并尊重成员的不同意见，与他人切磋商榷，效果将会更好。团体讨论的具体方法如下。

（1）圆桌式讨论 是一种比较民主的方式，成员围圆桌而坐，彼此容易熟悉，容易营造和谐的气氛，从而引发深入的讨论。

（2）分组讨论 将团体成员分成若干小组，分别讨论同一主题，然后综合各小组的讨论结果。在团体内，由各组代表发言，其他成员可补充。

（3）陪席式讨论 一般先由一位专家作引导发言，再让团体成员针对专家意见发表自己的见解。

（4）辩论式讨论 团体成员就一个讨论话题分成正反两方，成为意见对立的两组。然后，各成员再根据自己所在方的立场，与对方进行辩论。

（5）脑力激荡法 此方法能促使成员深入了解他人的不同意见，进而有助于拓展自身的思考空间；增强团体内部的合作精神；发挥集体力量找到多种解决问题的方法及途径。

3. 角色扮演的技术 角色扮演是指用表演的方式来启发团体成员对人际关系及自我情况有所认识的一种方法，包括心理剧和社会剧两种表演方式。心理剧主要处理某人对他人的态度，如患者对家人的态度；而社会剧则主要处理某人对社会的态度，如对精神疾病患者的偏见等问题。在角色扮演活动中，团体成员通常会扮演日常生活问题情境中的角色，通过这种方式，成员们可以将平时压抑的情绪通过表演得以释放和解脱，同时可以学到人际关系的技巧，并获得处理问题的灵感，进而能够在实践中加以练习。角色扮演的程序如下。

（1）事前沟通 带领者应向团体成员详细解释角色扮演的价值，确保成员有所了解，并充分激发其参与的热情。

（2）情境说明 对将要扮演的情境及其具体特征进行详细说明，给予成员充分的机会提问并提出建议。

（3）角色选择 带领者应鼓励成员自愿选择扮演各种角色。若某些角色无人问津，带领者可适当引导或暗示某些成员来扮演。

（4）即兴表演 在情境明确、角色分配完毕的前提下，带领者应协助成员深入了解自己所扮演角色的特点，鼓励他们根据自己的理解和方式自由发挥，台词和表演方式均可自行决定，鼓励即兴创作。

（5）观众观察与反馈 若剧情人物较少，团体其他成员可作为观众观看表演，并分析演员

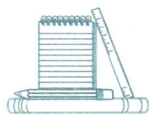

的言行举止。表演结束后，观众可提出个人见解和意见。

（6）表演结束后共同讨论 若扮演者觉得无法继续或带领者认为已达到预期目的，则可适时停止表演。带领者应引导每个表演者分享自己的感受和体验，并相互提出建设性意见。最后，由观众发表看法和反馈。

（7）重演或再演 为了使团体成员对某种角色有更深入的理解和讨论，可以让原扮演者重演或换人再演。扮演者可参考之前的讨论意见，尝试采用不同的方法和方式表演。

（8）角色互换 如果某位成员对某种角色持有强烈的否定情感，可以建议他尝试扮演该角色。这既有助于他从不同角度审视情境，又能促进他理解和体会对方的心情和立场，从而获得自我反省和成长的机会。

（9）总结 带领者应组织团体成员对整个活动进行总结，讨论各自的体会、感受和收获，相互启发、相互支持。

4. 团体行为训练技术 团体辅导中行为训练是通过带领者的示范和团体成员之间的人际互动来实现的。具体包括放松训练、自信训练、情绪表达训练、打招呼训练等。

（1）团体行为训练技术的原则 ①由易到难：最重要的原则是将复杂的行为分解为多个简单的行为，即先从容易做到的行为训练开始，然后再以渐进的方式，逐步训练较困难或复杂的行为。②提供示范：行为训练是成员在特定情境中练习做出适应行为的最基本方法。训练时，成员不仅可以试着用适当的语句、情感和自我陈述来表达，还可以练习适当的动作。为了避免成员在训练时获得负面的经验，团体带领者应做好示范工作。③及时强化：每次行为训练后，团体带领者都应该对团体成员的表现进行总结，对行为训练的效果进行评价，以强化积极和适应性的行为。

（2）行为训练的一般步骤 ①情境的选择与描述：由团体带领者或成员简单描述一个情境，确保其他成员能清楚地了解问题。情境必须具有互动性，含有一个明确的关键时刻，且其引发的反应是不愉快、不喜欢且焦虑不安的情绪。②目标设定与风险评估：明确在该情境下想要实现的目标，并评估为实现目标所愿承担的风险。③团体讨论与分享：团体成员需列举在这种情境下可能产生的各种反应，并自由地、有创见性地相互提出建议。此时无须评估各种建议的可行性，只需充分收集资料。④示范：团体带领者可以指定一位成员扮演情境中的一个人物，另一位成员扮演遇到问题的人，使真正提出问题的人可以通过他人表演了解别人对于该情境的反应和处理方法。⑤正式训练：团体成员两人或多人一组，公开练习自己在特定情境中的反应，然后互相评估，并提出反馈意见。⑥综合评估：团体带领者对情境进行分析，对成员的训练进行总结，并对合适的行为给予鼓励和支持。

四、团体结束阶段及技术

结束阶段的目的是要巩固团体辅导的成果，并做好分别的心理准备。

（一）团体结束阶段的特征和任务

1. 团体结束阶段的特征

（1）产生分离焦虑情绪 在团体辅导结束阶段，一些成员会出现分离焦虑、离别的伤感和失落，同时他们也想利用最后的机会表露自己的希望、害怕的情绪，以及对别人的感受。

（2）对外界适应的担忧 在进入团体前，多数成员在现实生活中存在适应不良的问题。当他们在团体中感受到温暖和尊重时，便对团体产生了强烈的归属感；而当面临回归现实生活时，会对外部世界产生焦虑不安的情绪。

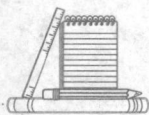

（3）出现行为退缩现象　一般而言，在结束阶段，团体目标已经达成，成员意识到团体即将结束，团体的影响力会减弱，团体规则也会有所松散。此时，可能会出现行为退缩现象，成员不再以高昂的热情参与团体活动。

2. 团体结束阶段带领者的任务

（1）认真处理离别情绪　带领者在团体结束前要告知成员团体即将结束，让成员在心理上有接受离别的准备。同时，要鼓励成员将担心、伤感和失落表达出来，并提醒成员团体结束的积极意义。

（2）协助成员适应外界情境　团体成员通常渴望外界能以团体内那种真诚互动、相互接纳及尊重的态度对待他们。带领者必须让成员了解，期望别人改变，必须自己先作出改变，并通过自己的改变去影响他人。同时，协助成员整理学习成果，并应用到实际生活中。

（3）处理尚未完成的工作　在团体过程中，带领者或成员可能有些预先要做的事情，或想做但来不及做的事情，需要在最后结束时进行处理。

（4）继续给予和接受反馈　在整个团体活动进行的期间，成员之间始终保持着相互反馈的良好习惯。当即将结束时，成员们还会相互提供最后的反馈意见，以此作为自我提升的参考。在某些团体中，成员们还会自发地讨论如何在团体之外继续相互扶持，将所学应用于日常生活中，实践他们所做的改变。对于这样的积极态度，团体带领者应当给予充分的鼓励和支持。

（5）提醒保密原则　最后结束时，带领者需要再次强调保密原则，提醒成员离开团体后，不对外议论团体心理辅导过程中发生的事情和讨论的内容，不向外透露成员的个人隐私，尊重他人，维护他人的权益。

（6）提供继续学习或进一步服务的资源　如果成员有兴趣或有必要继续学习和接受进一步的咨询或治疗服务，带领者应提供相关资源以供成员选择和使用。

（7）评估团体效能　评估的方法可以是定量分析，也可以是主观报告。还可以听听成员对团体的意见和感受，如"团体心理辅导对你有哪些启发""团体心理辅导对你有什么帮助"等。

（二）团体结束阶段的主要技术

1. 聚会结束技术　每次团体辅导结束时，带领者应预留至少10分钟，采用一些技术确保顺利收尾，包括通过邀请成员自我总结、带领者总结、布置家庭作业，以及预告或强调下次聚会的时间、内容、安排结束的活动等。

2. 预告团体结束技术　在团体即将结束前的一两次活动中，带领者应预先通知成员，这能使成员提前有所心理准备，珍惜在团体的剩余时间，及时解决遗留问题，并讨论分离情绪、整理学习成果、制订或调整行动计划。

3. 团体历程结束技术　团体辅导的圆满结束需精心策划。常见的团体历程结束技术：①结束前，成员间互赠小礼物、道别与祝福；②带领者简对团体辅导做简要的回顾与总结；③团体成员自我反省角色表现、目标达成情况及个人感受；④展望未来，帮助团体成员明确后续行动方向，巩固辅导成效。

4. 团体活动结束技术　带领者可通过直接告知或组织特定团体活动，如"真情告白""祝福卡交换"等，促使成员回顾所学、相互反馈，并满怀希望展望未来。同时，也可举行"大团圆""联欢会"等活动，在轻松愉快的氛围中互相道别，互致珍重。

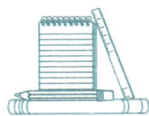

知识链接

互助关爱，传递爱的力量

博爱互助会的秘书长程福芝是一位抗癌成功者。在与癌症抗争的过程中，她坚定了要将曾经获得的温暖回馈给社会的决心。她希望为恶性肿瘤患者营造一个大家庭，让大家交流各自在抗癌过程中的经历、经验和体会，通过博爱互助，更好地面对未来的生活。林女士夫妇是博爱互助会成立后首对成功抗癌的夫妻。除了协会提供的医疗救助金，程秘书长还凭借自己成功战胜乳腺癌的经历，鼓励他们调整心态，积极配合医生的治疗，逐渐克服内心的恐惧。

互助会成员们还会定期开展交流活动。在轻松的氛围中，成员们的疑惑可能会迎刃而解，心中的苦恼也能得到宣泄。例如，会员张扬芝曾战胜6种癌症，她现身说法，向在座的病友们传达了战胜病魔的信心是最为重要的理念。这样的互动让会员们在交流过程中认识自我、完善自我、发展自我，使他们变得更加坚强开朗。有些会员在同伴们的鼓舞下，还完成了人体器官（包括遗体、组织）捐献的志愿登记，成为一名器官捐献志愿者。

任务三　团体心理辅导方案的设计

团体心理辅导方案是团体心理辅导顺利进行的有效保证。团体带领者依据方案周密地组织和实施团体计划，并评估和不断改进团体方案，才能有效地带领团体发展，促进团体成员的积极变化，实现既定的辅导目标。

一、团体心理辅导方案设计内容

1. 团体性质与团体名称　团体性质需明确说明该团体是结构式、半结构式还是非结构式；是发展性、训练性还是治疗性；是开放式还是封闭式；是同质还是异质等。团体名称的设计需符合团体性质、团体目标及对象特征，力求新颖、生动，且具吸引力，切记避免产生"标签效应"。

2. 团体目标　团体辅导目标包括整体目标、阶段目标和每次聚会的具体目标。具体而言，指经过团体辅导后，成员在认知、情绪和行为方面应达成的改变。

3. 团体带领者　团体辅导方案书应明确团体带领者的基本资料，如带领者与协同带领者的身份、基本经验与背景是否适合、受过何种团体训练，以及曾经带领过的团体类型。

4. 团体对象与规模　团体计划书需明确招募成员的类型（如性别、年龄、身份、问题性质等）、来源、人数、招募与甄选方式。以治疗为目标的团体辅导人数不宜多，一般5～8人；以训练为目标的团体辅导人数10～12人；以发展为目标的可适当多一些，通常12～20人。

5. 团体活动时间及频率　包括团体时间的总体安排、进行时间、所需时间、次数、间隔时间、每周几次、每次时长等。团体持续的时间、聚会频率及每次时长取决于团体类型及成员。一般认为，6～15次为宜，每周1～2次，每次1.5～2小时，持续3～10周。

6. 理论依据及参考资料　团体辅导设计必须有理论支持，这是团体辅导方案形成的关键。每一个团体辅导方案都是团体带领者依据其所选定的理论而设计的，可以是咨询心理学的流派（如现实治疗、理情治疗、心理分析）或特定对象的适应理论。

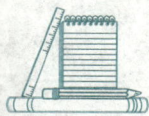

7. 团体活动的场所 团体活动场所应满足以下基本要求：避免成员分心，即在没有干扰的条件下集中精力；有安全感，保护成员隐私；有足够的活动空间，可随意走动、活动身体、围圈坐；环境舒适、温馨、优雅，使人情绪稳定、放松。

8. 团体评估方法 一般而言，团体辅导评估包括过程与结果评估、团体互动状况与个别成员评估、评估方法或工具，以及预定评估的时间等。

9. 团体辅导设计 团体辅导方案包括总体方案设计、团体流程设计、单元执行计划设计，以及每次具体活动的组织实施。必须注明每次聚会的单元名称、单元目标、预定活动名称、时间安排、活动内容、步骤、方式及所需器材等。

10. 其他 包括团体经费预算表、宣传品（广告等）、成员申请报名表、成员筛选工具、参与团体契约书、团体评估工具及其他相关资料。

二、各阶段的方案设计重点

团体心理辅导各阶段的方案设计各有其侧重点。在团体创始阶段，重点是营造温馨的活动氛围，让成员轻松地相识，澄清成员的活动期待，拟定团体契约，并避免成员自我表露过多、过深；在团体过渡阶段，重点是设计此时此地的分享性活动，引导成员进行中层次的自我表露，帮助成员探讨人际关系的活动，以催化团体动力；在团体工作阶段，重点是根据团体目标、成员需求、团体特殊事件或带领者专长来设计活动；在团体结束阶段，重点是让成员有机会回顾团体经验，彼此给予接纳与反馈，评估自己的进步程度，并处理离别情绪，互相祝福、激励。

三、每次团体活动的设计内容

团体心理辅导全过程可以分为四至五个不同的发展阶段。而每一次团体聚会也可以分为开始、中间和结束三个部分。为此，每次团体聚会可以根据过程设计相应的活动。活动一般包括热身活动、主要活动和结束活动。

四、团体心理辅导设计方案举例

以下是一个在医院实施过的脑卒中后康复患者团体心理辅导方案。

1. 团体名称：走过风雨。

2. 团体性质：封闭式团体。

3. 服务对象与规模：面向同时符合以下条件的脑卒中康复患者 6～8 名，男女不限。①符合脑卒中的诊断标准，并经 CT 或 MRI 证实的患者；②年龄 40～65 岁；③病程在半年以内；④病情稳定，意识清醒，简易智力评分量表评定结果＜21 分；⑤无明显失语及偏瘫肢体运动功能障碍；⑥自愿参加。

4. 团体目的：对卒中后抑郁的患者提供心理支持；缓解不良情绪，使其能积极面对人生的挫折；积极配合药物治疗和康复训练，提高日常生活能力，并促进社会功能的恢复。

5. 带领者及训练背景：由医院两名心理治疗师（男、女各一名）担任，均具备医学、心理学专业背景。

6. 理论基础：社会支持理论、认知领悟疗法。

7. 活动时间：每次一个半小时，每周两次（共 6 次），分别于周二及周五下午 3 点开始进行。

8. 活动地点：团体心理辅导室。

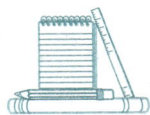

9. 团体评估方法：采用汉密尔顿抑郁量表（HAMD）评估患者的抑郁程度，简化的运动功能评分表（FMA）评定运动功能，以及生存质量测定表（WHOQOL-100）评定患者生存质量。评估时间点为第一次治疗前、治疗第 2 周、治疗第 3 周。

10. 招募方法：对入院的脑卒中患者分发招募信息（人手一份），如有意愿参加者，要求其与主管大夫联系，由主管大夫负责通知团体带领者。

11. 活动设计：脑卒中后康复患者团体心理辅导活动设计见表 8-1。

表 8-1　脑卒中后康复患者团体心理辅导活动设计

次数	单元名称	单元目标	活动内容	备注
第1次	风雨中相遇	1. 促进成员间相互认识、熟悉 2. 介绍团体的内容和目标 3. 共同制定团体规范	1. 进行破冰互动游戏 2. 开展"我的象征物"游戏活动，让组员选择自己的象征物，阐述选择理由，并作简短自我介绍 3. 介绍团体活动的内容和目的 4. 让组员谈谈对小组的预期，并进行澄清和调整	事先定好象征物（卡片），可以是风、霜、雪、雷、电、江、河、湖、海等
第2次	风雨中相识	进一步增进自我了解与接纳	1. 开展"我的动物园"游戏活动，让组员选择能代表自己病前和病后的动物，并说明选择理由 2. 分享得病后的个人感受 3. 播放音乐，引导冥想草原场景	
第3次	风雨中相交	增进对疾病的认识，树立康复信心，探讨面临的困境	1. 讨论个人面临的困难及应对策略 2. 进行"戴高帽"游戏，组员间互相进行赞美 3. 集体唱歌《我们是一家人》	
第4次	风雨中搏击	发掘患者当前能力	1. 用拼图法分成两组，分组讨论自己能做什么 2. 播放音乐，引导冥想大海和海鸥场景 3. 邀请疗效显著、有顽强斗志的患者分享经验	
第5次	雨过天晴	规划新生活	1. 开展"青蛙三级跳"游戏活动：分两组讨论自己当前所处的位置、期望达到的位置及选择的原因 2. 播放音乐《明天会更好》	布置作业：每人发 8 张祝福卡片，请他为每个组员写上祝福
第6次	又见彩虹	处理离愁别绪，增强离团后继续挑战生活的勇气	1. 分享个人感受和收获 2. 互赠祝福卡片 3. 分享抛弃与获得之物 4. 集体合唱《真心英雄》	

心理实践

1. 团体活动

（1）我的"能量手"

活动目的：找到自己的优点，提升自信。

活动时间：15 ～ 30 分钟。

活动准备：空旷的教室或者适宜的室外场地，以及不同颜色的彩纸。

活动过程：①把不同颜色的彩纸放在活动室的中央，让同学们上来取一张自己喜欢的彩纸；②在彩纸的中央把自己的右手描画下来，在每个指尖的位置画下代表自己 5 个优点的图案，可以用任何形式，如形象的、抽象的，或动物、植物等；③在掌心的位置把这些帮助自己成功的力量画出来，同样用图画的方式来描述，不能使用文字；④小组成员都画好后，将作品放在小组中央，组内成员可以欣赏自己小组成员的作品，但不能进行评价；⑤小组成员都画好并展示后，在小组内部进行分享。等每个同学都分享完以后，大家再谈谈自己的感受。这幅充满能量

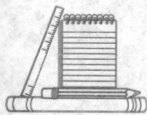

和力量的右手图画就是我们的"能量手",同学们要保存好。

（2）快乐清单

活动目的：掌握调节情绪的方法和技巧，营造并维持愉悦的心境。

活动时间：15～30分钟。

活动准备：空旷的教室或适宜的室外场地。

活动过程：①请同学们回想最近两周令自己开心的事件，并要求他们在笔记本上详细列出个人"快乐清单"，每人至少列出10项；②请部分学生朗读并分享自己的快乐清单内容；③采用小组脑力激荡法，鼓励学生在彼此"快乐清单"的启发下，进一步发掘更多快乐的源泉。每个小组指定一位同学负责记录，共同汇总形成小组的快乐清单。

2. 案例分析

（1）案例描述

失聪追梦，圆梦清华

李尧在1岁时，因病高烧不幸失聪。2岁半时，她接受了左耳人工耳蜗植入手术，但由于听觉系统发育不良，她的语言系统发育也相应迟缓，直到3岁才学会发出第一个音。尽管面临听力残疾的挑战，李尧从未将自己视为弱者。她乐观开朗，始终努力追赶同龄人的步伐。从小，她的学习成绩就名列前茅，且爱好广泛。她热爱绘画，这一爱好让她结识了许多朋友，从此不再感到孤独。她热爱艺术，并将清华大学美术学院作为自己的目标。高中三年，李尧付出了比常人更多的努力。为了锻炼听力，她每天坚持听音频；为了打破沟通障碍，她借助软件实时转文字功能来帮助自己理解对方的话语。

2021年6月，李尧以优异的成绩参加了高考，并被清华大学美术学院录取。考上清华是她继续追梦的起点。在大学期间，李尧努力提升自己的专业水平，同时积极参与公益活动。她像个小太阳一样，拼命发光发热。因为她的成长历程中收获了无数善意，所以她也想成为一个温暖世界的人。

（2）案例思考

李尧的事迹对你有什么启发？在她的康复过程和考上清华的人生历程中，有哪些因素在起作用？请结合本章内容思考并回答。

3. 实践训练

以小组为单位，查阅资料，设计一个康复患者的心理团体辅导方案。

复习思考

1. 名词解释

团体心理辅导　团体创始阶段　角色扮演

2. 简答题

（1）简述团体心理辅导的功能。

（2）简述团体过渡阶段的主要特征。

（3）简述团体工作阶段的主要技术。

（4）简述团体心理辅导设计方案包括的内容。

扫一扫，查阅
复习思考题答案

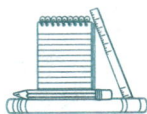

项目九　积极心理学

【学习目标】

　　素质目标：认同积极心理学的价值理念，包括认识到积极的医患关系对疾病康复的重要性；全面看待患者，不仅关注疾病症状，也关注其个人的品格优势。

　　知识目标：阐述积极心理学的定义，以及幸福 PERMA 理论、品格优势理论和神经可塑性的生物解释。

　　能力目标：在现实中践行积极心理学理念，建立积极的医患关系，增强患者的自我效能感；能应用积极心理学的干预方法协助患者康复。

【案例导入】

案例描述

　　重庆一家医院报道，两年前，一名进行了冠状动脉支架植入术的患者，因胸闷、胸痛再次到医院就诊。经冠状动脉造影术证实，其冠状动脉再次阻塞，病情复发，需要再次手术置入一枚新的支架。回顾病情复发原因，得知患者术后虽坚持遵从医嘱服药，但由于生活压力大，导致其经常处于焦虑和紧张状态，进而造成病情复发。

　　在地球的另一端，加利福尼亚州的史蒂夫也正在与疾病作斗争。他原来是一名企业教练，工作内容主要帮助人们创业。然而，因患有小肠细菌过度生长综合征，疾病严重影响了他的生活和工作，给他带来了很多精神困扰，如压力、焦虑和抑郁，他尝试了各种解决方案，但结果都不尽如人意。

　　面对此种情况，你该如何帮助他？

案例分析

　　上述报道中的两名患者均遭遇了因病引起的情绪问题。患病会给生活带来额外的心理压力，导致个体出现焦虑和紧张情绪。现代医学的康复方案已经从单纯的药物局部病变治疗转变为身心整体康复治疗。从积极心理学的角度出发，可以制定积极心理治疗方案，如建议患者增加冥想练习，每日练习 45 分钟左右，每周进行 2～3 次；同时，鼓励他们进行感恩练习，并持续 6 周时间。通过这些练习，患者的情绪问题、心态及身体问题都得到了改善。

任务一　积极心理学的概述

　　1948 年，WHO 提出新的健康定义："一种躯体、精神和社会功能的完满（well-being）状态，不仅是身体没有疾病或虚弱（缺陷）。"完满，也即一种幸福、快乐的状态。那么怎么做才能达到这种状态？积极心理学为我们提供了答案。

一、积极心理学的概念

　　1998 年，美国心理学会主席马丁·塞利格曼（Martin E. P. Seligman）首次提出"积极心理

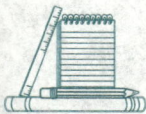

学"这一概念，他因此被称为积极心理学之父。2000年，塞利格曼和米哈伊在《心理学家》杂志上发表了"积极心理学导论"，标志着积极心理学的正式诞生。到了2015年，积极心理学的定义得到了广泛认可并确立下来。

积极心理学是心理学研究的一种新型模式，它是相对于消极心理学而言的。消极心理学主要关注消极因素，如抑郁、焦虑，以及创伤后的一系列心理精神问题。其研究的重点在于如何消除这些症状，研究对象主要是存在心理障碍的个体。积极心理学概念提出之后，研究者开始关注积极因素，关注如何建立强大的心理免疫系统，提升个体的健康水平，并鼓励个体主动去寻求幸福、完满的生活状态。积极心理学认为，生命中有很多积极因素，如感恩等。当一个人心怀感恩时，会更容易发现生活中的美好瞬间，如朋友的一次善待、家人的一次照料等。

知识链接

塞利格曼的顿悟

塞利格曼在花园除草，5岁的女儿妮可快乐地在一旁手舞足蹈，把草抛向天空玩耍。塞利格曼生气地责备了妮可，妮可委屈地哭着跑开。但几分钟后妮可又回来了，说她3岁到5岁每天都在抱怨，于是在5岁生日时决定停止抱怨。妮可对塞利格曼说："如果我能停止抱怨，你就可以停止发脾气。"那一刻，塞利格曼突然觉察到妮可身上具有的美好品格。妮可拥有意志力，去纠正自己的行为和情绪；也拥有勇气，去提醒挑战爸爸。塞利格曼的以往研究使他更多关注女儿的缺点，以及纠正女儿的错误。此时，他谦卑地接纳女儿的建议，想成为一名支持和鼓励并发现她长处的父亲。塞利格曼和妮可都在努力改变，使自己成为更好的人。既然消极悲观可后天习得，积极乐观亦然。这件事在塞利格曼心中埋下一颗种子，他决定研究这种关心人的优秀品质和美好心灵的心理学，并把其命名为积极心理学。

二、积极心理学的研究对象

积极心理学与传统心理学的关注点存在显著差异。例如，绘制一个从–5到+5的水平数轴，用以表示心理健康状态的范围。其中，–5代表心理健康问题严重的人，+5代表心理健康状况极佳、正在蓬勃发展的人，而0则代表既没有心理健康问题也未达到蓬勃发展状态的人。传统心理学长期聚焦于个体的"弱点"，培训从业者专注于解决人的"问题"，致力于减少或消除患者的症状。在这一过程中，从业者通常努力帮助患者从较低的心理健康水平（如–5或接近–5的点）向0点移动，即恢复正常的心理健康水平。这一方向无疑具有重要价值，能够"对症下药，药到病除"，有效缓解患者的心理问题。

相比之下，积极心理学则更加关注"如何帮助人们实现更高层次的幸福，过上更加有意义的生活"。它深入探究人的全生命周期，从出生直至死亡，既关注个体在遭遇挫折与消沉时的心理状态，也重视其在经历美好与成功时的积极体验。在这一过程中，从业者不仅致力于帮助患者在数轴上从0点向+5点移动，即走向更加积极的心理状态，还努力实现"防治结合，预防为主"的康复目标，促进患者的全面康复与持续发展。

因此，积极心理学的涵盖范围广泛，包括了所有正在进行康复治疗的人群，如残疾人、老年人及患有各种慢性疾病的患者。他们或许因某些原因正处于人生的低谷期，但重要的是要认识到，这一低谷并非他们人生的全部写照。他们曾经的高峰时刻、如何重新找回高峰状态，以

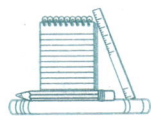

及这一恢复过程所蕴含的规律，都是积极心理学亟待研究和探索的重要领域。

三、积极心理学的研究内容

积极心理学研究内容包括以下三个方面。

1. 从主观层面研究人的积极心理体验　主要研究各种积极情感体验的作用及其产生机制，如主观幸福感、生活满意度、快乐等积极体验。强调人在不同时间维度上的积极感受：对待过去——感到幸福和满足；面对现在——拥有参与感、快乐等感官享受和幸福感；憧憬未来——保持乐观、希望和信任。

2. 从个体层面研究积极的特质　主要研究各种积极人格特质（品格优势）的作用及形成过程，重点研究人产生积极行为的能力和潜力等，如乐观、创造力等。

3. 从群体层面研究公民美德和社会组织系统　公民美德是指社会责任感、利他主义、文明、节制、宽容和职业道德等，社会组织系统则主要指机构和制度等。

四、积极心理学在康复中的应用

多项循证研究显示，对于不同临床问题的患者，在实施一段时间的积极心理干预策略后，患者的身心状态均有所改善。积极心理干预的主要效果：①减少压力和抑郁情绪；②提高希望水平和积极情绪；③增加幸福感；④增强对社会支持的感知；⑤改善自我认知；⑥提高健康行为的依从性；⑦缓解疼痛感知并改善病情症状。积极心理干预之所以有效，原因之一在于大脑具有神经可塑性。通过外部刺激，大脑可以构建新的神经元路径，使个体更能适应和改变环境。积极心理学的干预作为一种外部刺激，能够引导人的感觉和想法转向更愉快的情境，从而使大脑发生越来越多的积极变化。这种积极的思维方式逐渐成为默认的"主线"，使个体在面对日常生活的各种情境时，能够更加积极地应对，并作出更加积极的反应。

知识链接

神经可塑性的例子

坦纳·柯林斯因为脑部良性肿瘤导致癫痫发作。7岁时，外科医生为他进行了开颅手术，切除大脑右半球 1/3 的组织，包括右侧枕叶与部分颞叶。这些组织对人类能否看到事物，以及能否命名事物至关重要。术前，医生不知道他是否还能认识父母，或者能否正常地成长发育。但神奇的事情发生了，尽管失去了超过 15% 的脑组织，柯林斯恢复良好，生活并未受影响。

2019 年，《细胞报告》杂志发表了一项针对 6 名切除半脑儿童的研究，结果进一步证实了儿童大脑的可塑性。这 6 名儿童因为患病需要切除半个大脑，其中 2 名切除了左半球，4 名切除了右半球。研究发现，这 6 名儿童长成年后（20 ～ 29 岁）均可像正常人一样生活。研究人员发现，剩余的一半大脑得到了强化，大脑各模块之间的连接显著提高，从而弥补了大脑缺失部分带来的影响。

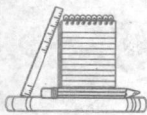

任务二　积极心理学的理论

一、PERMA 理论

积极心理学第一个理论假设是人是向往自我实现和幸福的。相反，如果自我成长能力和追求幸福的能力被限制，长期下来可能会产生心理精神障碍。

那么，人向往的幸福是什么？塞利格曼创建了 PERMA 理论来帮助定义幸福的概念。PERMA 理论是由五个幸福要素的首字母缩写组成的，详见表 9-1。

表 9-1　PERMA 理论的元素及说明

元素	说明
积极情绪 positive emotions	体验积极的情绪，如幸福、满足、自豪、平静、希望、乐观、信任、自信和感激。当个人能够探索、品味并将积极的情绪融入日常生活及未来生活时，习惯性思维和行为便会得到改善。积极情绪可以消除负面情绪的有害影响，并促进复原力的提升
参与 engagement	参与也可称之为"心流"，最早由米哈伊在 1990 年提出，是指人完全沉浸在当下的任务中，达到废寝忘食的状态。此时，自我意识丧失，时间观念扭曲。只有当任务难度和个人能力相匹配时，才能体验到"心流"或"参与"的状态
关系 relationship	关系是指被他人支持、爱护和重视的感觉。研究发现，良好的关系在预防认知能力下降方面发挥着关键作用，而拥有强大的社交网络则有助于改善老年人的身体健康状况
意义 meaning	意义指归属或服务于比我们自身更伟大的事物。拥有人生目标有助于个人在面临重大挑战或逆境时，更加专注于真正重要的事情。人生的意义或目标对每个人来说都是独一无二的。人们可以通过职业、社会或政治事业、创造性努力或精神信仰来追求意义。这种意义可以在职业生涯中或通过参与课外活动、志愿者活动、社区服务等途径来实现
成就 accomplishment	成就是努力实现目标、掌握努力和自我激励来完成你要做的事情的结果。成就包括坚持不懈和对实现目标充满热情的概念。为了自身内在动机努力实现某事时，繁荣和福祉就会到来。与金钱或名声等外部目标相比，实现内在目标会带来更大的福祉

此模型提供了关于幸福的综合框架及提升幸福感的路径。如果你想增强自己真正的幸福感，可以先借助 PERMA 理论来帮助确认生活中哪部分的幸福要素存在缺失或受限，并据此相应地制定提高这些幸福要素的干预策略。

二、品格优势理论

积极心理学第二个理论假设是人类的优势（优点）和症状都是真实存在的，人类的优势（优点）需要被作为完整品格的一部分来进行评估。以往传统心理学悲观地认为，人类的优势仅仅是为了缓解症状而出现的。例如，当一个人加入新的班集体时，他可能会表现得幽默风趣，传统心理学可能会认为这是为了缓解陌生环境带来的紧张情绪和压力。然而，积极心理学则否认这种观点，认为这个人表现得幽默风趣是因为他本身就是一个幽默的人，幽默是他的优势之一，这种优势有时会有助于他更好地融入陌生环境。

彼得森和塞利格曼在 2004 年提出品格优势理论。他们邀请了 55 名学者对以往的主要宗教与哲学进行了长达 3 年的深入研究，结果发现了几乎在人类所有文化中公认的六大美德，包括智慧与知识、勇气、仁慈、公正、节制和超越，并系统地对六大美德和 24 种人类核心优势进行了分类。如图 9-1 所示。

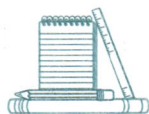

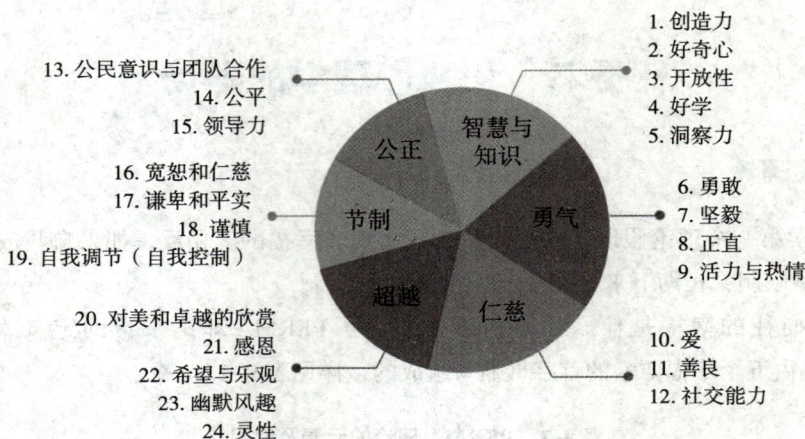

图 9-1　六大美德和 24 种人类核心优势

品格优势理论为《精神障碍诊断与统计手册》（第五版 - 修订版）（DSM-5-TR）中的精神病理学分类，提供了一个积极的替代方案。例如，精神病理学的症状之一——沮丧，可以被认为是缺乏特定的优势，即乐观，而基于这一理论的干预策略则是培养乐观。

三、人本主义理论

积极心理学第三个理论假设是以人为本，倾听、共情患者，与患者探讨个人品格优势和积极的经历来建立有效的心理咨询或治疗关系。无论采用何种心理疗法或者干预策略，咨访关系都是最重要的疗效因子。不同研究表明，咨访关系在疗效当中起到 30% ~ 50% 作用。传统心理咨询或治疗关系的建立过程，通常是由患者描述其压抑的负性经历和情绪，而心理咨询师或心理治疗师则负责接纳这些情感，并帮助患者恢复自尊（这一过程常被称为矫正性体验）。相比之下，积极心理学更加关注患者的优势和积极情绪体验，这有助于促进信任的咨询关系的建立。

任务三　积极心理学的干预策略

一、早期无理论阶段

积极心理学在早期主要依托于人本主义理论，尚未形成独立的、系统的理论体系。因此，这一时期的干预实践过程相对简单。研究表明，患者在康复治疗中，只需增加 1 ~ 2 个积极心理学干预活动，并持续一段时间进行练习，便可产生积极的变化。下面列举一些最常见且得到循证支持的积极心理学干预活动。

（一）品味

品味是指我们充分地感受、享受并扩展所体会到的积极体验。生命中存在许多美好的时刻，然而这些时刻往往没有被充分地颂扬，便轻易地消逝于无形。它们可能是朋友赠送的一份小礼物，可能是同事逗你发笑的一个瞬间，也可能是横跨天际的一道绚烂彩虹。这些细微而美好的时刻，所带来的积极情绪会很快消退，但是品味可以让其得以延续。其中，与他人分享好事便是品味的一个重要途径。

美国积极心理学家建议，将积极事件视作积极的新闻来对待。当你收到好消息或对某个时刻特别感激时，不妨将其告诉对你来说重要的人，如配偶或朋友，这样可以让由事情所引发的

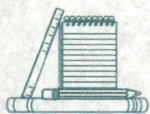

情绪得以持续。此外，分享好事还能增进彼此之间的积极关系。

品味鼓励说者积极分享。而国内流行的"情绪价值"一词，则鼓励听者注重情绪反馈。所谓提供情绪价值，主要是指在对方分享令其振奋的事件时，被分享者不应以冷漠或打压的态度回应，而应展现出与对方相同甚至更为激动的情绪，这样，双方就能在这一事件上实现正面情绪的交流，正如网络流行语所言，"不做那个让人扫兴的朋友、父母或伴侣"。从本质上看，情绪价值与品味有着共通之处，它们都致力于促进积极情绪的延续与发展。

（二）写感谢信

花点时间回想一下你的朋友、老师或父母，然后手写一封信，表达你对他们的感激之情。意识到这份情感对你而言非常重要，进一步将这份情感记录下来，在这个过程中，你的内心会感受到满满的暖意。书写完成后，你可以选择进行感恩拜访，即把这封信面对面读给需要感谢的人听。撰写感谢信时需要注意：①要像与对方直接交谈那样自然流畅地书写；②详尽描述对方所做的令你深感感激之事，以及这些行为如何深刻地影响了你的生活，越具体越好；③字数宜控制在 300 字；④务必通读全文，确保表达清晰无误后，再行寄出或妥善保存信件。如果你选择感恩拜访，即通过拜访亲自送信，可遵循以下步骤。

1. 计划一次与收件人的会面，告知他或她你想见面分享一些东西，但对具体要分享的内容保密。

2. 当遇到这个人时，直接表达你的感激之情，并告诉他或她你想读一封自己写的表达感激的信。同时，请求他或她在你读完信之前不要打断你。

3. 慢慢读这封信，注意你和收件人的反应。

4. 读完信后，认真倾听他或她对这封信的反馈，并准备好一起讨论你们的感受。

5. 离开时，记得把信留给这个人，作为感激之情的见证。

6. 如果你和这个人距离很远，不适合当面拜访，可以安排一个电话或视频聊天来分享这封信，同样能达到传递感激之情的效果。

（三）每天记录三件好事

每天记录生活中让你感受美好的三件事。这三件事可以是日常琐碎的小事，也可以是重大的人生里程碑事件。例如，"伴侣今天早起为我煮了咖啡""我给祖父母带去水果时，他们笑得非常开心"或者"我获得了晋升，努力得到了认可"等。积极心理学家发现，坚持在固定时段（如睡前 10 分钟）进行记录练习，有助于形成日常行为习惯，并能定时锻炼大脑的正向思维。记录的具体操作：①为每件事命名，例如"英语单词学习获赞"；②详尽描述事件始末，包括时间、地点、涉及人物及其言行举止；③描述这个事件发生时的即时感受，以及记录时的心境变化；④分析触发此事件的潜在因素；⑤如果发现自己专注于负面情绪，尝试将注意力重新集中在美好事件和积极情绪上。开始练习时可能会觉得有些困难，并需要付出一定的努力，但随着次数的增多，这一过程将会逐渐变得容易起来。

（四）想象最好的自己

想象未来的自己在某个时刻达成了人生目标。然后，思考你需要具备哪些优点，才能把这一愿景变成现实。具体操作：①花几分钟时间，选定未来某一时间点，如 6 个月、1 年或是 5 年后。②生动地构想自己通过不懈努力，成功地实现了那个既在理性范畴内又可通过积极行动达成的目标，避免设立不切实际的幻想。③随着构想的深入，你未来的自我形象将愈发鲜明。详细描述那个达成人生目标的自己，包括其外貌、言行及所展现的优点。④进一步探索如何逐步培养这些优点，确保那个理想中的自我能够成为现实。

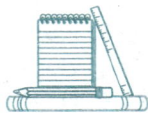

示例：

我可以想象自己组建了一个家庭，和家人一起度过了许多美好的时光。我们在城市里认真工作生活，偶尔还会去其他地方旅游度假。

在家庭中，我们可能会遇到很多困难，但是我和我的伴侣相互扶持，彼此体谅对方在家庭责任上的不足，不会轻易责备对方。

当我重新回到学校进修时，我发现自己非常热爱我的专业，对新知识充满了好奇心。我礼貌且热情地与同学、老师交流，对新兴领域保持着开放的态度。

我在互联网上创办了一家小企业。未来的我充满创造力，因为我要不断推出企业的新产品。而我的判断力和领导力则帮助我确定了多元化的营销路径。

企业里有几名员工，我们团队合作非常愉快。企业的成功是整个团队的努力结果，而不仅是我一个人的功劳。在他们的帮助下，我们探索出了快乐工作的真谛，享受着工作带来的乐趣与成就感。

（五）正念冥想

在正念冥想练习中，练习者需要将所有注意力集中在一个焦点上，它可以是呼吸、声音、外部实体，或者是自发浮现于心头的思绪等。无论选择哪个焦点，其共同点都是有意识地注意到大脑的思维过程。据估计，95%的人类行为都是在大脑的自动导航模式（即无意识）下进行的，而冥想则使个体能够执行有意识的行动，强化意志力，并促进更为明智的决策制定。

每当我们投入一项需要深思熟虑的新活动时，都会刺激神经可塑性，激活大脑的灰质区域。科学研究表明，坚持每周5天，每天至少进行12分钟的冥想练习，能够有效保护和增强个人的注意力集中能力。正念冥想的具体步骤可参考项目六中的内容。

在设计干预方案时，我们可以根据康复治疗师和患者的需要，灵活地将练习进行任意组合。由于效果的显现需要时间的累积，因此，重点在于如何维持患者的练习行动，让他们能够主动持续地练习。一方面，在设计方案前，进行科普性的知识教育对于强化患者的练习动机非常必要；另一方面，需要针对不同年龄段的患者，选择既合适又容易操作的练习。表9-2展示了一个针对心脏病患者、持续8周的积极心理干预方案。

表 9-2　积极心理干预计划示例

时 间	干预活动	简 介
患者出院前	介绍干预计划	召开介绍干预计划会议，持续约45分钟，内容包括：①总体程序介绍；②提供干预手册；③介绍干预的概念，并讨论干预的基本原理
第1周	记录三件好事（在医院）	患者需回忆并详细记录过去一周内在医院发生的三件好事
第2周	写感谢信	患者需写一封感谢信，内容包括感谢的对象、感谢的原因，并表达自己的感受
第3周	想象最好的自己（社交关系）	患者需想象未来五年在社会关系方面的最佳状态，并思考如何实现这一目标
第4周	想象最好的自己（健康）	患者需想象未来五年在身心健康方面的最佳状态，并思考如何实现这一目标
第5～6周	三次善举	患者需在一天之内，为他人做出三次善举，此活动持续2周
第7～8周	自选练习	患者可根据个人喜好，选择前6周中的任意练习进行重复。可调整练习的具体内容，或更改感谢信、善举的对象

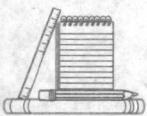

二、单一理论阶段

（一）基于 PERMA 模型的积极心理干预

幸福 PERMA 模型概括了幸福的五大要素：积极情绪（P）、参与（E）、关系（R）、意义（M）和成就（A）。此模型对患者有双重积极作用：一是帮助患者挖掘隐藏的积极情绪，鼓励以积极的态度面对疾病；二是引导患者自我反思，纠正不利于康复的错误认知。该模型已在肺癌、膀胱癌、老年性非小细胞肺癌、白血病、冠心病、中风及血液透析等患者群体中展现出显著的临床成效。在实际操作中，我们可以先让患者填写"定位你的快乐"工作表，具体见表 9-3。

表 9-3 "定位你的快乐"工作表

请列出积极情绪、参与、关系、意义和成就的来源，并思考哪一部分对你而言更容易列举（即你的强项）？请在每一部分补充更多的内容，这些内容旨在帮助你实现更高的幸福感
1. 积极情绪：哪些事物或经历会给你带来积极的情绪
2. 参与：什么活动会让你全神贯注投入其中
3. 关系：哪些关系会给你带来快乐和支持？你是如何维持这些关系的
4. 意义：你认为更宏大的目标或事业是什么？这些目标和事业应该是与你有联系并吸引你的
5. 成就：你希望在接下来的一周、一个月甚至一年里实现哪些成就

针对工作表中的内容，并结合不同疾病患者的心理问题特点，进行干预方案设计。每次干预将围绕积极情绪、参与、关系、意义、成就五大要素中的一项内容开展。以下是一个基于 PERMA 模型而设计的积极心理干预方案样例（表 9-4）。

表 9-4 基于 PERMA 模型的积极心理干预方案

干预时间	干预主题	具体措施
第一次	积极的自我认知	耐心地回答患者的疑虑，建立良好的护患关系，鼓励患者讲述自己真实想法；介绍成功病例，使患者积极面对疾病，提高患者对疾病治疗的信心；向患者解释化疗的基本知识，以纠正他们的误解
第二次	积极情绪介绍	引入积极心理学，引导患者以积极的视角看待疾病，让患者意识到积极认知对疾病的好处；引导患者回忆感恩事件，鼓励患者使用更多积极的词语来表达，以提高自己的积极情绪
第三次	建立积极情绪	要求患者注意不良事件，在事件发生后列出自己的不良情绪，并找到证据来驳斥悲观的想法，同时作出乐观的解释。当患者表现出积极的情绪时，应及时给予鼓励和支持
第四次	参与	根据患者的兴趣设计活动，如广场舞、种花、散步、听舒缓音乐、太极拳、五行拳、瑜伽等，以缓解化疗引起的疼痛，同时鼓励患者培养兴趣和爱好
第五次	关系	了解患者的人际关系状况，介绍沟通技巧，帮助患者建立积极的人际关系；指导患者练习积极的回应方式，并对那些帮助过自己的人表示感谢
第六次	意义	了解患者对生命意义的理解，并指导他们在面对化疗副作用时保持乐观的态度，以更好地面对逆境
第七次	成就	了解患者的成就和目标，鼓励患者做自己擅长的事情以实现成就感；根据患者的身体状况和能力设定合理的锻炼目标，并给予鼓励和支持

（二）基于品格优势理论的积极心理学干预

品格优势理论将人类的核心优势细分为 24 个类别，这些优势能够借助积极心理学的干预手

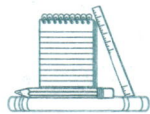

段得到实际应用。在实际运用过程中，该理论展现出极高的灵活性，既可以采取访谈的形式来实施，也能够通过组织活动的形式来展开。访谈形式实施步骤如下。

1. 识别优势 采用量化测量工具，如优势行动价值问卷（values in action of inventory strengths，VIA-IS）、中国人长处问卷（Chinese virtues questionnaire，CVQ）、三维度品格优势问卷（three-dimensional inventory of character strengths，TICS）或质性分析工具（如品格优势结构式面谈），来深入了解个体的优势。在面谈中，可询问其擅长且受人称赞的品格优势，以及他们最感兴趣的角色优势。

2. 深入探索 与患者共同探讨其品格优势在过去、现在的应用情况，以及未来的潜力。分析这些优势在家庭、工作及社交场合中的使用情况，探讨可进一步增强及需要平衡的优势。面谈问题应聚焦于成功与逆境中优势的运用情况。

3. 优势应用 帮助患者制订计划，指导他们利用性格优势达成目标，并在日常生活中进行实践。重点在于精心制订行动计划，并确保能帮助患者持续取得成功。面谈时应聚焦于优势提升的具体目标与运用策略。

三、复合理论阶段

积极心理干预最有效的方式是将积极心理学的态度和价值理念融入日常康复治疗工作，建立积极的医患关系。基于幸福 PERMA 模型和品格优势理论的实操方式可用于个体治疗和团体辅导。

（一）在医患沟通中运用积极心理学

康复治疗师在日常工作中，可以从以下方面促进医患关系的建立，从而有助于患者的康复。

1. 积极倾听 要求康复治疗师全神贯注，不仅持续关注并理解患者的观点，还需通过眼神交流及口头、非口头的反馈来展现其深度参与。此举鼓励患者坦诚分享自己的想法、担忧与愿望，增进对治疗师的信任与情感联系。

2. 矫正性体验 对患者的情绪、想法和所处困境的无条件接纳，且不带任何评判。康复治疗师应展现同理心，让患者感受到自己的经历和情感体验是真实且有价值的，且能在治疗环境中得到开放而正面的讨论。通过矫正性体验，患者感受到了支持，将有助于建立更牢固的治疗关系。

3. 练习同理心 同理心是理解他人感受的能力。康复治疗师应致力于从患者的视角出发，体会其独特的生活困境与情感体验。

积极心理学的价值理念认为，建立积极的治疗关系不仅意味着提供专业的康复知识，还包括对患者主体性的尊重及合作意愿的激发。通过积极倾听、矫正性体验和练习同理心，康复治疗师能够营造出一个充满支持的治疗环境，将对患者的整体福祉和康复产生积极影响。在日常工作中，积极心理干预的应用远非仅限于上述三项内容。对于认同其价值理念的康复治疗师，会自然而然地将其融入工作的方方面面。

（二）积极心理学干预的方法

积极心理学干预的方法可采用线上和线下两种方式。线上方式可采用小程序或 App 模式实现，利用大数据进行个性化推送积极心理学知识、案例，以及定时提醒参与积极心理干预的实践活动。线下方式则是一对一的专业心理治疗活动，时长一般为 50 分钟，由心理咨询师、心理治疗师、社会工作者等专业人员负责开展。关于积极心理学的个体干预方法，塞利格曼在《积极心理学治疗》中介绍了三个阶段共 15 个环节（或主题），具体内容可参考表 9-5。在实际操作过程中，可以根据患者的具体评估结果和治疗目标，对这些环节进行删减和次序的调整。

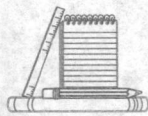

表 9-5　积极心理个体治疗的三阶段十五个环节

第一阶段
患者创作自己的人生故事，该故事主要回顾其人生中最佳特质，特别是如何克服困难的亲身经历。在这一阶段，治疗工作的重心在于全面评估患者的品格优势，进而构建清晰的优势概况。在此基础上，患者还需学习并掌握将自身优势与心理压力源有效整合的实用技能。

环节序号及主题	内容	主要练习
1. 积极介绍与感恩日志	引导患者进入治疗情境，明确患者和治疗师各自的角色和责任。通过练习，培养感恩的行为习惯，体验其对幸福感的影响	1. 积极介绍 2. 写感恩日志
2. 品格优势与显著优势	发现患者的品格优势与显著优势	制作品格优势档案
3. 实践智慧	介绍实践智慧的策略，教会患者运用自身的显著优势解决问题，提升解决问题能力	实践智慧策略练习
4. 更好的我	着重制订关于自我发展的书面计划，计划应积极、实用且具有可持续性	撰写"更好的我"的计划

第二阶段
帮助患者重新评估个人内心体验，特别是将其负面体验转化为正面体验，以达成内心的平衡状态。

环节序号及主题	内容	主要练习
5. 开放（消极）记忆与闭合（积极）记忆	帮助患者回忆、撰写和处理记忆，学习处理开放（消极）记忆的技巧	对痛苦记忆的积极评价练习
6. 宽恕	介绍宽恕的内涵，认识"宽恕是一个改变的过程，而不是一个事件"	1. 体验宽恕过程的练习 2. 写宽恕信
7. 最大化与满足	介绍最大化（作出"最好的"可能选择）和满足（作出"足够好"的选择）的概念	制订提高满意度的计划
8. 感恩	扩展感恩的概念，让患者回顾过往，并致信给感恩对象	1. 写感谢信 2. 拜访感恩对象

第三阶段
帮助患者运用其优势来追求生活的目的和意义

环节序号及主题	内容	主要练习
9. 希望与乐观	帮助患者学习分析个人发展中最可能且现实的结果，认识到挑战是暂时的，并学习如何培养希望	练习反思绝望与希望事件
10. 创伤后成长	邀请患者探索持续困扰他们的创伤经历，并描述这些经历带来的深刻感受和想法	对创伤的表达性写作
11. 慢生活与品味	帮助患者学习有意识地放慢生活节奏，培养享受生活的意识，学习专注于生活的积极面	练习放慢生活节奏和品味生活
12. 积极关系	促进患者和亲密的人相互了解，并学习发现彼此的优点	绘制积极关系树
13. 积极沟通	帮助患者学习积极回应的技巧，以促进人际关系的和谐发展	练习积极且建设性的回应
14. 利他行为	帮助患者学习理解利他行为对自身和他人的积极影响	制作一份用心准备的礼物
15. 人生意义与目标	帮助患者意识到其人生意义及努力的方向	撰写积极遗产清单

（三）积极心理团体辅导

积极心理团体辅导是一种基于积极心理学理论，旨在提升成员的幸福感并强化其品格优势的团体辅导方式。它与集体进行积极心理练习有所不同，团体辅导更侧重于建立团体成员之间的关系，利用团体动力实现团体目标，并解决成员的心理问题。团体本身能够成为每位成员有

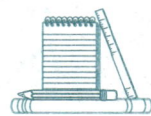

效的社会支持系统。积极心理团体辅导遵循项目八中提到的团体心理辅导的工作原理和步骤，但在实施过程中，更多地运用积极心理练习来提升团体成员的积极心理体验和品格优势。积极心理团体辅导的类型包括正念减压（mindfulness based stress reduction，MBSR）团体辅导、发现和善用性格优势团体辅导、感恩团体辅导和提升希望水平的团体辅导等。表9-6是一份积极心理团体辅导的方案，该方案的实施持续6周，每周一次，每次90分钟。

表 9-6   积极心理团体辅导活动方案

干预主题	干预目标	干预活动名称	作业
积极优势	探讨性格优势的作用，找到自己的性格优势，引导成员学会在生活中运用自己的积极品质和性格优势	1. "优势大转盘" 2. "优点轰炸" 3. "模拟招聘会"	识别并运用优势性格去解决生活中遇到的难题
积极情绪	帮助成员提高情绪觉察和管理能力，引导成员体会生活中的点滴幸福	1. "情绪万花筒" 2. "快乐放大镜" 3. "情绪电梯"	记录日常生活中的3件好事
积极关系	帮助成员掌握交往的技巧与策略，学会表达与倾听，并认识到竞争与合作的重要性，学会在竞争中合作	1. "心灵的捕手" 2. "一路上有你" 3. "成长的代价"	坚持每天写3件感恩的事
积极接纳	学会感受自己的价值，接纳和提升自我，学会接纳他人	1. "我是谁" 2. "我的生命线" 3. "寻找温馨港湾"	写一封宽容信
积极应对	提高抗挫折能力，激发积极情绪反应，用积极的态度看待生活，学会应对生活中的困难和逆境	1. "生命的底色" 2. "不做受害者" 3. "生死对话"	以感恩、快乐、勇气、欣赏、自信为主题，每周记录3次心理日志
积极成长	提高自觉和行动能力，增强自信，帮助成员设立人生目标，激发成员对美好生活的向往，努力奋斗，实现自己的梦想	1. "天生我材" 2. "描绘人生曲线" 3. "梦想照进现实"	撰写未来4年的生涯规划

心理实践

1. 团体活动

（1）成长的代价

活动目的：让成员思考父母在养育自己过程中所付出的精力和代价，从而唤起对父母的感恩之情。

活动时间：50分钟。

活动准备：大白纸、彩笔，以及多媒体教室。

活动过程：请成员按照固定小组围坐成圈，每组分发一张大白纸。每组同学需集体讨论，计算并估算自己成长所需的成本，并将结果写在白纸上，如奶粉、尿布、玩具、衣物的费用，母亲无微不至的照料，幼儿园期间的每日接送，父母每天精心准备的一日三餐，零花钱，学习辅导和课外班的费用，电脑、手机等电子产品的购买费用，住房的租金或房贷等经济支出，以及父母因养育我们而日渐衰老的容颜和无私的付出等……对比各组的讨论成果，看看哪组同学想到的成长代价最为全面，引导成员用心感受父母给予我们的恩泽。

（2）人生金三角

活动目的：引导成员回顾过往经历，唤起感恩情绪。

活动时间：40分钟。

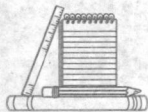

活动准备：绘有"人生金三角"的纸、彩笔，以及多媒体教室。

活动过程：将绘有"人生金三角"的纸发给每位成员练习（图9-2），请成员们回顾人生经历中的重要事件，唤起生命中的深刻感受与情感体验。

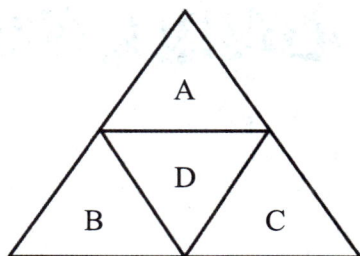

A：迄今为止，我人生中最快乐的一件事。B：迄今为止，我人生中最难忘的一件事。
C：迄今为止，我人生中最遗憾的一件事。D：假如今天我的生命即将终结，我最想对自己说的话是什么？

图9-2　人生金三角

2. 案例分析

（1）案例描述

37岁的东东是一位成功的奢侈品销售顾问。6个月前，在酒精的作用下，他发生了一次无保护的性行为。6个月后，他被确诊为人类免疫缺陷病毒（human immunodeficiency virus，HIV）阳性。面对这一突如其来的变故，他选择了对所有人隐瞒真相，包括最亲近的家人、挚友和同事，独自承受着巨大的心理压力。他原本热爱打篮球，喜欢与朋友聚餐，但由于害怕运动擦伤和共用餐具可能导致疾病传染，他渐渐地找各种理由拒绝参加社交活动。东东对公共场所充满恐惧，似乎感觉周围的人都知道自己的病情，焦虑情绪日益加剧。他无心工作，销售额也随之下降。东东与家里人分居两地，但家里人非常关心他，每天都会进行视频通话。为了不让家人担忧，东东总是报喜不报忧。一想到自己未能尽孝，想到年迈的父母无人照料，或因自己的病情可能遭遇的歧视，他就会默默地流泪。他曾企图通过自杀来隐瞒真相，但幸得好心人及时相救。然而，东东依然感到绝望和愤怒，等待着不知何时到来的死亡。

（2）案例思考

请根据积极心理学的理论和干预方法，针对案例中的东东，思考并制定一套积极心理学干预方案。

3. 实践训练

基于品格优势理论的干预策略，每位同学需以自身作为干预对象，按照以下三个步骤进行实践训练：识别优势（1～2个）、深入探索、优势应用。完成实践训练后，班级将组织进行展示和分享。

复习思考

1. 名词解释

积极心理学　品味　心流　幸福PERMA理论　优势品格理论　神经可塑性

2. 简答题

（1）积极心理学的定义是什么？

（2）积极心理学和传统心理学的区别是什么？

（3）积极心理学干预的发展可以分为几个阶段？

（4）如何在医疗机构中推广积极心理学干预？

扫一扫，查阅
复习思考题答案

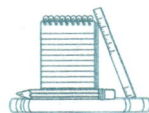

模块三　心理康复的常见内容

项目十　焦　虑

【学习目标】

　　素质目标：培养学生的辩证思维能力，使其能够从多个角度看待事物。

　　知识目标：阐述焦虑的概念及其表现；阐释焦虑的发病原因；辨别惊恐障碍与广泛性焦虑障碍的表现；识别常见的焦虑障碍。

　　能力目标：学会有效应对焦虑情绪及常见的焦虑障碍。

【案例导入】

案例描述

　　丽丽（化名），女性，20岁，大学二年级学生。自述从大一开始，自己对许多事情都感到担忧，感觉生活失去了控制。在学习方面，尽管她的学习成绩优异，但她总是担心自己会在每次考试中失利，害怕自己无法理解老师讲课的内容，因此多次提出退学要求。在人际交往上，她总是担心自己会因做出愚蠢的事情而让朋友误会，尽管实际上并没有此类事情发生。在身体健康方面，由于患有轻度高血压，丽丽每天必须严格按照食谱安排饮食，生怕因饮食不当而影响血压。此外，丽丽还经常出现因过度担忧而导致的失眠、注意力不集中等问题。面对丽丽的情况，你会如何提供帮助？

案例分析

　　丽丽的表现可以初步判定为患有广泛性焦虑障碍。她在面对学习、人际交往、身体健康等多方面的生活事务时，均展现出过度的担忧与焦虑情绪，并伴有躯体症状（如失眠）及行为上的异常（如注意力难以集中）等，这些都是广泛性焦虑障碍的典型表现。作为康复治疗师，我们应当能够准确识别丽丽的心理问题，并建议其前往精神科接受专业诊疗。除此之外，还应考虑采用心理治疗手段来帮助她缓解相关症状。

任务一　焦虑的概述

一、焦虑的概念

　　焦虑是指个体在面对即将来临、不够明确或模糊的情境时，因感到难以预测与缺乏控制力

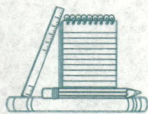

而体验到的一种紧张不安的情绪状态。焦虑与恐惧相似，但有所不同：恐惧是对当前危险的即时警觉反应，其特征表现为强烈的逃避倾向；而焦虑发生在危险或不利情况来临之前，是对不能预测或难以控制的即将到来事件的担忧。

二、焦虑的功能

焦虑虽然是一种痛苦的体验，但它具有重要的适应功能。①信号功能：它向个体发出潜在危险的信号，当这种信号出现在意识中时，人们能够采取有效措施来应对危险，或是逃避，或是设法消除它，从而在人们的生活中起着保护性作用。②动员作用：焦虑发生时，受植物性神经支配的器官会进入兴奋状态，警觉性增强，血液循环加速，代谢加快，为个体采取行动对付危险作适当准备。因此适度焦虑的状态下，个体行为的效能可能会更高。③积累经验：焦虑能够帮助人们提高预见潜在危险的能力，以及学习应对不良情绪的方法和策略。综上所述，焦虑并不可怕。适度的焦虑有益于个体的发展，但过度的焦虑、无明确诱因或仅有微弱诱因的焦虑，才应被视为病理性的。

三、焦虑的表现

（一）躯体反应

躯体反应主要表现为交感神经系统活动增强，如心血管系统、呼吸系统活动增强和胃肠道不适等。具体表现为胸闷、气短、过度换气等；心前区不适、胸痛、心慌、心悸、血压升高等；头晕、记忆力减退、入睡困难、少眠多梦等；尿频、尿急、排尿困难等；食欲缺乏、腹痛、腹泻等；面色潮红、皮肤出汗、寒战、手足心发冷等。

（二）情绪、认知反应

情绪、认知反应主要表现为与当前处境不相符的痛苦情绪体验，如担忧、紧张、焦急、烦躁、恐惧、不安及不祥预感等。在经历这些痛苦情绪的同时，个体往往伴随负性认知或灾难化想法，认为所担心的事情或危险即将发生，而自己却无力应对。

（三）行为反应

行为反应主要表现为外显的情绪表达和躯体运动症状。具体行为包括表情紧张、双眉紧锁，动作笨拙、姿势僵硬、坐立不安，伴有小动作增多（如抓耳挠腮、搓手等）、颤抖及哭泣，言语唐突、语速加快且缺乏条理性，注意力不集中，思路不清晰，情绪易于激动等。在极度焦虑的情况下，来访者还可能出现回避和退缩行为。

四、焦虑的分类

（一）根据精神分析流派分类

1. 现实焦虑　由环境中真实、客观的危险源所产生的焦虑，是相对而言最容易缓解的一种焦虑，如即将到来的重要约会、考试或其他重要事件等。这种焦虑主要源于对威胁的恐惧，一旦威胁的来源被消除，现实性焦虑便会减轻或消失。

2. 神经症性焦虑　是指个体担心本我的冲动会战胜自我，并驱使自己做出可能遭受惩罚的行为的恐惧。这种焦虑在神经症患者身上尤为明显，他们常常过分担心会有可怕的事情发生，实际上他们所害怕的是本我不断向自我施加压力，可能会失控，即感到自己的本能冲动可能导致某种危险而产生的焦虑。弗洛伊德认为，对付本我威胁的主要方式有两种：一是通过压制冲动，使其不表现为有意识的行为；二是通过干扰本我冲动的原始强度，使其明显减弱或转向其

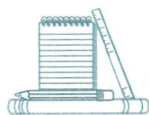

他方向，这是防御机制的主要形式。

3. 道德焦虑　源自个体的实际行为与超我产生矛盾而唤起的内疚和罪恶感。例如，如果一个人已经确信尊老爱幼是美德，那么他想不照顾自己年迈的父母时，就会产生道德性焦虑。为了避免道德性焦虑，个体需要将内化了的价值观、道德观付诸实践。

（二）根据特质流派分类

1. 特质焦虑　认为个体的焦虑与其性格、气质等人格特质存在密切联系，且具有明显的先天性，即具有特质焦虑的个体在任何情境下，相较于一般人，都更易感受到紧张、焦虑的情绪。

2. 状态焦虑　是指个体在特定的情境中容易产生的焦虑体验，如对于某些个体而言，特定的社交情境会产生焦虑情绪体验。

（三）根据形成原因分类

1. 现实性焦虑　是指当个体面临自认为未知、重要和危险等情境时可能产生的焦虑，如重大考试前、比赛前和手术前等，在个体中较为常见。一般而言，当事件结束后，焦虑就会逐渐消失。

2. 病理性焦虑　是指无客观对象、无具体内容的紧张和担忧，且患者无法摆脱。病理性焦虑表现为以下特点：①患者基本的内心体验是害怕；②这种情绪是不悦的、痛苦的和指向未来的，它意味着某种威胁或危险即将到来，但实际上并没有任何威胁或危险存在，或引发焦虑的事件与焦虑的严重程度不相称；③有焦虑体验时，伴随躯体不适感、精神运动性不安和自主神经系统功能紊乱等症状。

五、焦虑障碍

（一）焦虑障碍的概述

1. 定义　焦虑障碍是指以过分的、无明确理由的担忧为主要特征的一类心理障碍。

2. 分类　在 DSM-5-TR 中，焦虑障碍的分类包括分离焦虑障碍、选择性缄默症、特定恐惧症、社交焦虑障碍、惊恐障碍、广场恐惧症、广泛性焦虑障碍、药物等物质所致的焦虑障碍、由其他躯体疾病所致的焦虑障碍、其他特定的焦虑障碍及未特定的焦虑障碍。

3. 特征　焦虑障碍具有两个核心的情绪体验，即焦虑和恐惧。其特征主要包括两点：一是存在持续的负性情绪，如焦虑、担忧、害怕、忐忑或恐惧感；二是可能出现不同程度的回避行为或心理倾向。与一般的焦虑情绪相比，焦虑障碍的焦虑程度更高，持续时间更长（可能持续数月甚至数年），且不会随着压力情境的消失而自然缓解。此外，焦虑障碍还会带来更为严重的后果，严重影响患者的正常工作、学习和生活。

（二）常见焦虑障碍

1. 分离焦虑障碍（separation anxiety disorders）　指个体与其依恋对象离别时，产生与其发育阶段不相称的、过度的害怕或焦虑情绪，且这种害怕、焦虑或回避行为是持续性的，该障碍常见于 12 岁以下儿童。主要表现为持续性和过度担心会失去依恋对象，或担心他们可能会遭遇疾病、受伤、灾难或死亡等不幸；因害怕别离，持续表现出不愿或拒绝出门等行为；不愿独处、不愿在家或其他场所与主要依恋对象分开等。此外，还可能伴随有做噩梦、头痛、恶心、呕吐等躯体症状。

2. 特定恐惧症（specific phobias）　指对存在或预期的某种特殊物体或情境产生不合理且强烈的焦虑情绪。最常见的恐惧对象包括某些动物（如狗、猫、蛇、蜜蜂等）、登高、雷电、黑暗、乘坐飞机、血液、封闭空间等。儿童可能表现为哭闹、发脾气、惊呆或依恋他人。患者通常会设法回避引起恐惧的情境。

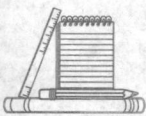

3. 社交恐惧症（social phobias） 也称社交焦虑障碍，指对一种或多种人际处境存在持久的强烈恐惧和回避行为。恐惧的对象可以是某个人或某些人，也可以是除了某些特别熟悉的亲友以外所有的人。患者对一些社交情境（如演讲、上课发言、聚会等）表现出过度的焦虑或担心，感觉自己会在这些情境中因表现不佳而受到他人的负面评价，因此会主动回避这些社交情境。当个体被迫处于此类社交情境而无法回避时，会表现出明显的躯体反应，如发抖、出汗、口干等。

4. 惊恐障碍（panic disorder） 指以反复出现的惊恐发作为原发和主要临床特征的一种焦虑障碍，患者常伴有持续担心再次发作或发生严重后果的情绪。惊恐发作常突然发生，通常在10分钟内达到高峰，然后逐渐消退。最主要的精神症状是极度的恐惧、濒死感和末日感，且患者通常无法明确恐惧的来源。同时，患者还会伴有许多躯体症状，包括心悸、出汗、发抖、呼吸困难、胸痛、恶心、头晕、发热或发冷、感觉异常等。除了躯体症状外，患者还会出现许多令人苦恼的想法，如"我快要发疯了""我要犯心脏病了""我要死了"等。这些灾难性的想法是惊恐障碍的核心特征，有助于与其他焦虑障碍进行区分。此外，在两次发作间隙，患者往往会因害怕下一次发作而处于期待性焦虑状态。

5. 广泛性焦虑障碍（generalized anxiety disorder，GAD） 指个体对一系列生活事件或活动产生过分的、难以控制的担忧情绪，其基本特征是慢性的、难以控制的担忧。GAD患者可能对生活中各种各样的事情，如身体健康状况、工作表现、人际关系等感到担忧。例如，儿童可能会担心自己的学习成绩、体育活动表现、社交能力等；成年人可能会担忧家庭成员的健康状况、工作职责的履行情况等；老年人则可能担心自己的身体健康状况和认知能力下降等。

广泛性焦虑障碍的核心症状是持续且难以名状的焦虑感，患者在焦虑的同时常伴有易激惹、注意力不集中、难以做出决定以及害怕犯错等表现。这种焦虑情绪严重妨碍了患者的工作、学习效率和生活质量，进而又加剧了患者的焦虑情绪，甚至使患者担心自己会完全失控。

知识链接

广泛性焦虑障碍的诊断标准

1. 在至少6个月的多数日子里，对于诸多事件或活动（如工作或学校表现）表现出过分的焦虑和担心（焦虑性期待）。

2. 个体难以控制自己不去担心这些事件或活动。

3. 这种焦虑和担心至少伴有以下3种症状，且至少在6个月的大多数时间里存在：①坐立不安或者感到激动或紧张；②容易疲倦；③注意力难以集中或头脑一片空白；④易激惹；⑤肌肉紧张；⑥睡眠障碍（入睡困难、睡眠浅或易醒）。需要注意的是，儿童只需满足其中1项。

4. 这种焦虑、担心或躯体症状给个体带来了临床意义的痛苦，或导致了社交、职业或其他重要功能方面的损害。

5. 这种障碍不能归因于某种物质（如滥用的毒品、药物）的生理效应，或其他躯体疾病（如甲状腺功能亢进症）的影响。

6. 这种障碍不能用其他精神障碍来更好地解释，如惊恐发作时的焦虑和担心（惊恐障碍）、在公众场合感到难堪（社交恐怖症）、担心被污染（强迫症）、害怕离家或离开亲人（分离性焦虑障碍）、担心肥胖（神经性厌食症）、多种躯体不适的主诉（躯体化障碍）、担心患严重疾病（疑病症），以及创伤后应激障碍的焦虑和担心。

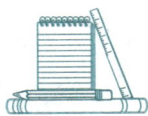

任务二　焦虑障碍形成的原因

一、生物学因素

（一）遗传因素

焦虑症呈现出家族聚集性的特点，即如果家族中有焦虑症患者，其患病率会高于正常人群。研究结果表明，惊恐障碍患者的一级亲属中，约有10%的人同样患有此病，而非惊恐障碍患者的一级亲属发病率则约为2%。国内的相关调查也显示，在惊恐发作的患者中，有23.33%的人具有家族史。同样，GAD患者的一级亲属中，约有15%的人患病，这一比例远高于普通人群中4%的患病率。

（二）神经递质学说

去甲肾上腺素活性的异常可能与惊恐发作有关，而脑干蓝斑区是这一异常的主要发生区域。此外，GAD与大脑边缘系统的 γ-氨基丁酸（GABA）不足或GABA受体功能不足有关。

二、心理因素

（一）分离焦虑障碍的发病原因

1. 心理应激　分离焦虑障碍通常发生在经历了生活应激事件之后，如初次上幼儿园、转学、受批评、亲人死亡、移民等。一般而言，分离焦虑障碍患者反复经历了与分离相关的叠加性心理创伤，因而产生强烈的负性情绪体验，并由于错误的归因，形成了自己被抛弃的错误认知。

2. 人格因素　从小就表现出性格内向、害羞、胆小，在面临新环境及不熟悉的人时会产生回避行为的个体，更容易出现分离焦虑障碍。

（二）特定恐惧症和社交恐惧症的发病原因

1. 精神分析理论的观点　恐惧是对抗焦虑的一种防御反应。焦虑产生的根源在于本我的冲动，由于人们害怕被其支配，便产生了置换这一防御机制，将焦虑转移到某些能够远离的外在对象或情境上。通过回避这些对象或情境，患者就能避免焦虑。虽然精神分析理论可以解释部分病例，但无法对所有恐惧症作出合理的解释。

2. 行为理论的观点

（1）回避性条件反射理论　行为主义的基本假设是所有的行为都是通过学习获得的，恐惧反应同样可以通过条件反射而建立。行为主义理论的创始人华生和他的助手雷纳曾做了著名的条件反射实验——小艾伯特实验。实验开始时，小艾伯特被放在房间中间桌上的床垫上，一只白鼠被放在靠近他的地方。这时，小艾伯特对白鼠并不恐惧，甚至开始伸手触摸它。然而，在后来的测试中，当小艾伯特触摸白鼠时，华生和雷纳就在他身后用铁锤敲击悬挂的铁棒，制造出响亮的声音。小艾伯特听到巨大声响后大哭起来，并表现出恐惧。经过几次这样的刺激配对后，当白鼠再次出现在小艾伯特面前时，他已经对白鼠产生了强烈的恐惧反应，哭着转身背向白鼠，试图离开。显然，小艾伯特已经将白鼠（原先的中性刺激，现在的条件刺激）与巨响（非条件刺激）建立了联系，并产生了恐惧或哭泣的情绪反应（原先对巨响的无条件反射，现在对白鼠的条件反射）。

在此基础上，美国心理学家莫勒（Mowrer）提出了恐惧症形成和发展的两阶段模式：一是通过经典条件反射，一个人习得了对条件刺激的恐惧反应；二是通过操作性条件反射，学习到

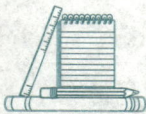

逃避条件刺激可降低恐惧。当个体从事逃避行为时，恐惧的降低强化了回避行为。这就是"一朝被蛇咬，十年怕井绳"的道理。此外，调查研究也表明，50%的狗恐惧症患者有被狗咬的经历。

（2）观察学习　回避性条件反射理论无法解释所有恐惧症。多项研究表明，恐惧反应可以通过观察学习而习得。班杜拉和罗森塔尔曾经做了一个实验，让受试者观看他人坐在电击装置上，当蜂鸣器发声时"遭受"电击的痛苦模样。反复观看后，即使受试者没有亲身经历电击，但只要听到蜂鸣器的声音，受试者也会出现恐惧反应。这说明仅仅看到某人在特定情境下的恐惧反应，这个情境也会变成"可怕的"。例如，一个怕狗的母亲，其怕狗的反应经常被孩子看到，孩子通过观察也可能会习得对狗的恐惧。研究表明，有17%的患者是通过观察学习而出现恐惧症的。

3. 认知理论的观点　认知理论认为，恐惧症的患者总是高估所恐惧情境或事物的危险性，过分担忧某一消极事件将会发生。这一理论能够对社交恐惧症作出很好的解释。

（1）对自己和他人的负性信念　社交恐惧症患者往往持有关于自己和他人的负性信念，认为自己难以被他人接受，以及他人对自己持批评态度。因此，在与他人交往时，他们会过度关注自己可能给他人留下不良印象的表现（如穿着不当、声音微弱、发抖等），或过度解读他人身上可能预示对自己不满的现象（如打哈欠、皱眉等），并且夸大这些负性信息的作用（如将几乎难以察觉的脸红视为满脸通红，感到极度尴尬）。

（2）对自己的过度注意　社交恐惧症患者看待自己时，仿佛是从外部观察者的角度，且他们对他人如何看待自己的观念常常是扭曲的。这种看法增强了对负性信念的关注，阻碍了患者观察到与外部恐惧情境不相符的其他信息。

（3）揣度他人对自己的评价　社交恐惧症患者常常会揣测自己的表现与他人对自己的评价标准之间的差距。由于他们对自己的负性认知，通常会认为自己的表现达不到标准，进而产生自我否定的情绪，认为自己失败了，并可能出现"人生完蛋了"等灾难性想法。对未来的负性预测进一步引发焦虑症状，这些症状又导致患者对自己产生更多的负性评价，从而引发更高程度的焦虑，形成一个恶性循环。

4. 人格因素　具有胆小、羞怯等退缩行为的婴儿，长大后更容易患上恐惧症。国外研究表明，行为退缩的儿童在高中阶段发展为社交恐惧症的比例是非退缩儿童的4倍。国内研究也发现，恐惧症患者往往具有内向、神经质、害羞、被动、依赖等个性特点。

（三）惊恐障碍的发病原因

1. 精神分析理论的观点　某些事物容易引发个体的焦虑情绪，同时个体会产生对抗这些焦虑冲动的防御机制。当防御机制未能成功抵御焦虑时，就可能出现惊恐发作。此时，过去轻微的焦虑情绪有可能转化为强烈的惊恐感，并伴有躯体症状。此外，患者在童年期若存在较高程度的分离焦虑，或者经历过惊吓、虐待和创伤性事件，也可能与惊恐障碍的发病有关。

2. 行为理论的观点　惊恐障碍与内部感受害怕有关。与惊恐发作相关的躯体内部感受，经过内感受条件作用，可以获得激发惊恐发作的能力。例如，在一次惊恐发作时出现濒死感，可能成为以后惊恐发作的预警。这样，"濒死感"就与惊恐发作之间建立了条件反射，一旦再次出现"濒死感"，就可能会激发惊恐发作。

3. 认知理论的观点　惊恐障碍的患者对自己的躯体感受过度敏感，并容易对这些感受作出灾难化的解释和评价。例如，患者在惊恐发作时出现心跳加速，就可能将其灾难化地解释为"我得了心脏病，可能会因此而死"。这种灾难化的想法可能进一步引发更多的躯体症状，而这

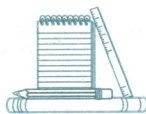

些症状又激发出更多灾难化的想法，从而形成恶性循环，最终导致惊恐障碍的反复发作。

（四）广泛性焦虑障碍的发病原因

1. 精神分析理论的观点　GAD 的根源在于自我与本能冲动之间无意识的矛盾冲突。本我的欲望试图在自我中得以表达，而自我由于无意识地恐惧受到惩罚，便阻止本能将这些欲望付诸实现，从而引发了一种弥漫性的焦虑感。此外，精神分析理论尤其强调，童年时期的某些经历被压抑在潜意识之中，这些经历在成年后若因某些触发因素而被激活，便会上升为意识层面的焦虑。

2. 认知行为理论的观点　行为理论认为，GAD 同样是通过条件反射形成的，且其条件刺激相较于惊恐障碍而言，范围更为广泛。认知理论则指出，由于 GAD 患者在过往生活中遭遇了一系列不可控的重要事件，他们因此更倾向于认为许多事件都是不可控或不可预测的。此外，由于形成了更多的负面自动思维，如"我很无能""我注定会失败""其他人定会嘲笑我"等，GAD 患者也更容易对潜在的危险作出过度评估。最后，GAD 患者往往倾向于将注意力集中在环境中的危险信息上。

3. 人本主义理论的观点　根据人本主义理论，GAD 患者在童年时期未能获得父母无条件的积极关注。为了赢得父母更多的关注，他们可能会按照父母的期望来要求自己，从而形成了价值的条件化。一旦这些价值条件得以建立，儿童能够对自己作出肯定评价的唯一方式便是遵循他们所内化的某个人的价值观来行事。当这些外在价值观与个体的自我概念发生冲突时，个体就会产生焦虑情绪。

三、社会文化因素

（一）心理应激

1. 竞争压力　随着社会的不断发展进步，工业化、城市化进程的加速，居住密集、交通拥堵等现象日益显著，这些因素导致竞争愈发激烈。在这种环境下，人们所面临的压力成为导致焦虑产生的重要因素之一。

2. 工作压力和不确定性　职场中的压力，如工作任务的繁重、人际关系的紧张等，都是引发焦虑的常见原因。特别是在当前快速变化的社会环境中，工作的稳定性受到挑战，未来的不确定性增加，这些因素都会进一步加剧人们的焦虑感。

3. 社会期望和角色压力　社会对个体的期望和角色定位也会给个体带来压力，尤其是当个体感到无法达到这些期望时，焦虑感就会随之增加。

（二）家庭和教育环境

家庭环境和教育方式对个体的心理健康具有深远的影响。不健康的家庭氛围、过度的教育压力等都可能成为焦虑情绪的来源。

（三）社交媒体的影响

社交媒体的使用加剧了人们对社交比较的焦虑。人们常常将自己与他人进行比较，这种比较往往会导致自我价值感的降低和焦虑感的增加。

（四）文化观念和信仰

不同的文化背景对焦虑的看法和处理方式存在差异。在一些文化中，焦虑被视为不正常或不可接受的情绪，这可能导致个体因受到社会的歧视和排斥而感到更加焦虑。

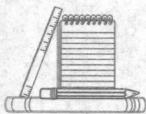

知识链接

对抗焦虑的 3 个好习惯

霍金 17 岁便考入剑桥大学，然而，在他 21 岁那年，却被告知自己患上了不治之症。那时的他，整日焦虑不安，甚至常常失眠。但他在梦中却看到自己，即便瘫痪在床，依然能用物理学知识帮助许多人。于是，霍金真的"站"了起来，他摆脱了焦虑的心态，在轮椅上创造了举世瞩目的成就。那么，在生活中，我们又能如何帮助自己对抗焦虑呢？

1. 改变思维　每个人都会遇到各式各样的问题和挑战。别人如何看待你，其实远没有你自己如何看待自己来得重要。接纳自己的所有恐惧与焦虑，告诉自己，这并不可耻。只有接纳自己，减少认知失调，改变原有的思维模式，才能真正告别焦虑。

2. 立即行动，摒弃完美主义　心理学上有一条重要原则：行为可以改变并塑造一个人。立即行动不仅能有效减少焦虑，还能让人摆脱对万事追求完美的虚幻想法。与其在幻想的未来中焦虑不安，不如立即行动起来，从脚踏实地的实践中寻找安慰。要知道，生活中并没有真正的完美存在。过分追求完美，只会让人迷失方向。

3. 活在当下，保持乐观　被焦虑困扰的人，即便没有经历过创伤，也会对未发生的灾难产生莫名的恐惧。而破解内心焦虑的关键之一，就是保持乐观，珍惜并专注于当下的生活。

任务三　焦虑问题的应对

一、焦虑情绪的应对

（一）生理应对策略

当个体处于焦虑状态时，会伴随生理唤醒现象，如心跳加快、肌肉紧张和呼吸急促等。针对这种生理反应，常用的生理应对策略是放松训练。通过放松训练，可以有效降低和缓解个体在焦虑时生理唤醒的程度，从而缓解焦虑。放松训练一般包括腹式呼吸放松法、美好场景放松法和渐进肌肉放松法。

1. 腹式呼吸

（1）定义　腹式呼吸也称横膈膜呼吸，即人们常说的深呼吸。它通常包含三个步骤：第一步，吸气，要求缓慢而深沉，感受气流顺着气管、支气管顺畅地抵达肺部，此时膈肌收缩，横膈膜下降；第二步，屏气，在自身感觉舒适的前提下，尽量延长屏气时间；第三步，呼气，要求缓慢而悠长，直至身体完全放松。

（2）技术要点　在练习腹式呼吸时，关键在于胸部保持静止，而腹部则随着呼吸节奏起伏。初学者可以将双手中指对齐放于小腹，吸气时肚子自然鼓起，两个中指自然分开；呼气时，要求缓而长，中指则自然合并。可以总结为一句话：吸、呼气各持续 5 秒，中间屏气时间尽量长。

（3）指导语　请跟随指导语进行腹式呼吸练习。缓慢而深沉地吸气……吸满……吸足，心中默数 1、2、3、4、5；然后屏住呼吸……心中默数 3、2、1；接着缓慢而悠长地呼气，同样心中默数 1、2、3、4、5，在呼气的过程中，感受身体的完全放松。接下来，进行第二个腹式呼吸及第三个腹式呼吸，步骤与第一个相同。在呼气时，尝试让自己更加放松，仿佛什么也不做，

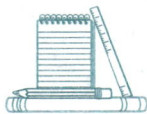

只是静静地享受这份宁静。

当你感觉这样的呼吸节奏让你感到舒适时，可以尝试进行平稳的呼吸练习。尽量做到深而大幅度的呼吸，记得用鼻子深吸气，直至感觉无法再吸入更多空气。保持 3 秒钟后，再缓缓地用嘴巴呼气，呼气时一定要确保肺部的气体完全排出。同时，你可以在脑海中想象，所有的不快、烦恼、压力都随着每一次呼气被慢慢地释放出去。我们再来练习几次……

（4）注意事项　对大多数人而言，在屏住呼吸直至需要呼气时，呼气过程往往伴随着更加强烈的放松感受。一般来说，呼气时间持续 5 秒即可达到放松效果。但如果适度延长呼气时间，如 7 秒或 10 秒，通常能带来更好的放松体验。

2. 美好场景法

（1）定义　美好场景法又称想象放松法、意念训练，即通过引导个体想象其经历过的或能够构想出的让其最放松的场景，使其身临其境，来达到放松的目的。

（2）技术要点　最放松的场景会因人而异，具有个体差异性，一般较多为海边、草原、高山和森林等。在想象过程中，应利用个体的多个感觉通道，如视觉、听觉、嗅觉、味觉、触觉及内感觉等强化身临其境的感受，从而达到放松的目的。

（3）指导语　以下以"海滩"为例进行放松情境的想象。让我们来想象……想象自己回到了那个曾经让你最为放松的美好场景中……你静静地俯卧在柔软的沙滩上，周围空无一人，温暖的阳光洒落在你的身上，你感受到了沙粒细腻而温暖的触感，微风轻轻拂过，带来一丝丝海水的咸香，海浪在有节奏地拍打着岸边，发出悦耳的声音，你静静地聆听着这永恒的波涛声，内心逐渐归于平静……

（4）注意事项　放松的具体情境存在很大的个体差异，因此，需要与来访者进行充分的沟通，根据其个人经历和特点，量身定制最适合的指导语；同时，所选择的情境最好是来访者亲身经历过的，这样可以更好地通过视觉、听觉、嗅觉、味觉、触觉及内心感受等多种感觉通道来强化和放大积极感受，从而达到身心放松的效果。

3. 渐进式肌肉放松

（1）定义　渐进式肌肉放松的本质在于增强对肌肉的觉察，通过有序地使肌肉经历紧张与放松的过程，逐步达到比正常状态更深层次的躯体放松，进而引发自主神经系统的积极变化，最终实现放松的目的。渐进肌肉放松法是一种循序渐进、有序进行的训练方法，通过先紧张后放松的方式训练肌肉。

（2）技术要点　找一个舒适的姿势坐好或躺好，确保处于安静的环境中，光线柔和，尽量减少外界无关刺激的干扰。放松的顺序通常为"手臂部—头部—躯干部—腿部"。每一部分肌肉的放松包含五个步骤：集中注意力、肌肉紧张、保持紧张、解除紧张和肌肉松弛。

（3）指导语

1）手臂放松：现在请将注意力集中在你的右臂上。慢慢地伸出你的右手，握紧拳头，用力握住，仿佛要握碎什么似的，注意手臂紧张的感觉（集中注意和肌肉紧张）……坚持一下，再坚持一下（保持紧张）……好，现在放松……现在你应该感到手臂非常放松了（解除紧张和肌肉放松）。接下来，将注意力转移到你的左臂上。慢慢地伸出你的左手，握紧拳头，用力握住，同样注意手臂紧张的感觉……坚持一下，再坚持一下……好，现在放松……现在你应该感到左臂也很放松了。

2）头部放松：现在请将注意力集中在你的前额上。皱起你前额的肌肉，就像一位老人的额头那样，注意额部紧张的感觉……坚持一下，再坚持一下……好，现在放松……你应该感到

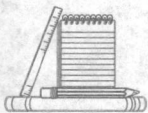

前额非常放松了。接着，将注意力转移到你的眉头上。皱起你眉头的肌肉，注意眉部紧张的感觉……坚持一下，再坚持一下……好，现在放松……你应该感到眉头也很放松了。然后，将注意力集中在你的鼻子和脸颊上。咬紧牙关，使嘴角尽量向两边咧开，鼓起两腮，仿佛在极度痛苦状态下使劲一样，注意脸颊紧张的感觉……坚持一下，再坚持一下……好，现在放松……现在你应该感到脸颊非常放松了。

3）躯干放松：现在请将注意力集中在你的肩部。耸起你的双肩，使肩部肌肉紧张起来，非常紧张，注意这种紧张的感觉……坚持一下，再坚持一下……好，现在放松……你应该感到肩部非常放松了。接着，将注意力转移到你的背部上。让背部肌肉紧张起来，非常紧张，注意这种紧张的感觉……坚持一下，再坚持一下……好，现在放松……你应该感到背部也很放松了。然后，将注意力集中在你的胸部。让胸部肌肉紧张起来，非常紧张，注意这种紧张的感觉……坚持一下，再坚持一下……好，现在放松……你应该感到胸部也非常放松了。

4）腿部放松：现在请将注意力集中在你的右腿上。伸出你的右腿，右脚向前用力蹬出，仿佛在蹬一堵墙似的，注意这种紧张的感觉……坚持一下，再坚持一下……好，现在放松……你应该感到右腿非常放松了。接着，将注意力转移到你的左腿上。伸出你的左腿，左脚向前用力蹬出，同样注意这种紧张的感觉……坚持一下，再坚持一下……好，现在放松……你应该感到左腿也很放松了。

现在我们全身的肌肉都得到了放松，你感到很安静、很放松……非常非常安静，非常放松……全身都放松了……数1、2、3到10，请睁开眼睛。

（4）注意事项　渐进肌肉放松可以与腹式呼吸同时使用，即吸气时肌肉收缩，屏气时保持紧张，呼气时肌肉松弛；还可结合美好场景法，以达到最佳的放松效果。

（二）认知干预策略

认知理论认为，个体在感知到外部或内部的刺激物后，会迅速判断该刺激物是否构成威胁，并对危险、可用资源和自身能力进行评估。随后，个体会产生与评估结果相一致的行为策略，并出现相应的情绪反应和生理反应。焦虑的产生往往源于对风险的高估和对能力或资源的低估。认知干预策略主要通过改变来访者的歪曲认知，以达到缓解情绪体验的目的。具体操作步骤如下。

1. 识别与找出事件、情绪、行为和生理反应　具有焦虑情绪的个体往往不认为情绪、行为和生理变化是自动思维的结果，而是将其归因于所经历的事件或情境。因此，心理治疗师首先需要帮助患者清晰地认识到什么是事件、情绪、行为和生理反应，以及它们与自动思维的区别。

2. 识别与引出自动思维　为了让患者理解认知治疗的原理，并成功开展认知治疗，治疗师需要教授患者如何引出和识别其自动思维。最常用的方法是治疗师直接询问患者："那个时候你脑子里想到了什么？""那个时候你脑子里出现的第一个想法是什么？""那个时候你的直觉是什么？"如果患者的自动思维以画面的形式出现，治疗师则需要问："那个时候你脑子里浮现了什么画面？"

对于紧张焦虑的患者，由于焦虑是个体对未来威胁或危险的一种预期，因此治疗师也可以通过提问情绪反应蕴含的意思来引出患者的自动思维。例如，"你在担忧什么？""在当时，你认为有可能出现什么糟糕的情况让你那么紧张焦虑？""在那么紧张焦虑的时候，你是怎么看周围的人或情况的？""在那么紧张焦虑的时候，你是怎么看自己的？"此外，治疗师在与患者的对话中也需要敏锐地识别并抓住其中的自动思维。

3. 认知模型的心理健康教育　结合患者自身的例子，对其开展认知模型的心理健康教育是

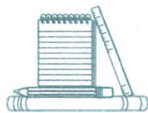

认知治疗的关键部分。这有助于患者清楚地区分事件、想法和反应（包括情绪、行为和生理反应），并认识到其反应与自动思维或想法之间的密切关系。

4. 挑战自动思维与认知重建   这也是认知治疗最关键的部分，可借助功能不良性思维记录表（DTR 表），详见项目六。

（三）系统脱敏法

系统脱敏法是一种诱导患者缓慢暴露在导致焦虑的情境中，并通过心理的放松状态来对抗焦虑，从而达到消除焦虑目的的方法。具体操作步骤详见项目六。

二、分离焦虑障碍的应对

（一）支持性心理治疗

支持性心理治疗的狭义定义是基于心理动力学理论，通过建议、劝告和鼓励等方式，对心理受损的患者进行治疗的一种方法。治疗师旨在维护或提升患者的自尊感，减少症状复发，并增强其适应能力。治疗师需详细审查患者的人际关系、情绪及行为的过去与当前模式，通过直接观察支持患者的防御机制（即其通常应对困难处境的方式），以减轻焦虑，提升适应能力。通过劝解、疏导、安慰、解释和鼓励等手段，治疗师为患者提供情感支持，给予适当的保证，并激发其对未来的希望。

1. 倾听   心理治疗的首要技巧是细心聆听患者的诉说，以充分了解其病情。从支持性治疗的角度看，治疗师需以共情的心态倾听并理解患者的处境。让患者倾诉内心的痛苦和烦恼，有助于实现情感的宣泄。治疗师应确保访谈环境的安全，并尊重患者的隐私。

2. 支持与鼓励   面对心理困难或痛苦时，患者最需要他人的同情、安慰、支持与鼓励。支持性心理治疗能为患者提供必要的支持和鼓励。但治疗师在提供支持时，还需评估患者的自我能力，判断所需支持的程度，并适度提供帮助。同时，要激发患者的潜在能力，鼓励其自行康复，避免过度保护，防止患者过于依赖治疗师而失去自我努力适应的机会。

3. 说明与指导   部分患者的烦恼源于缺乏相关知识或受到错误观念的影响。此时，治疗师可提供必要的知识，纠正错误观念，从而消除烦恼的根源。

4. 培养信心与希望   支持性心理治疗通过鼓励与协助，帮助患者培养信心和希望。治疗师可指出患者的优点和长处，说明其面临的问题具有可解决性，并承诺提供支持，共同应对困难。但治疗师应避免凭空保证或夸大事实，而应基于实际情况提供说明，并探索可行的解决方案。

5. 善用资源   治疗师应协助患者发现并充分利用其内在或外在的各种资源。有时，患者可能未充分意识到或不愿利用他人可提供的协助，从而减少了应对困难的力量和资源。治疗师可在此方面入手，帮助患者获得来自家人、朋友或社会的支持。

（二）催眠治疗

催眠是一种注意力高度集中的聚焦体验，它引导个体在体验的多个层面上作出反应，从而有目的地放大并利用其个人资源。通过催眠中的创伤修复技术，可以深入到患者的内隐记忆层面，精确找到分离焦虑障碍背后的叠加性心理创伤，并对其进行高效修复。催眠治疗的具体步骤包括六方面：引导、找到心理创伤、释放创伤中的负性情绪并纠正错误认知、建立新的积极认知和情绪、唤醒及在意识层面给予适当的认知治疗。

（三）父母的工作

1. 高度重视   父母应高度重视孩子的分离焦虑障碍，切勿抱有侥幸心理，认为孩子长大后问题就会自然消失。如果不及时、科学地应对，分离焦虑障碍可能会逐渐加剧。

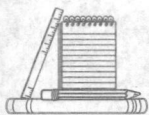

2. 掌握必要的心理学知识 父母需要掌握科学、有效的心理学知识与技能，以改善家庭关系和亲子关系。父母应学会"良性沟通三部曲"，即共情、倾听和积极引导。父母需耐心与孩子沟通，理解孩子的感受，这不仅可以修复孩子可能存在的心理创伤，还能迅速建立亲密的亲子关系，从而在很大程度上缓解孩子的分离焦虑障碍。

三、特定恐惧症和社交恐惧症的应对

（一）药物治疗

对于恐惧症的患者，通常以心理治疗为主，药物治疗为辅。药物治疗的主要作用是缓解患者的焦虑情绪或伴随的抑郁情绪。抗焦虑药物能够减轻患者在恐惧环境下的焦虑状态，从而有助于心理治疗的顺利进行。

（二）行为治疗

对于恐惧症的患者，行为治疗被认为是最有效的治疗方法之一，最常用的技术包括系统脱敏法、满灌疗法和模仿法。其中系统脱敏法和满灌疗法已经在项目六中进行介绍，这里主要介绍模仿法。

模仿法是指治疗师作为榜样去面对患者所害怕的事物或处境，并鼓励患者进行模仿。治疗师通过示范，证明患者对于某种刺激或情境的恐惧是没有事实根据的，并引导患者模仿治疗师去接触所恐惧的对象。这一方法通常与系统脱敏法结合使用。例如，在治疗犬恐惧症时，治疗师可以先触摸一个狗的玩具，然后让患者模仿这一行为；接着，治疗师抱着狗的玩具，再让患者同样做……如此按照等级事件逐步进行演示和学习。

（三）认知疗法

单纯的认知疗法对于恐惧症的治疗效果尚待进一步考察。通常，认知疗法与行为治疗技术联合使用，以取得更好的疗效。因为恐惧症患者往往持有不合理的信念，认知疗法通过帮助患者识别和挑战这些负性的、不合理的想法，从而起到治疗作用。

（四）森田疗法

森田疗法的治疗原则是"顺其自然，为所当为"。在恐惧症的治疗中，森田疗法鼓励患者接受社交中出现的"胆怯、紧张或脸红"等症状，不排斥、不关注这些症状，而是带着这些症状像正常人一样进行交往。这样，症状会在不知不觉中逐渐减轻甚至消失。

四、惊恐障碍的应对

（一）药物治疗

由于惊恐障碍患者伴有明显的躯体症状，药物治疗在改善这些症状方面发挥着重要作用。研究表明，苯二氮䓬类药物、三环类抗抑郁药及选择性5-羟色胺再摄取抑制剂均可有效缓解惊恐障碍的症状。

（二）心理治疗

1. 心理健康教育 由于多数患者常将自己的症状误认为是躯体疾病，因此向患者详细解释惊恐障碍的本质显得尤为重要。具体包括明确告知患者惊恐障碍是一种心理疾病；确保患者了解该病可以得到有效治疗；详细阐述惊恐障碍的表现和特点；清晰说明药物治疗的作用；积极鼓励患者的家人参与治疗过程。

2. 行为训练 最常用的是满灌疗法和系统脱敏疗法。这两种方法均通过让患者暴露于现实的或想象的恐怖情境，并反复进行，直至患者对所害怕的情境不再感到恐惧或焦虑。具体详见项目六。

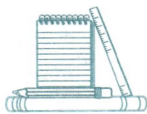

3. 认知行为疗法   巴洛等学者提出了一个由放松训练、基于埃利斯和贝克的认知行为治疗技术、内感觉暴露三个部分组成的治疗模型，取得了良好效果。内感觉暴露是指通过特定的练习，使患者稳定并适应那些可能引起类似惊恐障碍发作的感觉。当患者体验到类似惊恐障碍发作的症状时，治疗师会引导患者认识到这些症状是安全的，并鼓励患者运用已学会的认知和放松技术来缓解症状。通过不断的实践和康复心理工作者的鼓励，患者将逐渐认识到那些"失去控制"的躯体感受是无害的，并能够通过有效的手段加以控制。

五、广泛性焦虑障碍的应对

（一）药物治疗

苯二氮䓬类药物和选择性 5– 羟色胺再摄取抑制剂是治疗 GAD 最常用的药物。但药物治疗在短期内（通常为 4 ～ 8 周）效果较好，如长期使用，则效果明显下降。因此，一般在症状严重或有短暂危机发生时，才考虑服用药物。

（二）心理治疗

1. 精神分析治疗   精神分析理论认为，GAD 的产生根源于被压抑的心理矛盾冲突。因此，要想缓解症状，关键在于让患者认识到这种冲突的真正根源。治疗可以聚焦于患者在童年时代与主要抚养者之间的关系，帮助他们认识和解决儿童时期的关系问题。

2. 人本主义治疗   通过运用无条件的积极关注、真诚和共情，为患者创造一种有利于成长的人际关系。在真诚和接纳的良好氛围中，帮助患者建立信任感和安全感，使其能够无拘无束地表达自我和探索自我，从而认识到自己真正的需要、思想和情感。当患者的自我概念与经验达到和谐时，焦虑或其他症状就会自然消除。

3. 行为治疗   行为治疗中的放松训练、系统脱敏疗法、生物反馈疗法等，对于缓解患者的焦虑症状均有显著作用。此外，还可运用正念练习来降低患者的焦虑水平。正念是指通过有目的的、关注当下的、不评判的注意所带来的觉察。研究表明，通过正念练习，保持对体验的觉察，将自己与通常所强烈依赖的信念、想法和情绪分离，从而获得更好的情绪平衡，促进身心健康。在正念练习中，如正念呼吸觉察感受、身体扫描、正念行走、正念伸展和正念进食等，患者需要在觉察、接纳和关注当下的态度下，让负性情绪以自己的节奏自行消退，从而达到身心放松的目的。

4. 认知行为治疗   巴洛建立了针对 GAD 的认知行为综合疗法，主要包括三个部分：①针对焦虑的躯体症状，采取渐进式肌肉放松方法；②针对与焦虑相关的认知，采用认知重建的方法；③对 GAD 中的回避、谨慎、兴奋和烦躁情绪，采用担忧行为阻止法、时间管理策略和问题解决方法。前两个方法已经在之前章节中介绍过，这里主要介绍第三类。

（1）担忧行为阻止法   GAD 患者的担忧往往伴随着一些仪式性、纠正性或预防性的行为，例如，因为担心上班迟到而反复检查手机闹钟。虽然这些行为能短暂缓解焦虑，但实则对患者起着负强化的作用。担忧行为阻止法的目的就是系统且有效地阻止这些与担忧相关的功能性行为。

（2）时间管理策略   GAD 患者倾向于夸大日常小事及其影响。时间管理策略就是帮助患者把注意力集中于努力完成当前的任务上，而不是将精力过多地放在担忧未来没有完成的任务上。时间管理策略主要包括把任务委派给他人、进行自信心训练（如学会说"不"）、合理安排时间并遵守日程安排三个部分。

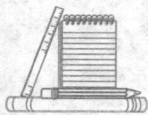

（3）问题解决方法　该技术可以帮助患者找到解决问题或困难的方法，从而避免在面对问题或困难时感到焦虑。GAD 患者通常面临两种类型的困难：一是以一种泛化、模糊、灾难化的方式看待问题；二是无法找到有效解决问题的方式。针对第一种情况，最有效的方法是教会患者如何将问题具体化，如何将大问题分解为多个可控的小问题。针对第二种情况，可运用问题解决训练技术，具体步骤包括描述问题并确立目标，想出多种解决方法并分析其利弊，选择其中最合适的解决方法并细化实施步骤，实施所选的解决方法，以及检验此方法的有效性。

心理实践

1. 团体活动

（1）花开曼陀罗

活动目的：调节情绪，放松心灵，凝聚心理能量，实现心理疗愈。

活动时间：15 ～ 30 分钟。

活动准备：大白纸、彩笔。

活动过程：①全体成员围成圆圈坐好；②带领者简要介绍曼陀罗的基本知识，包括其起源、象征意义及表现形式等，使团体成员了解曼陀罗绘画与心理健康之间的关联；③带领团体成员通过冥想的方式进行身心放松；④在宁静舒缓的音乐伴奏下，团体成员各自绘制属于自己的曼陀罗；⑤绘制完成后，成员之间分享自己的绘画过程及内心感受。

（2）释放焦虑我在行

活动目的：帮助团体成员释放焦虑，并找到解决焦虑的方法。

活动时间：30 分钟。

活动准备：气球、笔、纸条，以及多媒体教室。

活动过程：①每组同学发放气球、笔和纸条，要求成员将近期引发自己焦虑的事件写在纸上，数量不限。写好后，将纸条放入气球中，一个气球对应一张纸条。根据焦虑的程度，将气球吹至相应大小，吹好后放置一旁。②小组成员共同将吹好的气球踩破，象征性地释放焦虑。③每个小组成员随机拾取地上的两张纸条，读出内容，并结合自身经历和所学知识，讨论如何应对纸条中提到的引起焦虑的事件。④每个小组派代表在班级内分享讨论结果，共同学习如何有效应对焦虑。

2. 案例分析

（1）案例描述

失去一条腿，也要做人生的"冠军"

1996 年，在亚特兰大残奥会的赛场上，侯斌首次在数万名现场观众的注视下参加比赛。尽管在前两次试跳中均未成功，但侯斌凭借着出色的心理素质，将全部注意力集中在技术细节上，最终成功越过横杆，并以 1.92 米的成绩打破了世界纪录。在 2000 年和 2004 年的残奥会上，侯斌成功卫冕，展现了他的卓越实力和坚韧不拔的精神。2008 年，侯斌更是荣膺全球首位残奥大使的殊荣，为残奥事业做出了杰出贡献。退役后，他成立了"再站起来"公益基金，为众多孩子安装了假肢，帮助他们重新站立起来。这里的"再站起来"，不仅意味着身体上的站立，更寓意着精神上的崛起和心理上的重生。

侯斌用自己的言行激励着他人，他身体力行地告诉我们：只要勇敢坚韧，坚持不懈，就一定能够实现自己的梦想。他的故事，是对生命不屈不挠精神的最好诠释。

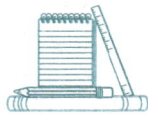

（2）案例思考

侯斌挑战自我的事迹对你有什么启发？在面对焦虑的康复对象时，你该如何为他进行心理疏导？请结合本章内容思考并回答。

3. 实践训练

以小组为单位，围绕与焦虑相关的任意项目主题进行资料收集与项目实施，最终以课件和视频的方式展示项目成果。课件要求简洁美观、配色合理，每页的字体和字数适当。本训练旨在促使大家进一步学习焦虑产生的原因和常见的焦虑障碍类型，以及掌握焦虑应对的方法。

扫一扫，查阅复习思考题答案

复习思考

1. 名词解释

焦虑　惊恐障碍　广泛性焦虑障碍

2. 简答题

（1）简述焦虑的表现。

（2）简述广泛性焦虑障碍形成的心理原因。

（3）简述焦虑情绪的应对策略。

扫一扫，查阅本项目PPT、视频等数字资源

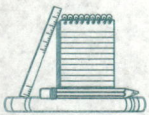

项目十一　抑　郁

【学习目标】

素质目标：培养医者仁心、精益求精的职业理念，提升自助助人意识。

知识目标：阐述抑郁的概念；区分抑郁情绪和抑郁症；阐述抑郁症的病因；列举抑郁问题的应对方法。

能力目标：提升对抑郁问题的识别及调节应对能力，提高识别自杀风险和有效进行干预的能力。

【案例导入】

案例描述

王强（化名），男，57岁，原本是一个性格好强、外向且乐于助人的人。因突发剧烈头痛、恶心、呕吐及右侧肢体无力，他被紧急送往医院。经检查，王先生被确诊为左侧大脑中动脉闭塞所引发的缺血性脑卒中。在接受紧急溶栓治疗后，王先生的症状有所减轻，但仍遗留下右侧肢体偏瘫、言语障碍及认知功能受损的问题，日常生活需依赖他人照顾。经过一段时间的康复治疗，他的身体状况逐步恢复，但情绪却日渐低落。在康复期间，他变得沉默寡言，拒绝与人交流，时常独自发呆。他对自己的康复进度深感忧虑，认为自己再也无法恢复到从前的状态。随之出现了不配合治疗、情绪低落、早醒、兴趣减退等问题，甚至流露出"这么活着还不如死了算了"的消极念头。面对王强的情绪问题，你准备如何应对？

案例分析

王强性格好强，骤然间从一个健康的人转变为脑卒中患者，身体机能、言语表达及认知功

能均遭受重创，不得不依靠他人协助来完成基本的日常生活活动。在生理、心理及社会环境的共同作用下，王强很可能陷入了抑郁状态。据研究，脑卒中后抑郁状态的总发生率为34.2%，其中轻度抑郁占20.2%，中度抑郁占10.4%，重度抑郁占3.7%。若不及时对王强的抑郁状态进行干预，其可能会发展为更为严重的抑郁症。针对此情况，我们可以采取以下措施：与王强进行深入交流，提供心理教育和心理支持；或将其转介至心理科或精神科进行专业评估与诊断，并在必要时接受专业的心理治疗。

任务一　抑郁的概述

2021年《柳叶刀·精神病学》发表的中国首次全国成人精神障碍流行病学调查结果显示，我国成人抑郁障碍终生患病率高达6.8%，其中抑郁症为3.4%，心境恶劣障碍为1.4%，未特定型抑郁障碍为1.9%；抑郁障碍12个月患病率为3.6%，其中抑郁症为2.1%，心境恶劣障碍为1.0%，未特定型抑郁障碍为0.5%。根据《2022年国民抑郁症蓝皮书》显示，65%的老年抑郁症患者认为，抑郁的主要原因是对慢病治疗的焦虑，因此在康复治疗中关注患者的抑郁问题显得尤为重要。

一、抑郁的概念

人们经常会混淆抑郁情绪与抑郁症。实际上，每个人在生活中都曾经感到过哀伤、沮丧、悲观甚至绝望，但这些抑郁状态并不一定是抑郁症。以下介绍二者的定义及区别。

（一）定义

抑郁情绪是一种暂时的、短暂的情绪状态，常表现为心情低落、忧愁、沮丧、压抑、苦闷等。它是人们在面对生活中的负面事件或压力时可能产生的自然情绪反应，如漫长且充满不确定性的康复过程、疾病带来的生活变化、治疗的副作用，以及康复进展不如预期产生的心理压力等。若抑郁情绪得到及时且得当的处理，一般不会对日常生活和社交功能造成严重影响。

抑郁症是一种持久的、严重的、影响个体生活功能的精神障碍。它是由各种原因引起的，以显著而持久的心境低落为主要临床特征的一类心境障碍。临床上主要表现为情绪低落、兴趣减退、快感缺失等核心症状，并可伴随多种其他症状，如明显的焦虑、运动性激越、木僵、幻觉及妄想等精神病性症状，甚至可能导致自伤或自杀等不良后果。

（二）抑郁情绪和抑郁症的区别

1. 概念不同　抑郁情绪通常指的是一种短暂性的情感体验，具体表现为悲伤、失落、无助等感受，这些感受往往能在一段时间后自然消退。相比之下，抑郁症则是一种心理疾病，通常需要长期的治疗，并需要建立支持性关系方能得到有效控制。

2. 诱发因素与持续时间不同　抑郁情绪往往由特定的事件或情境触发，表现为一种短暂的情绪低落反应；而抑郁症的发作则不一定有明确的诱因，其持续时间通常较长，可能为数周、数月乃至更久，且存在反复发作的特点。

3. 症状与表现不同　抑郁情绪的症状通常包括心情压抑、紧张、焦虑、烦躁等，这些症状往往能在较短的时间内得到缓解；而抑郁症的症状则更为复杂且严重，包括但不限于情绪低落、兴趣丧失、自责自罪感、意志活动减退、思维迟缓及睡眠障碍等。

4. 影响不同　抑郁情绪可能会暂时性地使患者将注意力转向消极的事物，从而影响其工作效率和人际关系；而抑郁症则会对患者的心理、生理及经济方面产生深远的影响，导致生活质

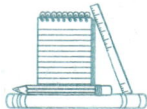

量显著下降、工作效率降低、家庭和社会关系紧张，严重时甚至可能引发自杀行为。

　　康复过程中出现的抑郁，通常指的是个体在身体疾病或心理问题的康复阶段所经历的抑郁情绪或抑郁症。

二、抑郁的分类

　　根据导致抑郁的原因来看，抑郁可分为 4 种类型，包括外源性抑郁、内源性抑郁、继发性抑郁、原发性抑郁。

　　1. 外源性抑郁　是指由外部不良生活环境所引发的抑郁症，是患者对挫折、生活中的不幸事件、工作和学习压力等精神刺激事件反应的结果，如自然灾害、亲人去世、突发疾病、离婚等。

　　2. 内源性抑郁　通常指基于个体体质基础而产生的抑郁状态，其发病不能明确证实与器质性病因或心理应激存在直接的因果联系。该类型的特征包括对外界刺激缺乏反应的抑郁心境、昼夜情绪波动、思维迟钝、精力减退、以早醒为主的睡眠紊乱，以及可能出现危及生命的抑郁症状。部分患者还可能出现激越情绪、抑郁性妄想和幻觉。

　　3. 继发性抑郁　是指由脑器质性疾病、躯体疾病、某些药物使用或精神活性物质影响所引起的抑郁状态。此外，先天或后天的脑器质性损害也可能导致继发性抑郁的发生。

　　4. 原发性抑郁　是指患者以往无其他精神疾病或躯体疾病历史，且每次发作均表现为抑郁状态的情况。若每次发作均为单纯的抑郁症状，则称为单相抑郁症；若病史中曾有过躁狂发作，如情绪高涨、眉飞色舞、思维奔逸、动作增多、睡眠需求减少等症状，则这种抑郁症称为双相抑郁（躁狂抑郁症）。

三、抑郁症的临床表现

（一）核心症状

　　情感低落是诊断抑郁发作时必须具备的症状，也是抑郁障碍临床表现中最为核心的症状，表现为患者情绪不佳，感到悲观和失落，缺乏主动调节情绪的意愿，或者即使尝试了各种缓解负性情绪的方式也无效。患者会表现出兴趣缺乏和乐趣丧失，对一切事物都缺乏兴趣和动力，即便是以前感兴趣的事情现在也无法提起兴趣。由于部分患者具有完整的自知力，他们可能会意识到自己的情绪异常，并有意识地尝试调节，但往往效果不佳，这反映出他们缺乏从事活动的动力和从中感受快乐的能力。典型情感低落的患者还会出现晨重夜轻的表现，即清晨时情感低落最为严重，而到了傍晚则会有所缓解。

（二）心理症状群

　　1. 焦虑　通常与抑郁同时出现，表现为患者莫名地感到紧张不安和提心吊胆，而实际上并没有明确的现实依据。这种焦虑可能会伴随自主神经症状，如胸闷、心慌、尿频和出汗等。有时，患者可能会将躯体症状作为主诉，而忽略了精神上的焦虑感。例如，有的患者在住院期间总是担心高昂的医疗费用会加重家庭负担，从而无法安心住院接受治疗。

　　2. 自责自罪　抑郁发作的患者常常表现出自责自罪的症状，往往会把一些不切实际或与自己无关的事情归咎于自己。这种表现通常伴随着悲观、失落和自我评价过低，认为自己是造成一切不良结果的原因。在严重的情况下，患者可能会出现罪恶妄想。例如，有的女性患者会认为自己孩子的犯罪行为是由于自己没有教育好所导致的，完全是自己的过错。

　　3. 消极认知　患者出现与现实不符的消极认知状态，常表现为"三无"症状：无望、无助

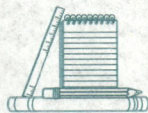

和无用。他们觉得前途一片渺茫，对自己缺乏改变现状的动力和信心，预测自己预后不佳，并认为自己缺乏生存的价值，充满失败感。需要注意的是，这种消极认知不仅是在患者患病后才出现的问题，在患者得病前也可以找到其不合理认知的特点。因此，可以认为消极认知是抑郁症患者易发病的基础。

4. 精神病性症状 严重抑郁障碍的患者可能会出现明显的精神病性症状，如幻觉和妄想，这些症状通常与患者的心境相一致。由于患者自我评价过低和自责自罪，因此常常会出现罪恶妄想和被害妄想等。

5. 精神运动性迟滞或激越 抑郁障碍的患者可能会出现思维迟缓的症状，感觉自己的脑子转不动了，同时伴随着记忆力和注意力的下降。在意志行为上，患者可能会出现意志减退或缺乏的情况，严重者甚至达到木僵状态。这些都是精神运动性迟滞的表现。激越的患者头脑中常频繁出现杂乱无章的内容，使大脑持续处于紧张状态，导致思维效率低下、注意力涣散和无法进行创造性思维，行为上表现为烦躁不安、兴奋躁动。激越行为容易让人忽略抑郁发作的表现，从而否认抑郁症的诊断。

6. 自杀观念、企图和行为 自杀包括自杀观念、自杀企图和自杀行为三种形式，这三种形式都具有同样的危险性，需要引起高度警惕和防范。在抑郁状态下，患者一旦有了自杀观念或企图，采取自杀行为的可能性就会大大增加。大约半数的抑郁患者会出现自杀观念，而15%～20%的患者最终会死于自杀。患者较多选择在清晨自杀，这与情感低落晨重夜轻的特点及早醒有关。自杀方式与患者所处的文化背景和风俗习惯有较大关系。对于已经采取过自杀行为的患者，仍然需要高度警惕和防范，因为既往的自杀行为是对将来自杀行为的最佳预测因子。

7. 自知力 相当一部分抑郁障碍患者具有完整的自知力，但伴有精神病性症状的患者多出现自知力缺乏或不完整的情况。自杀倾向严重的患者往往缺乏对自己当前状态的清醒认识。

（三）躯体症状群

抑郁症伴随的主要躯体症状群有睡眠障碍、食欲减退、体重下降、便秘、性欲减退、阳痿、闭经、身体各部位的疼痛、乏力等。躯体不适可涉及各脏器，自主神经功能失调的症状也较常见。睡眠障碍主要表现为早醒，一般比平时早醒2～3小时，醒后难以再入睡，这对抑郁症诊断具有特征性意义。也有部分患者表现为入睡困难、睡眠不深，少数患者则表现为睡眠过多、食欲增强、体重增加。

知识链接

卒中后警惕抑郁"不请自来"

卒中后抑郁是指发生于卒中后，表现出卒中症状以外的一系列以情绪低落、兴趣缺失为主要特征的情感障碍综合征。如未及时发现和治疗，将影响卒中后患者神经功能的恢复和回归社会的能力。卒中后抑郁发病率高，起病隐匿，有些患者因症状不典型而未能及时被发现，从而延误治疗。一般而言，如果脑卒中后出现"三低"（情绪低落、兴趣减退、精力下降或疲劳感）、"三无"（无望、无助、无用）、"三自"（自责、自罪、自杀）的表现，应高度警惕卒中后抑郁的可能性。此时，可采用"90秒四问题提问法"（表11-1）进行快速筛查。若筛查结果提示阳性，建议患者及时寻求专业医师的帮助，以完成更为详尽的抑郁症状评估量表，从而确诊并制定有效的治疗方案。

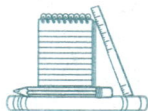

表 11-1　90 秒四问题提问法

问　题	回　答
过去几周（或几个月）是否感到无精打采、伤感，或对生活的乐趣减少了？	是或否
除了不开心之外，是否比平时更悲观或想哭？	是或否
经常会早醒吗（事实上并不需要那么早醒来）？	是或否
近来是否经常想到活着没意思？	是或否

对于卒中后抑郁症状较轻且不伴有认知与交流障碍的患者，可考虑采用单一的心理治疗。若症状较重，严重影响了卒中康复进程、日常生活及社会功能，或心理治疗疗效不佳，则可考虑采用药物治疗和（或）联合心理治疗。此外，其他辅助治疗手段，如音乐疗法、放松训练、冥想、体育锻炼等，也可尝试用于改善患者的抑郁症状。

四、抑郁症对康复治疗的不良影响

抑郁症作为一种常见的精神障碍，不仅对个体的思维、情绪、行为造成严重影响，还在很大程度上对身体健康及其他疾病的康复治疗造成不良的影响。

（一）生理影响

1. 神经内分泌系统失衡　抑郁症可引发下丘脑－垂体－肾上腺轴（HPA 轴）的过度激活，导致皮质醇等应激激素的分泌异常。长期维持高皮质醇水平会抑制免疫系统功能，降低机体对疾病的抵御能力，并延缓伤口愈合及组织修复过程。

2. 心血管系统功能障碍　抑郁症患者常伴有心血管系统异常，具体表现为心率变异性降低、血压升高及血管内皮功能障碍。这些生理变化增加了心血管疾病患者的康复难度，易导致病情反复或恶化。

3. 炎症反应加剧　抑郁症能促使体内炎症因子如 C 反应蛋白、白细胞介素 -6 等的释放增加。过度的炎症反应会损害细胞和组织，阻碍疾病的康复进程，尤其在慢性炎症性疾病，如关节炎、糖尿病等中表现更为显著。

此外，抑郁症患者出现的食欲缺乏、睡眠质量下降、行动意愿降低等症状会影响患者在康复期的营养摄入、休息及体能恢复，从而延缓康复进程。

（二）心理影响

抑郁症患者常情绪低落，对康复治疗缺乏信心和动力，并伴有认知功能损害，如记忆力减退、注意力不集中等。这导致患者在理解和执行康复治疗方案时面临困难，难以掌握康复所需的技能和知识，进而降低治疗依从性，表现为不配合治疗安排、不按时服药，最终影响治疗效果。

（三）社会影响

抑郁症可能导致患者回避社交活动，减少与他人的交流和互动，从而削弱社会支持系统，使其无法享受正常生活，加重孤独感和抑郁情绪，严重时甚至引发自杀风险。此外，抑郁症还可能降低患者的工作能力，甚至导致失业，经济收入的减少不仅影响患者的生活质量，还可能限制其获取优质康复治疗资源的机会。

任务二　抑郁症的病因

抑郁症的病因较为复杂，涉及生物学因素、心理因素及社会文化因素，且各因素间相互影响。

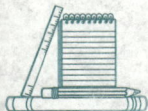

一、生物学因素

引发抑郁症的生理因素是多方面的，包括遗传因素、大脑结构功能改变、神经生化因素、躯体疾病等。

（一）遗传因素

抑郁症与遗传基因有关。如果一个人的亲属中有抑郁症患者，则其患上抑郁症的风险比较大，且血缘关系越近，发病的一致率越高。通过对双生子的研究表明，青少年抑郁的遗传度高达50%。同时，基因并非孤立地发挥作用。拥有抑郁高风险BDNF基因的人，并不一定会患上抑郁症，而是基因所赋予的易感性与生活环境中的应激因素、创伤经历（如丧失重要亲人、童年期遭受虐待、家庭经济陷入困境等）共同作用，使得个体更易罹患抑郁症。

（二）大脑结构功能改变

抑郁症患者的大脑结构、功能会发生改变，其中边缘系统对负面刺激的反应性较高。抑郁症患者负责记忆和认知功能最核心的脑区——海马体的体积，相较于未患抑郁症的人群而言更小。大脑白质作为大脑神经元之间相连的神经纤维集合体，是大脑神经细胞间传递信息的"高速公路"。抑郁症患者的大脑白质整合性相较于普通人有所降低。

（三）神经生化因素

抑郁症的神经生化因素主要涉及神经递质的异常，这些神经递质在大脑中的传递和调节对情绪、行为和认知等方面起着重要作用。

1. 单胺类神经递质失衡　包括血清素（5-羟色胺，5-HT）、去甲肾上腺素（NE）和多巴胺（DA）等。这些神经递质在调节情绪、睡眠、食欲和认知功能等方面发挥着重要作用。抑郁症患者往往存在这些神经递质水平降低或功能紊乱的情况。

2. 下丘脑-垂体-肾上腺轴（HPA轴）功能亢进　HPA轴在应激反应中起着关键作用。抑郁症患者的HPA轴常处于过度活跃状态，导致皮质醇等激素分泌过多，进而影响神经细胞的功能和存活。

3. 神经营养因子减少　如脑源性神经营养因子（BDNF）。BDNF对神经元的生长、存活和突触可塑性具有重要意义。抑郁症患者体内BDNF水平通常降低，可能导致神经元萎缩和凋亡，进而影响大脑的结构和功能。

4. 炎症细胞因子的作用　炎症反应过程中产生的细胞因子，如白细胞介素-1（IL-1）、白细胞介素-6（IL-6）和肿瘤坏死因子-α（TNF-α）等，在抑郁症的发病中可能起到一定作用。它们可以影响神经递质的代谢和神经细胞的功能。

5. 谷氨酸能系统异常　谷氨酸是中枢神经系统中的主要兴奋性神经递质。抑郁症患者可能存在谷氨酸能系统的失衡，导致神经元的兴奋性毒性和神经功能障碍。

（四）躯体疾病

严重的躯体疾病、慢性疼痛性疾病、神经系统疾病及内分泌系统疾病都可能会引发或加重抑郁症的症状。例如，恶性肿瘤是抑郁症发生的重要危险因素之一，有统计数据显示，20%～40%的肿瘤患者在不同阶段都可能经历严重的抑郁症状。糖尿病患者中，因抑郁问题导致的自杀或自杀未遂的发生率是一般人群的3倍。癫痫、帕金森病、脑卒中等患者的抑郁症发生率也明显高于一般人群，且其自杀风险也更高。内分泌系统的紊乱同样可能引发或加重抑郁症的症状，如甲状腺功能减退患者可出现心情低落、思维迟缓、动作缓慢等症状，与抑郁症的临床表现相似。

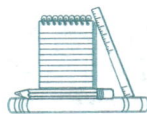

二、心理因素

心理因素在抑郁症的发生和发展中起着重要作用，包括早年经历、人格特质、不合理认知、负性心境、心理社会应激等。这些因素可以单独作用或者共同影响，从而增加抑郁症患病的风险。了解这些因素有助于我们更好地识别、预防和治疗抑郁症。

（一）早年经历

早年的一些不良经历对抑郁症的深远影响不容忽视。例如，父母的不良教养方式、家庭的忽视、虐待、暴力行为，以及重大的丧失与分离经历，都可能成为增加患抑郁症风险的诱因。

（二）人格特质

人格特质是抑郁症发生的重要心理基础。具有神经质、焦虑、强迫、冲动等特质的个体更容易罹患抑郁症。这些特质的个体往往难以有效应对生活中的应激事件，容易将负面事件放大，进而产生强烈的负面情绪。此外，依赖型、表演型或边缘型人格特征的患者，由于自我估价低、缺乏自信、自卑感严重，在遇到挫折时更容易陷入悲观失望的情绪中，进而诱发抑郁症。

（三）不合理的认知

个体对自我、世界和未来的消极认知模式，如自我评价过低、对事物缺乏兴趣、对未来失去信心等，都会加重其抑郁情绪。此外，个体在面对应激事件时的认知偏差，如过度概括化、灾难化思维等，也会使其更容易陷入抑郁状态。

（四）负性心境

负性心境又称为负面情绪，涵盖了多种不愉快甚至是引发人痛苦的情绪体验，如自卑、悲观、内疚等。当这些负面情绪长期得不到舒缓，就可能影响个体的心理健康，从而引发抑郁症。

（五）心理应激

心理应激是指个体在面临超出自身应对能力或资源的情境时所产生的心理和生理反应。重大的生活事件，如亲人离世、婚姻破裂、失业、重大疾病等突发事件，都会给个体带来巨大的心理冲击和压力，引发强烈的情绪反应，进而增加患抑郁症的风险。

三、社会文化因素

社会文化因素对抑郁症的影响主要体现在由社会生活事件导致的压力、社会支持系统的缺失等方面。工作、学习、经济等多方面的压力，长期处于冲突、冷漠的家庭环境或社交圈中，缺乏与他人的有意义交流和互动，都会损害个体的自尊和自信，从而增加患抑郁症的风险。此外，种族、性取向、社会期望与角色期待相冲突等特定文化因素也可能诱发抑郁症。有研究显示，经历过严重生活压力的女性中，那些拥有可信赖朋友的女性抑郁症患病率仅为1%；而缺乏亲密关系的女性的患病率则高达37%。其他研究也揭示，社会支持在抑郁症的康复过程中发挥着重要作用。

任务三   抑郁问题的应对

一、抑郁情绪的应对

情绪是对一系列主观认知经验的通称，是人对客观事物的态度体验及相应的行为反应。一般认为，情绪是以个体愿望和需要为中介的一种心理活动。抑郁情绪是一种常见的心理状态，

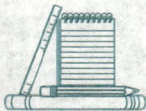

它会影响康复对象的生活质量和康复效果。如果不及时进行有效调节，可能会进一步发展成为严重的抑郁症。抑郁情绪的调节可以从觉察情绪、改变认知、表达需求、提升幸福感四个方面进行。

（一）觉察情绪

觉察情绪是指个体能够感知、识别和理解自身正在经历的情绪状态的过程。这是情绪管理的重要基础，只有在成功觉察的基础上，才能有效地调控情绪。运用以下方法可以帮助我们提升情绪觉察力。

1. 三调法　当感觉到情绪低落时，可以采用"三调法"稳住情绪，具体为"调身、调息、调心"。①调整身体姿势：让自己以最放松、最舒服的姿势坐好或躺好，放松全身。如果感觉放松不了，可以先试着让全身肌肉尽量收紧，再放松。保持眼睛微闭、舌抵上腭、脸部略带微笑。②调整呼吸频率：注意力放在呼吸上，有意识地将胸腔、腹部的浊气吐故纳新，可以用鼻子吸气、嘴巴吐气。③调整思想意念：在呼吸的过程中，将注意力完全集中在呼吸上。当杂念出现时，不要理会，专注于呼气和吸气的感觉。

2. 描绘情绪　当感知到自己的情绪时，可以通过文字、绘画等方式将其描绘出来。这种方式不仅能为积压的情绪找到宣泄的途径，还能帮助我们从客观的视角来看待自己的情绪，觉察到自己未曾意识到的深层原因，从而更有效地调控情绪。可以尝试用以下的表格描绘情绪（表 11-2 ）。

表 11-2　描绘你的情绪

用情绪词命名:（比如，低落、忧伤、郁闷、伤心、压抑、难过、悲伤）
用彩笔画出情绪:
描绘情绪的强度:（0 ～ 10 分评分，10 分代表情绪最强烈）
描绘相关的想法: _____
描绘相关的联想: _____

3. 记录情绪　记录情绪的过程是一种有效的情绪觉察方法，通过详细记录情绪的发生过程、起伏变化及相关想法，我们可以获得反思的素材，进而更清晰地了解自己的情绪反应模式，从而实现对情绪的有效调控。具体可以用表 11-3 记录情绪。

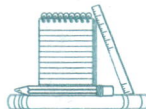

表 11–3   记录情绪

情境	情绪体验	身体反应	想法	行为
在什么时间、地点发生了什么事情	你当时的情绪体验是什么	你的身体有什么反应	由此，你想到了什么？说了什么	随后，你做了什么
示例：今天在医院做康复治疗时，我没站稳摔倒了	示例：我觉得很郁闷、很挫败	示例：我感觉胸口很闷，像压了一块石头	示例：我想我怎么那么没用，忍不住对自己说"你太没用了！"	示例：随后，我回到了病床上，倒在床上一动不动

（二）改变认知

1. 识别负性思维   认知心理学理论认为，人的情绪是伴随思维过程而产生的。抑郁情绪中常见的负性思维具有以下几个特点：①选择性负面关注：总是倾向于关注生活中的负面事件，在人际交往中也只关注负面的反馈和评价；②悲观预期：反复思考并认为事情会越来越糟糕，觉得自己无法应对生活中的挑战和困难；③自我否定：认为自己处处不如他人，遇事总是将问题归咎于自己。因此，我们需要时刻觉察和反省自己的思维模式，识别出负性思维，并用积极乐观和解决问题的思维加以替代。

2. 自我激励   康复过程是漫长而艰难的，需要时常为自己加油、鼓励，激励自我渡过难关。运用自我激励能够让我们获取勇气，战胜困难。心理学家麦凯等人总结了多条有效的自我激励信念，以下列举几条："这个状况不会永远持续下去。""我曾历经许多困苦，都挺过来了，这次也不例外。""情况确实很糟，但只是暂时的。""我很坚强，我能应付这一切。""我也许会感到焦虑，但我仍然能够积极应对。"

（三）表达需求

情绪反映了人的主观需要与客观事物之间的关系。我们可以鼓励康复对象反思自己在哪些方面的需求、期待、价值取向没有得到满足，并协助他们探索情绪背后的深层原因，为有效管理和疏导情绪奠定坚实的基础。在表达需求时，可以使用"我希望/我喜欢/我想要……"等句式来表达自己的需求和愿望，同时要注意避免使用指责性或命令性的语言，如"你让我觉得/感觉……""你应该/必须……"等。

（四）提升幸福感

1. 增加运动   运动有助于分散注意力，促进身体分泌内啡肽和多巴胺等神经递质，从而带来愉悦感和满足感。力量训练、有氧运动、耐力运动等都对缓解负性情绪很有帮助，其中有氧运动因其操作简单且容易坚持而被认为效果最佳。常见的有氧运动包括慢跑、瑜伽、游泳、舞蹈等。

2. 社交支持   建立和维护社会支持系统，可以从中获得情感支持、信息支持、物质支持等，对人的身心健康和生活质量有着重要的影响。首先，要积极主动地进行社交活动，与旧朋友保持联系，并结识新朋友，分享生活乐趣，增进彼此了解；其次，可以培养自己的兴趣爱好，以兴趣爱好为纽带增进与他人的交流互动；最后，要提升自身魅力，学会包容和理解他人。

3. 五感链接美好   "五感"即视觉、听觉、嗅觉、味觉和触觉。当我们用心去体验五种感官带给我们的感受时，便能与生活中的美好建立深刻的联系，从而提升幸福感。具体内容见表 11–4。

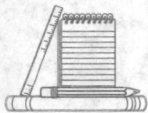

表 11-4 五感链接美好法

感官	感觉的内容
眼睛看	看蓝天白云、云卷云舒 看水面上的波光粼粼 拍下喜欢的美景并冲洗出来挂在墙上 看花草树木的形状和颜色变换 ……
耳朵听	听舒缓的音乐，比如古典乐、古琴乐 听蝉鸣鸟叫 听自然界的各种声音 听喜欢的电台 ……
鼻子闻	寻找令人愉悦的气味 喷上让自己感觉快乐、自信、性感的香水 在屋子里点香，净化空气 去公园找个地方坐一坐，享受花草的芬芳 多去散发着你喜欢的香味的地方，比如面包房或餐厅 ……
舌头尝	带点糖果、口香糖在身上，感觉不开心的时候吃上一口 给自己做一顿美味可口的美食 享用令人放松的饮品，比如茶、咖啡 品尝一口成熟多汁的水果 ……
身体觉	泡一个热水澡 寻求专业的按摩抚触 拍打身上的穴位，比如内关穴、膻中穴 穿着柔软舒适的衣服 ……

（五）抑郁情绪改善的标识

抑郁情绪改善后的状态通常会表现为情绪逐渐趋向稳定，不再频繁陷入低落、消沉、烦躁等消极情绪之中，而是能够更多地体验到放松、满足、愉悦等积极情绪；思维也变得更加理性与灵活，对未来充满期待和希望，不再过度纠结于过去或自责不已。此外，失眠、多梦、早醒等睡眠问题得到缓解，人们能够获得充足且高质量的休息。在饮食方面，食欲恢复正常，既不过度减退也不再暴饮暴食，能够真正享受美食的乐趣。同时，社会交往变得更加主动，生活的幸福感显著提升。若出现抑郁改善的标识，可参照表 11-5 进行自查。

表 11-5 抑郁改善的标识

序号	内容	序号	内容
1	吃饭胃口更好了	9	与人交流次数更多了
2	身体更舒适了	10	人际沟通更顺畅了
3	入睡更快了	11	愿意与人分享心事了
4	睡得更深沉了	12	有人说我看起来更好了
5	生活作息更规律了	13	对未来充满希望
6	微笑增多了	14	感到更自信了
7	感觉更放松了	15	愿意挑战一些以前会回避的事情了
8	能控制住脾气了	16	常怀感恩之心

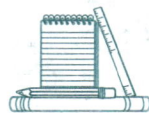

二、抑郁症的应对

（一）抑郁症的评估与诊断

一旦发现患者有抑郁症的种种表现，首先要对其进行系统评估与诊断，这项工作通常由具备专业资质的精神科医生或心理治疗师来完成。根据 DSM-5-TR 的标准，抑郁症的评估与诊断包括症状标准、严重程度标准、病程标准及排除标准四个方面。

1. 症状标准　在连续两周时间内，出现 5 个或以上的下列症状，且这些症状与先前功能状态相比发生显著变化，其中至少 1 项是心境抑郁或兴趣及愉悦感丧失。

（1）心境抑郁　大部分时间感到悲伤、空虚、无望。

（2）丧失兴趣或愉悦感　对几乎所有活动都失去兴趣或不再从活动中获得愉悦。

（3）显著的体重变化（非节食所致）或食欲变化　体重减轻或增加，食欲减退或增加。

（4）失眠或嗜睡　入睡困难、睡眠浅、早醒，或者睡眠过多。

（5）精神运动性激越或迟滞　坐立不安、烦躁，或者动作缓慢、反应迟钝。

（6）疲劳或乏力　感到极度疲倦，缺乏精力。

（7）无价值感或过分的、不适当的内疚　觉得自己毫无价值，过度自责。

（8）注意力减退或犹豫不决　难以集中注意力，作决定时犹豫不决。

（9）反复出现死亡的想法　自杀意念、自杀企图或自杀计划。

2. 严重程度标准　在 DSM-5-TR 中，抑郁症严重程度的诊断标准主要基于症状的数量、类型、持续时间及对社会功能的影响等方面。

（1）轻度抑郁症　存在 2～4 个核心症状（如显著的心境低落、兴趣或愉悦感丧失），同时伴有一些其他相关症状（如睡眠障碍、疲劳、注意力不集中等），但其日常功能受到的影响相对较小。

（2）中度抑郁症　核心症状和相关症状的数量及严重程度增加，日常功能受到较明显的影响，如工作效率下降、社交活动减少。

（3）重度抑郁症　几乎每天均表现出全部核心症状和多数相关症状，严重影响到个人的社会、职业或其他重要功能领域，并可能伴有精神病性症状（如幻觉、妄想）或强烈的自杀观念及行为。

3. 病程标准　符合症状标准，且至少持续 2 周。

4. 排除标准　排除器质性精神障碍、精神分裂症和双相障碍、精神活性物质和非成瘾物质所致的抑郁障碍。

需要特别注意的是，抑郁症的诊断是一个复杂的过程，需要专业的精神科医生根据患者的症状、病史、家族史等多方面因素进行综合评估，方能作出准确判断。

（二）抑郁症的治疗

抑郁症是由多方面因素综合作用所致，其病因十分复杂，目前尚无统一的治疗方案。尽管如此，抑郁症不同于抑郁情绪，无法仅凭自我缓解、自我调节或自我激励便实现好转，它需要专业的帮助和治疗。当前，国内外的抑郁症治疗指南均推荐采用综合治疗模式，该模式涵盖药物、物理、心理等多种治疗手段，以实现多层面的干预。

1. 药物治疗　药物治疗是治疗抑郁症的重要手段，主要采用抗抑郁药物。常用的抗抑郁药物有 5-羟色胺再摄取抑制剂（SSRI），如氟西汀（商品名：百优解）、帕罗西汀、舍曲林、氟伏沙明、西酞普兰、艾司西酞普兰等；5-羟色胺和去甲肾上腺素再摄取双重抑制剂（SNRI），如文拉法辛、度洛西汀等。此外，逍遥丸、舒肝颗粒、安神定志丸、乌灵胶囊等中成药也常用于

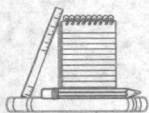

抑郁症的治疗。在治疗过程中，可以单独用一种药，也可联合用药。精神科或心理医生在用药时会充分考虑患者（家属）意愿，根据症状特点、年龄、躯体共病、药物耐受性等情况选择用药。另外，抑郁症复发率高，因此要全病程治疗，在急性期主要控制症状，巩固期和维持期则主要预防复发。抗抑郁药的起效时间通常为1个月左右，且药物起效后不可自行减药或断药，否则将导致疾病复发且更难治疗。

2. 物理治疗　随着医学技术的不断进步，抑郁症的治疗方法也在不断丰富和完善。其中，物理治疗方法因其独特的作用机制和显著的治疗效果，逐渐受到了广泛的关注和应用。常用的抑郁症物理治疗方法包括电抽搐治疗（electroconvulsive therapy，ECT）、经颅磁刺激治疗（transcranial magnetic stimulation，TMS）、深部脑刺激（deep brain stimulation，DBS）等。

3. 心理治疗　心理治疗是轻、中度抑郁症干预的有效方式，还可用于预防抑郁症的复发。对于兼有合并疾病或多重用药的患者，为防止药物、疾病间的交互作用，心理治疗可作为重要的治疗手段。相比于药物治疗，心理治疗在年轻群体、孕妇、青少年群体中更受欢迎。它在抑郁症的治疗中发挥着不可替代的作用，包括认知行为疗法、人际关系疗法、催眠疗法、婚姻家庭疗法、放松疗法等。其中，认知行为疗法是大多数指南及共识中推荐的一线心理治疗方法，旨在评估、挑战和修正患者功能失调的信念。认知行为疗法可作为单独的治疗方法，也可与其他治疗方法合用。但在重度抑郁中，它通常不可作为单独的治疗手段，而应考虑与抗抑郁药物合用。

知识链接

我战胜了抑郁

　　小萍出现了严重的身心健康问题，她先后6次前往医院检查，均未发现任何器质性病变。尽管她自觉难受至极，仿佛随时随地都可能晕倒，但医生总是告诉她："你很健康，身体没什么毛病。"最终，她在精神科被确诊为抑郁症。当时的她半年内暴瘦15斤，胸闷、气短、浑身抽搐，眼睛无法聚焦，看东西模糊、重叠，晚上失眠，一点微小的声音都会让她惊出一身冷汗，缺乏幸福感。为了战胜抑郁症，小萍接受了专业治疗。她坚持服药，并同步进行心理咨询。此外，她还通过调整生活方式来辅助治疗，比如在朋友的帮助下，她养成了每天早睡早起、坚持晨跑、主动社交的习惯。康复后，小萍经常开导同样受此困扰的人，她表示："抑郁其实就像心理感冒一样，只要能够勇敢面对，病就已经好了一半。"

三、识别自杀风险与进行危机干预

抑郁症患者可能会因不愿面对自认为无法逾越的困境，而强烈地希望终结自认为无尽且极度痛苦的状态，或出于不愿成为他人负担、无法预见生活中尚有欢乐等原因，产生死亡念头、自杀意念或自杀企图。这些表现可能包括被动地期望早晨不再醒来，相信自己的离世能让他人过得更好，短暂且反复地考虑自杀行为，制订详尽的自杀计划，甚至直接实施自杀行为。因此，及时识别自杀风险并进行有效干预至关重要。

（一）识别自杀风险

1. 言语信号　直接或间接表达内心的痛苦和绝望，讨论死亡相关的话题，进行言语告别。例如，"我快被痛苦折磨死了"，"我看不到任何的希望"，"我希望我睡着后永远不要醒来"，"我在想如果我死了会怎么样"，"以后你们要好好的"。

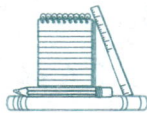

2. 行为信号 对以往喜爱的活动失去兴趣，回避社交、娱乐等场合，增加危险行为，如酗酒、滥用药物，购买可能用于自杀的物品，突然开始整理个人物品，将贵重物品赠送他人，打扫并清理自己的房间，做出自伤行为，制订自杀计划等。

3. 情绪信号 表现出异常的焦虑，坐立难安，无法平静，长时间的情绪低落、抑郁，或莫名哭泣。

4. 应激事件 发生严重的人际冲突，面临生活、工作、经济等方面的重大压力，身体疾病的恶化，或遭遇突发的自然灾害等。

（二）进行危机干预

危机干预是对处于心理危机状态的个人或群体采取的紧急心理援助措施，旨在帮助他们迅速恢复心理平衡，防止心理创伤的进一步恶化，并促进其心理健康的恢复与发展。QPR（question persuade refer）即询问、劝导、转介，是一种应用广泛、简便易行且效果显著的自杀预防方法。

1. 询问

（1）细心关注 留意患者是否在言语、行为、情绪等方面流露出自杀的危险信号。

（2）直接询问 以关心的态度，直接而温和地询问对方是否有自杀的想法。例如，可以这样问："最近你看起来不太开心，我很担心你。你有没有想过伤害自己或者有一些轻生的念头呢？"或者"在这么艰难的时刻，你有没有过伤害自己的想法或行为？"大量研究和实践表明，我们不必担心直接询问会增加自杀的风险，反而，直接询问可以为对方提供一个倾诉的机会，让他们感受到被关心和理解。

2. 说服

（1）表达关心 一旦确认对方有自杀想法，要设身处地地体会当事人的情绪和处境，表达对其感受的理解、认同和关心，让他们知道自己并不孤单，有人愿意陪伴他们渡过难关。

（2）给予希望 强调问题是可以解决的，生活中还有许多美好的事物等待他们去发现，鼓励他们看到未来的希望。可以分享自己和他人成功克服困难的故事，一起分析当前的危机情境，帮助他们认识到困难只是暂时的。

（3）纠正错误观念 纠正对方可能存在的错误认知，例如认为自己是别人的负担，或者认为自杀是解决问题的唯一途径等。让他们明白自杀是一个极其严重的选择，会给家人和朋友带来无尽的痛苦和悲伤。

3. 转介

（1）寻求专业帮助 如果对方的自杀风险较高，应立即将其转介给专业的心理健康服务人员。提供相关的联系方式和资源，鼓励他们主动寻求专业帮助。在危急时刻，要拨打"110"报警电话或当地的危机干预热线。

（2）持续关注 在转介过程中及之后，要持续关注对方的情况，确保他们得到了及时有效的帮助。与他们的家人、朋友或其他支持系统保持联系，共同为他们提供必要的支持和关怀。

总之，QPR自杀预防方法可以帮助人们及时发现自杀风险，并采取积极有效的措施进行干预，为挽救生命提供重要的途径和手段。

心理实践

1. 团体活动

（1）情绪健身操

活动目的：通过身体的舒展、抖动与放松动作，帮助团体成员缓解身体的困顿与脆弱，从

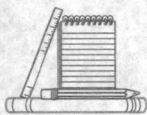

而达到放松身心的效果。

活动时间：15 ～ 30 分钟。

活动准备：空旷的教室或适宜的室外场地，以及情绪操示范视频。

活动过程：①全体成员围成圆圈，面对圆心站立，带领者也站在队伍中；②带领者首先进行示范，用一个动作配合简单的语言进行自我介绍；③随后，每个成员轮流进行自我介绍；④带领者引导全体成员跟随情绪健身操示范视频进行练习；⑤分活动结束后，带领者邀请部分成员分享参与活动的感受与看法，并鼓励所有成员交流团体活动的体验。

（2）建立开心资源库

活动目的：通过头脑风暴的方式，激发学生的集体智慧，挖掘生活中的"开心资源"，以增强学生的心理韧性，提升他们发现生活乐趣及获取幸福感的能力。

活动时间：30 分钟。

活动准备：大白纸、记录表。

活动过程：①根据课程需要及班级人数，将学生分成若干小组，建议每组 6 ～ 8 人；②带领者宣布头脑风暴的主题——"建立开心资源库"；③每个成员自由发言，分享自己认为能让人感到开心的想法、活动、事物等，记录员负责记录；④汇总所有小组头脑风暴的内容，由带领者组织全体成员进行投票，选出最受欢迎的 10 个让自己开心的小资源。

2. 案例分析

（1）案例描述

康复期间得了抑郁症

罗斯（化名）是一名足球运动员，他在一场比赛中膝盖受伤，在康复期间不幸患上了抑郁症。自罗斯在比赛中受伤以来，为了重新适应球队，他不得不服用大量药物，并接受了手术治疗，这导致他错过了多场比赛。看到队友们状态极佳，频频获胜，而自己却无法上场，他内心深感痛苦。就在这时，抑郁症悄然侵袭了他。在确诊为抑郁症之前，罗斯变得异常易怒，对与足球相关的事情失去了兴趣，甚至拒绝进行康复训练。回到家中后，他情绪狂躁，朋友们邀请他外出时，他也总是拒绝，而是选择独自闷头睡觉。此外，在康复期间，罗斯的叔叔不幸自杀，这一事件也成为他患上抑郁症的重要诱因之一。然而，在教练和医疗团队的共同努力与帮助下，罗斯最终成功战胜了抑郁症，并顺利完成了康复治疗。

（2）案例思考

罗斯在受伤后康复期间患上了抑郁症，你认为他患抑郁症的主要原因有哪些？如果你的康复对象患有抑郁症，你该如何帮助他有效应对抑郁症对康复进程的影响？请结合本章内容思考并回答。

3. 实践训练

以小组为单位，围绕康复治疗中的抑郁情绪、抑郁症相关的任意项目主题进行资料收集，采用调查访谈的方式进行项目实施，最终以课件和视频的方式展示项目成果。课件要求简洁美观、配色合理，每页的字体和字数适当。视频时长为 3 ～ 5 分钟。本训练旨在促使大家在访谈和调研中进一步了解抑郁情绪和抑郁症的表现及应对方法，加深对患者的理解和共情。

复习思考

1. 名词解释

抑郁情绪　抑郁症　外源性抑郁　继发性抑郁

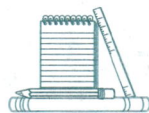

扫一扫，查阅
复习思考题答案

扫一扫，查阅
本项目 PPT、
视频等数字资源

2. 简答题

（1）简述抑郁症对康复治疗的不良影响。

（2）简述抑郁症的核心症状。

（3）简述抑郁症的心理治疗。

项目十二　疼痛及疼痛管理

【学习目标】

素质目标：培养医者仁心的理念，增强心理康复意识。

知识目标：阐述疼痛的定义和意义；理解影响疼痛的常见心理、社会因素；列举疼痛的评估方法；阐述疼痛管理的行为技术。

能力目标：能够运用行为技术解决疼痛问题，减轻疼痛感。

【案例导入】

案例描述

李晟（化名），男，6 岁，自幼患有一种罕见疾病，导致他无法感知疼痛。某日，李晟在幼儿园不慎摔倒，脚部肿胀至无法行走。由于他无法感知疼痛，故未及时向父母反映。直至晚间，父亲为其洗澡时才发现其右臀部鼓起一个包块。随后，李晟被送往医院，经检查诊断为右髋关节脱位，并因此住院一个多月。自此以后，李晟行走时呈现跛行状态。另有一次，李晟的手指不慎被自己咬破，导致严重感染，指尖发黑。医生判断需截除坏死手指。由于李晟天生无痛感，手术时仅采用局部麻醉。在医生用医用剪刀剪除手指的过程中，他仍睁大双眼，冷静地注视着医生的手术操作。

此案例对你有什么启发，疼痛对我们来说有什么意义或作用呢？

案例分析

李晟因患罕见疾病而无法感知疼痛，导致身体受伤时无法及时发现并治疗，最终造成了身体的残疾。这一案例深刻揭示了疼痛对于人体健康与生存的重要意义。疼痛虽是一种令人不悦的感受，且常被人们所回避，但它同时也是人体对伤害的一种重要保护性反应，是疾病的重要信号和诊断依据。因此，我们应当正确认识和对待疼痛，及时采取有效的疼痛管理措施，以保护患者的身体健康和生命安全。

任务一　疼痛的概述

一、疼痛的概念

疼痛是一种非常普遍的体验，只有那些天生对疼痛不敏感的人才能免受疼痛的折磨。从"生物 – 心理 – 社会"医学模式的角度，国际疼痛研究学会（International Association for the

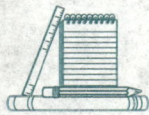

Study of Pain，IASP）将疼痛定义为是一种与组织损伤或潜在组织损伤相关的感觉、情感、认知和社会维度的痛苦体验。这种体验包括两个方面：痛觉和疼痛反应。痛觉是一种意识现象，属于个人的主观知觉体验，它受人的性别、性格、经验、情绪和文化背景等多种因素的影响，表现为痛苦和焦虑。疼痛反应则是指机体对有害刺激而产生的一系列生理、病理变化，表现为呼吸急促、血压升高、瞳孔扩大、出汗及骨骼肌收缩等。

疼痛既包含感觉成分，也包含情绪成分。痛觉发生时，往往伴随着情绪反应。人们在经历痛觉时，大脑中与情绪相关的脑区会被相应地激活。在日常生活中，人们常将社会性的"疼痛"与生理疼痛相提并论。例如，社会拒绝会让人感到不快，人们常用"特别丢脸""像被扇了耳光""深受伤害"或是"崩溃"等词汇来形容被拒绝时的感受。疼痛的体验因人而异，并受到情境因素和文化背景的深刻影响。

二、疼痛的特点

（一）种类的多样性

疼痛是一种复杂的生理心理活动，其种类及分类方式多样。①从机理上分类，疼痛可分为伤害性疼痛、神经病理性疼痛和混合性疼痛；②从发生时间和传导特点上分类，疼痛可分为急性和慢性疼痛；③从病因上分类，疼痛可分为癌性和非癌性疼痛；④从发生部位上分类，疼痛又可分为头面部疼痛、颈肩痛、腰背痛、内脏痛及骨骼肌肉软组织痛。

（二）情绪的负面性

疼痛包含痛知觉与痛反应两种成分。痛知觉是对疼痛刺激的感知，伴随着不愉快乃至痛苦的负面情绪体验；痛反应则总是不愉快或痛苦情绪的直接体现，伴随着退缩、逃避、反抗等行为反应，以及相应的生理与心理变化。此外，疼痛还可能对康复进程产生不利影响，延缓康复速度，降低康复成效。

（三）体验的主观性

疼痛的体验以个体主观的、高度个性化的经验为基础进行评判，这一过程无法被他人直接确证。因此，试图通过个体的主观疼痛体验来推断客观刺激及其强度，往往会得到因人而异的结论。疼痛的本质是一种复杂的生理反应，涉及神经系统的多个层次与区域的相互作用。然而，疼痛的最终感知却是一种主观体验，即每位患者对疼痛的感知与描述都是独一无二的。这源于疼痛感觉受到个体神经系统、生理状态、心理因素等多重因素的共同作用。

三、疼痛的外在表现

当人们感受到疼痛时，往往会通过某些"语言"进行表达，这些"语言"包括发出呻吟声、口头表达，或通过面部表情、肢体动作等非言语方式展现。研究表明，即便被试者在言语上否认疼痛，观察者仍能通过其面部表情判断其承受的疼痛程度。观察者判断疼痛的主要依据是个体的面部线索，如皱眉、眨眼、脸颊提升、上唇提升等面部活动。由于面部的疼痛表情难以隐藏和伪装，因此能够传递相对精确和可靠的疼痛信息。在分娩过程中，强烈的疼痛感会引起产妇前额、眉毛、眼睑的特殊变化。恐惧、疼痛和悲伤的表情具有特异性，人们通常能够通过观察加以区分。疼痛表情不仅是表情的一种类型，更重要的是，它反映了人类进化中的一种社会交流倾向，能够传递有害刺激带来的不适感，并引发旁观者的关注与照顾行为。

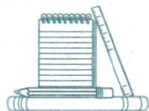

四、疼痛的意义

(一) 积极意义

1.生物学意义　机体通过痛感觉和痛反应，对一定程度的疼痛迅速作出一系列适应性的防御反应，这对于机体的自我保护具有重要意义。疼痛具有信息警示功能，能够有效避免或减轻机体进一步受到伤害。当疼痛信号到达脊柱时，脊柱会立即作出初步判断，促使机体立即采取"本能"的逃离行为，从而避免或减轻伤害。例如，当手臂无意中触碰到烫热的物体时，会立即抽回，以保护手臂免受烫伤。

2.病理学意义　疼痛是一种复杂的生理心理现象，既是机体对内外环境刺激的一种保护性反应，也是疾病的一个重要信号。在病理学中，疼痛的发生与神经系统的传导、炎症反应、组织损伤等多种因素密切相关。疼痛如同疾病的信使，有助于医生进行疾病诊断。疼痛的部位往往指示着病灶点，而不同类型的疼痛可以间接反映病理过程的类型和疾病的发展情况。及时发现并掌握疼痛的特点和规律，对于疾病的早期发现和治疗具有积极意义。

3.心理学意义　疼痛不仅是一个生理现象，更是一个涉及心理、社会等多方面的复杂体验。对于患者而言，疼痛不仅带来身体上的不适，还可能引发一系列的心理反应，如焦虑、抑郁、恐惧等。然而，从另一个角度来看，疼痛也可以被视为一种心理历练，有助于个体的成长。经历过疼痛的人，往往会变得更加坚强，学会面对和应对痛苦的体验。同时，这种经历也会时刻提醒我们，在遇到类似情境时要保持警惕、慎重行事，以保护自己不再受伤。

(二) 消极意义

疼痛会引发个体的痛苦体验，特别是当疼痛强度大、持续时间久，超出了个体所能承受的限度时，就会成为痛苦的折磨，严重影响个体的社会功能，并对身心健康造成破坏。此外，疼痛的警示功能也存在局限性。例如，某些癌症在出现疼痛时可能已发展至晚期，治疗难度大大增加；而部分老年人由于感受性降低，对疼痛不够敏感，可能导致病情被忽视。疼痛不仅会降低患者的生活质量，还会阻碍康复进程，并增加治疗成本。

知识链接

麻沸散的起源

相传麻沸散是由华佗创制的，用于外科手术的麻醉药物。据民间故事记载，华佗在行医过程中遇到一位奇怪的患者。该患者牙关紧闭，口吐白沫，手握成拳，躺在地上无法动弹。华佗仔细观察患者的神态，按其脉搏，触摸其额头，均未发现异常。询问患者家属后得知，患者是误食了几朵臭麻子花才导致此种症状。华佗听后，立即吩咐："快找些给我看看。"患者家属赶紧找来臭麻子花，华佗仔细闻了闻，看了看，又摘下一朵花放在嘴里品尝，顿时感到头晕目眩，满嘴发麻。自那天起，华佗开始对臭麻子花进行深入研究，发现其果实具有良好的麻醉效果。他广泛咨询其他医生，收集具有麻醉作用的药物，经过多次不同配方的试验与改良，终于成功研制出麻醉药。他还将麻醉药与热酒混合使用，发现麻醉效果更佳。此后，华佗将其命名为"麻沸散"。

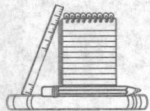

任务二　影响疼痛的因素

一、痛阈及耐痛阈

影响疼痛的主要因素是"痛阈"和"耐痛阈"的差异性。"痛阈"指能引起疼痛的最小刺激量。当刺激轻微，未达到这一最小刺激量时，个体便无法感到疼痛；一旦刺激达到或超过最小刺激量，个体便会感到疼痛。"耐痛阈"指个体所能忍受疼痛的最大限度。不同个体的痛阈和耐痛阈存在差异，且同一个体在不同情境下，其痛阈和耐痛阈也会发生变化。这种变化和差异性往往与多种生理、心理及社会因素密切相关。

二、生理因素

（一）伤害感受通路

伤害感受是机体感知疼痛的过程。皮肤是人体最大的感觉器官，位于皮肤及相关器官的感受器，即伤害感受器，能够对多种可以引发组织损伤的刺激作出反应，如热、冷、撞击、切割、灼烧等。伤害感受器将伤害性刺激转化为神经冲动，并沿脊髓这一"信息高速公路"传递至丘脑。在丘脑处，这些信息进一步向大脑中的其他区域传递，其中就包括躯体感觉皮质。初级躯体感觉皮质负责从丘脑接收信息，并将整个皮肤表面的各部分与躯体感觉皮质进行精确对应。由于人的双手分布着大量感受器，数量远超背部皮肤，因此手部的感觉更为敏锐。此外，相较于内部器官，人们感受并定位皮肤表面刺激的能力更为精确。而对于内部器官的感觉定位则相对模糊。当内部器官受到较强刺激时，可能引发神经信号的弥散并传递至皮肤，导致大脑误将刺激源头定位于皮肤。这种类型的疼痛被称为关联疼痛，即疼痛源于某一器官，但表征却出现在另一器官。例如，心脏病可能引发上臂疼痛，但患者往往不会将此与心脏问题联系起来。

（二）神经递质

研究发现，大脑中的神经化学反应在疼痛知觉方面有重要作用。大脑中有一类神经递质受体对阿片类物质高度敏感，能够与阿片类物质完美匹配并对神经元产生作用。这解释了阿片类物质为何能够缓解疼痛：它们进入神经元与受体结合，进而调节神经元活动，从而改变对疼痛的知觉。类似的研究还发现，内啡肽、脑啡肽和强啡肽等神经递质是大脑疼痛调节机制的重要组成部分。吗啡等阿片类物质之所以具有镇痛作用，是因为它们与大脑自身释放的缓解疼痛的神经递质具有相似性。

此外，神经递质还与痛觉的产生密切相关。谷氨酸、P物质及缓激肽和前列腺素等神经化学物质均能激活传递痛觉信息的神经元。同时，免疫系统产生的某些蛋白质（如促炎性细胞因子）也能影响痛觉。感染和炎症会触发免疫系统释放这些细胞因子，它们随后向神经系统传递信息，引发神经系统对患病状态的一系列反应，如降低机体活跃度、产生疲劳感，以及增加对疼痛的敏感性。具体来说，这些细胞因子主要增强了慢性疼痛的痛觉。总之，神经递质及体内其他众多化学物质的活动具有复杂性，它们既能减轻痛觉体验，也能加重痛觉体验。

三、心理因素

（一）早期经验

个体童年时期的经历在很大程度上会影响其对疼痛的感知和体验。有些父母对子女的疼痛

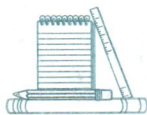

反应强烈，即使是小伤小痛也会大惊小怪；而有些父母则相对冷漠，即使孩子面临较大的疼痛也置之不理。孩童会从父母对自己的态度中形成对疼痛的认知，这些认知将在其今后的成长过程中影响对疼痛的感知和体验。一般而言，在个体的成长过程中，父母对其疼痛越关注，其往往对疼痛越敏感。

（二）认知和情绪

个体对疼痛的认知评价会影响其情绪，而情绪又反过来改变个体对疼痛的反应。积极的疼痛认知可以减轻个体的负面情绪体验，进而减轻疼痛体验，并提高个体的痛阈和耐痛阈。例如，信任针灸治疗的人，对针刺、艾灸带来的负面情绪体验会降低，甚至完全没有负面情绪，因此对针刺、艾灸的疼痛感也会相应减轻。又如在战争时期，同等程度的受伤，士兵的痛苦体验往往比普通市民弱得多，因为对士兵而言，受伤可能意味着完成了任务或获得了安全感，他们更容易产生积极情绪。因此，医务工作者可以通过改变个体的认知来减轻患者的痛苦体验。

知识链接

断臂求生

27岁的阿伦独自一人在偏远地区的一处峡谷进行攀岩活动。在此期间，他遭遇意外，一块重达360公斤的巨石滑落，将他的右臂紧紧挤压在山谷的岩壁上。由于未携带手机，他无法求助，完全陷入了孤立无援的境地。阿伦苦苦支撑了五天，尝试了多种方法，但巨石纹丝不动，他逐渐陷入了绝望。在这生死攸关的时刻，阿伦想出了一个虽然残忍但却可能救命的办法：割断自己的右臂以求生。在完成这一痛苦的过程后，他凭借牙齿和左臂的力量，将止血带紧紧缠在右臂的断口处，以防止血液过度流失。

成功脱离岩石的束缚后，阿伦拖着残破的身躯，徒步数小时，最终得以获救。是什么支撑着他忍受着巨大的疼痛，毅然决然地选择断臂求生？是他的坚定信念："我想要自由，我想要与家人团聚。"

（三）人格

个体的气质与性格特征可影响其对疼痛的感受与表达方式。性格外向且情绪稳定的人，其痛阈与耐痛阈相对较高，对疼痛的耐受性较强；而性格内向、较为神经质的人，则痛阈与耐痛阈相对较低，对疼痛更为敏感。例如，情绪型个体相较于其他类型个体，在疼痛程度的主观体验与表达上更为强烈，且痛感持续时间也较长。

（四）注意力

个体对疼痛本身的关注程度会显著影响其对疼痛的感受。当注意力集中于疼痛部位或痛感时，痛阈与耐痛阈均会降低，从而加剧疼痛感受；相反，若注意力高度集中于其他事件，则痛阈与耐痛阈会相应提高，有助于减轻甚至消除疼痛。例如，外出游玩时不慎被茅草割伤，往往因注意力未集中在伤口而感觉不到疼痛，直至游玩结束看到伤口时才突然感到疼痛。这提示我们，通过转移患者的注意力可有效减轻其痛苦。

（五）暗示效应

暗示是指人们为了特定目的，在无抵抗的条件下，通过语言、手势、表情、行为等方式，以含蓄、间接的形式传递信息，使他人接受所暗示的观点、意见或按所示意的方式行动。暗示具有减轻个体疼痛的作用。"二战"期间，因缺乏止痛剂，许多士兵不得不忍受伤痛。一位军医出于同情，给士兵们进行了"注射"，并告知是止痛剂，结果许多士兵真的感到痛苦减轻或消

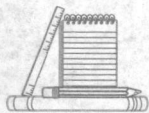

失。后人在此基础上进行实验，发现安慰剂可帮助 35% 的外科手术患者术后止痛，而大剂量吗啡则能使 75% 的术后患者实现镇痛。

四、社会因素

（一）社会文化因素

不同的社会文化背景导致人们对疼痛的感受与表达方式存在差异。在崇尚勇敢、坚韧的文化背景或氛围中成长的人，其痛阈与耐痛阈相对较高，具有良好的疼痛耐受性。文化期待也明显影响女性分娩时的疼痛体验。一些文化中认为分娩过程危险且痛苦，这些文化中的女性因此会体验到更为剧烈的疼痛；而另一些文化则期待女性在分娩中保持安静，这些文化中的女性虽然同样会体验到疼痛，但较少表现出分娩中的痛苦。

（二）社会支持系统

强大而完善的社会支持系统能够减轻个体的心理应激反应，缓解紧张状态，提高社会适应能力，并为疼痛患者提供更多支持，从而提高其痛阈与耐痛阈。例如，生病的老年人若能得到子女的悉心照料、朋友的温暖关怀，以及医护人员的耐心诊疗，将有效减轻其疼痛感受，并增强其对疼痛的耐受性。

（三）年龄差异

一般认为，老年人相较于年轻人痛阈较高，对疼痛的感受可能不那么敏感，但这并非绝对，有时老年人对疼痛也会有较强的敏感性；儿童在经历疼痛时，往往会激起恐惧和愤怒等负面情绪；而婴幼儿由于语言表达能力有限，常难以准确表达自身的疼痛感受。

（四）性别差异

在疼痛体验中存在一个刻板印象，即女性相较于男性对疼痛更为敏感。例如，研究表明，女性比男性更容易报告疼痛，并且报告的疼痛相关功能缺损及问题更为多样且频繁。这一现象可能与性别角色和社会化过程紧密相关。社会普遍期望男性学会忍耐疼痛，而女性则被赋予更多表达疼痛的空间。此外，在特定类型的疼痛中，女性似乎比男性更易受影响、更易受损，如慢性疲劳综合征、子宫内膜异位症等典型的慢性疼痛症状，在女性群体中更为普遍。另外，性激素的差异也可能是导致男女在肌肉骨骼疼痛敏感性方面存在差异的一个重要因素。

知识链接

关羽刮骨疗毒

建安二十四年（公元 219 年）秋，关羽率军攻打樊城。在两军对峙之际，曹军先锋庞德暗放一支毒箭，正中关羽左臂，关羽落马，幸被关平等人救回营中。将士们拔出箭头后，发现毒已深入骨髓，便急忙派人四处寻访名医。一日，有一人乘小舟自江上而来，至寨前通报，自称华佗，特来为关羽治伤。华佗仔细检查后，决定采用刮骨疗毒之法。他切开关羽左臂的肉皮，以刀刮骨，在场众人皆惊，纷纷用手掩目。反观关羽，却边饮酒，边与人下棋，谈笑自若。不多时，盆中已积满鲜血，骨上之毒被彻底刮除。关羽笑着站起身，对众将说道："吾臂已愈，屈伸自如，与往日无异。华佗先生，真乃神医也！"华佗亦赞叹道："吾行医多年，从未见过如此英勇之人，将军真乃神人也！"

从这个故事中可以看出，中医在很早的时候就已经掌握了清创术。在治疗过程中，除了药物的作用，患者强大的心理作用也对缓解疼痛起到了显著的效果。

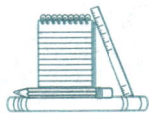

任务三　疼痛问题的应对

人们对疼痛的感受方式及严重程度各不相同。在临床实践中，康复治疗师不能忽视患者的疼痛，而应积极帮助患者应对并减轻疼痛。

一、疼痛的评估方法

疼痛本质上是一种主观体验，因此，没有任何医生或旁观者能够完全知晓一个患者所体验到的疼痛程度。他人往往容易低估患者的疼痛，而患者自主报告的疼痛程度有时又可能因主观因素而有所夸大。因此，在疼痛评估方面，需要综合运用多种方法以确保评估的准确性。疼痛的评估方法一般包括自我报告、行为观察和生理指标测量。

（一）自我报告测量

自我报告测量法是让患者在评定量表、标准化测量问卷或标准化人格测验上对自己的疼痛程度进行评估。其中，数字评估法是一种较为简单的方法，即让患者在 0～10（或 0～100）的范围内评估自己的疼痛强度，其中 10（或 100）代表最强疼痛，0 代表无痛。此外，还可以使用视觉模拟量表（visual analog scale，VAS），即在一条水平线的两端分别标注"无痛"和"可以想象到的最严重的疼痛"，让患者根据自己的疼痛感受在水平线上做标记。另外，面部表情量表法也是一种有效的评估方法，它包含一系列表示不同疼痛程度的表情图片，患者只需选择能够描述自己疼痛水平的最恰当的表情即可。这种方法对于儿童和老年人尤为适用。

用标准化的疼痛评估问卷可以在更多维度上对患者的疼痛进行测量。例如，梅尔扎克（Melzack）制定的《McGill 疼痛问卷》（McGill pain questionnaire，MPQ），该问卷从感觉性、情感性和评估性三个维度来描述患者的疼痛强度。感觉性部分主要关注疼痛的时间、位置、压力及温度等客观属性；情感性部分则涉及恐惧、紧张及疼痛体验中的其他自发反应；评估性部分则用以描述总体疼痛强度的关键词。再如，《多维度疼痛量表》（multidimensional pain inventory，MPI）是另一个专门为疼痛患者设计的测量工具。该问卷包含 52 个条目，分为三个部分：第一部分评估患者疼痛的特征、疼痛对日常生活和身体机能的影响，以及患者的情绪状态；第二部分评估患者对自己重要他人反应的感知；第三部分则评估患者在 30 种日常活动中的参与程度。

（二）行为测量

行为测量法是指通过观察患者的疼痛行为表现来评估其疼痛程度。经历疼痛的人们常伴随有呻吟、面部扭曲、揉搓疼痛部位、叹气、跛行、无法正常工作、长时间卧床等行为，或者表现出其他降低活动水平、使用镇痛药物，以及通过肢体语言或面部表情等可被他人观察到的痛苦表现。在进行行为观察时，患者会被要求完成一系列指定的任务，同时，经过专业训练的观察者会对患者的肢体运动和面部表情进行细致观察，以此来测量其疼痛程度。例如，对于腰痛患者，可能会要求其在 1～2 分钟进行坐、站、走、仰卧等动作。对于某些特定的无法自我报告疼痛的患者，如儿童、老年人、认知障碍者等，行为观察方法尤为有效。

（三）生理测量

肌电图（electromyography，EMG）是一种广泛使用的疼痛生理测量手段，用于记录肌肉的紧张程度。其理论依据在于疼痛会加剧肌肉的紧张状态。通过将记录电极贴附于皮肤表面，可以记录到肌肉的紧张程度。此外，测量伴随疼痛过程的多种自主性生理反应，如呼吸频率的变化、颞动脉血流量、心率、双手表面温度、手指脉搏波幅和皮肤电导水平等，也可作为评估疼

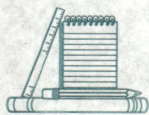

痛的指标。虽然研究者和医生通常会对无法自我报告疼痛的患者采用生理测量的方法，但实际上，对于这一群体，行为观察法的应用更为广泛。

二、认识疼痛的过程

（一）疼痛是一种纯粹的感觉体验

疼痛的实质是一种感觉体验，它与温度的冷热感、味觉的酸甜苦辣感一样，都是纯粹的感觉，与其他感觉在本质上并无区别。然而，大多数人往往将疼痛与背后不接受的思想、紧张和恐惧的情绪混杂在一起，这使得疼痛成为一个令人烦恼的问题。

（二）疼痛是感觉神经冲动的结果

疼痛是一种复杂的生理心理活动，它包括外在伤害刺激所引起的痛感觉，以及机体对伤害刺激所产生的痛反应。这些反应可同时伴随呼吸、血压、心跳、体温及心理和情绪的改变。痛感觉是当神经末梢的痛觉感受器受到伤害性刺激或病理变化刺激后，通过神经冲动传导到中枢神经系统的大脑皮层而产生的一种主观感受。在痛反应中，心理和情绪会无意识地参与其中，从而可能加剧和模糊疼痛感。

（三）疼痛是身体的自我保护机制

疼痛是机体在受到伤害时的一种保护性反应，它有助于人体及时躲避伤害，并可引发机体一系列防御性保护反应，同时提醒人们去积极治疗躯体疾病。当面临任何危险的信息时，人类的原始本能会即刻作出应激反应，在疼痛中也会习惯性地产生对抗。对于疼痛，我们既不容忽视，也不可过度反应。这就需要我们回到身体本身，去观察和体验痛感，并区分随之而来的生理和心理反应。然而，观察和体验的能力是基于身心放松的。当一个人能够放松下来，疼痛就不再那么可怕。这时候，我们需要深入探究的是疼痛背后的原因。

三、查明疼痛的原因

导致疼痛的原因多种多样，但疼痛的主要功能是作为身体的警报系统，提醒我们关注身体的状况，并从实际生活中寻找问题的根源。在日常生活中，我们如何使用身体，很大程度上是基于无意识的习惯，而这些习惯背后往往隐藏着深层的思维情绪反应模式。

1. 错误的运动模式　长期采用不当的运动方式，会导致身体在持续失衡和耗损的状态下运作。当这种失衡累积到一定程度，即压力达到临界点时，便会引发疼痛。值得注意的是，几乎每个人的身体都是在未经专业指导的环境中成长的。筋膜学研究表明，人体内存在 200 多个潜在的痛点或扳机点。

2. 情绪的直接作用　每一次情绪的爆发都会在身体内产生显著的生理反应，并可能直接作用于我们身体较为脆弱的部位。例如，有些人在生气时会感到胸口发闷，有些人则可能出现肠胃痉挛或背部酸痛等症状。

3. 静坐少动的生活方式　现代人长时间保持坐姿，导致脊柱长时间处于弯曲状态，进而造成肌肉和关节的失衡日益严重。这种失衡不仅会使脊椎周围的脊神经受到压迫，还会导致身体日渐僵硬，末梢功能逐渐退化等问题。

四、疼痛管理的行为技术

（一）放松训练

放松训练是疼痛管理的重要方式之一，也是其他疼痛管理技术中的核心环节。放松技术已

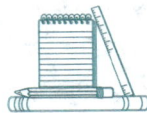

被广泛应用于缓解紧张性头痛、偏头痛、类风湿性关节炎和腰痛等症状。例如，渐进性肌肉放松训练通过系统地交替进行紧张与放松，达到对全身肌肉群进行放松训练的目的。

放松是生命的一种基本体验，然而，僵紧的身体、紧张的情绪和不断追逐的思维模式，使人们离放松的状态越来越远。对于疼痛的具体部位，人们需要有意识地引导其放松，从而深入理解疼痛的本质。放松意味着从对抗转为接纳，从本能的应激反应模式中解脱出来，以觉察的状态来应对疼痛情形。当疼痛被接纳、被允许、被感受时，疼痛感将转化为一种丰富的生命体验，而这种体验本身并不需要任何不适和隐忍。

疼痛的机制是神经冲动以纯粹的感觉混合为紧张的身体自我保护模式。疼痛就像一个极度紧张的人，其全身挛缩的姿态背后是持续的神经冲动，这背后蕴含着复杂的心理精神状态。在这种情况下，作为旁观者，能帮助缓解疼痛的方法就是观照疼痛。这个比喻有助于我们区分"疼痛本身"和"疼痛的感受"，从而避免对疼痛的体验作出无意识的心理叠加反应。因此，要像旁观者一样去体验和觉知疼痛，在放松的状态下，专注地体验疼痛，耐心地等待疼痛的自然缓解。

另一种放松方式是通过触碰来帮助患者对疼痛部位进行感知。通过轻柔、敏感和安抚的触碰，引导患者将全部专注力放在放松这一区域上。在这个过程中，疼痛的感觉神经冲动会逐渐减弱甚至消失。当有意识地进入放松状态后，紧张的思维会逐渐松弛下来，对疼痛的理解和觉知也会慢慢浮现。在这样的状态下，通过触觉的引导，身体的体验会发生切换，引发疼痛的神经冲动会逐渐减弱甚至被切断，而对身体本身的关注则会自发地极大地启动身体的自我修复功能。因此，每次触碰后，疼痛感通常会即刻减轻，甚至完全消失。

（二）行为矫正

行为矫正是运用操作性条件作用原理来塑造行为的过程。行为矫正的目的不是减轻疼痛的感觉或体验，而是塑造积极的行为模式。疼痛中的人往往会通过疼痛行为，如抱怨、呻吟、叹气、瘫软、摩擦、面部扭曲、耽搁工作等，向他人传递自己正在经受折磨的信息。当这些疼痛行为受到奖励或正强化时，如家人更多的关注、同情、经济援助、日常职责的豁免等，疼痛行为就会增加；久而久之，可能导致疼痛发展为慢性疼痛，使疼痛状况更加恶化。

行为矫正技术旨在避免这种疼痛陷阱。行为矫正的关键是确定强化物，并训练患者身边的人对患者表现出的积极行为给予更多的关注和表扬，而对患者表现出的不被认可的行为则给予忽视和淡漠。具体来说，患者身边的人应被训练成忽略疼痛患者的呻吟或抱怨，但对疼痛患者表现出的自主活动增加或其他对恢复有积极效果的行为给予正强化。行为矫正的过程可以通过客观指标来衡量，如服药次数、运动量、情绪波动、久坐时间等。行为矫正有助于患者减轻疼痛强度，减少行为障碍，提升生活质量。

（三）认知行为疗法

人们的"灾难化"思维，即将轻微的不适夸大描述为严重问题的倾向，对其健康有着巨大的影响。例如，"这个疼痛永远也好不了""我活不长了"或"我做什么也减轻不了疼痛"等想法。疼痛体验很容易被灾难化，而这些夸大的疼痛体验又会反过来加剧不良行为和非理性信念的形成。认知行为疗法是一种通过改变患者的信念、态度、想法，并教导其应对问题的技巧，从而达到改变行为目的的治疗手段。这种方法从改变患者的态度入手，同时考虑通过改变环境来影响患者的行为。

疼痛管理中的疼痛免疫训练是认知行为疗法的一种应用。疼痛免疫训练的第一阶段是认知重构。在这一阶段，疼痛患者需要认识到心理因素可以部分影响疼痛，并且通常会了解到闸门控制理论对疼痛的解释。第二阶段是技能习得与练习，患者会学到放松和控制呼吸的技能。第

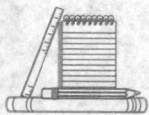

三阶段是实践与应用阶段，在此阶段，疼痛患者的配偶或亲属被要求学会忽略患者的疼痛行为，同时对表现出的积极行为（如增加活动量、减少药物依赖、降低就医频率及逐渐恢复日常工作等）给予强化。在治疗师的帮助下，疼痛患者还会制订一份疼痛应对计划。最终，在结束治疗后，他们也能够在日常生活中运用这些疼痛应对技术。认知行为疗法可以帮助慢性疼痛患者认识到他们认知中对疼痛恢复无益的信念，如恐惧与灾难化思维，同时也帮助他们学习健康的生活方式，而非消极病态的生活方式。

五、疼痛的综合康复策略

在疼痛的临床治疗中，目前的趋势是跨学科合作，即康复治疗师与医生、护士、心理咨询师、心理治疗师等其他医疗人员建立紧密的合作关系，共同为患者制定个性化的治疗方案。第一，根据患者的疼痛评估结果和治疗进展，制订个性化的疼痛管理计划。该计划应包括非药物治疗、药物治疗、心理干预等方面的内容，并根据患者的反馈及时调整治疗方案。第二，对患者进行疼痛教育，使其了解疼痛的原因、机制及应对方法。通过提高患者的疼痛认知水平，增强其自我管理能力，有助于减轻疼痛并提高生活质量。

心理实践

1. 团体活动

（1）魔法电影

活动目的：体验身心放松，缓解疼痛。

活动时间：15 ～ 30 分钟。

活动准备：空旷的教室或适宜的室外场地。

活动过程：①指导语。请你在脑海中构想一个你非常向往的地方：沙滩、树林，或是你完全虚构的场景，比如一个遥远的星球。现在你正置身于这个场景中，你听到了什么？看到了什么？感受到了什么？那是专属于你的世界，你可以随心所欲地想象。接下来，设想一个你非常喜爱的人恰好经过，他（她）可以是你的家人、朋友，或是你的偶像。想象你们给了彼此一个温暖的拥抱。之后，对方对你说了一些鼓励的话语，比如"加油！""你能做到的！"如果你愿意，也可以向对方表达些什么。这样，你就在自己的脑海中完成了一场对话。最后，说声"再见"，并缓缓睁开眼睛。②活动结束后，请大家相互分享自己的感受。

（2）你是我的"眼"

活动目的：提高相互倾听的能力和增进相互信任的情感；在游戏中转移注意力，缓解焦虑情绪，活跃气氛。

活动时间：30 分钟。

活动准备：塑料瓶或其他可以当障碍物的物品，以及操场。

活动过程：①指派一名同学作为裁判，负责监督活动过程，确保互动过程的安全性。②其他同学自由组合，两人一组进行比赛。其中一人担任指挥官，另一人担任"盲人"。③活动开始时，裁判将准备好的多个塑料瓶（或其他物品）放置在操场上的不同位置，相互间隔一定距离，布置成"地雷阵"。④布置好后，请"盲人"转过身去，闭上眼睛或蒙上眼罩，听从指挥官的指挥，从摆有塑料水瓶的地方绕过，必须从每一个水瓶旁边绕过，且不能碰到任何一个水瓶，才算闯关成功。⑤第二次比赛时，"盲人"和指挥官的身份互换。⑥游戏结束后，教师带领大家分享比赛的感受和体会。

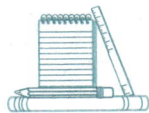

2. 案例分析

（1）案例描述

与疾病抗争的脑瘫学生

2023 年高考放榜，广东省河源市龙川县一位叫池瑛琦的考生以物理类分数 532 分成功圆梦大学。池瑛琦出生的时候因大脑缺氧、神经受损，肌肉萎缩，被医生判定为重度脑瘫患儿肢体一级残疾。然而，池瑛琦的妈妈赵丽娟不愿意放弃希望，她无微不至地照顾女儿的生活起居，并且始终相信虽然女儿的身体不协调，但智力与其他孩子并无不同，十多年来她一直背着女儿上学。瑛琦自强不息，始终没有放弃与命运抗争，她的身体不协调，脑袋总是偏斜在肩头上，右手也不自觉地抖动无法握笔，为此，她咬着牙练习用左手写字。瑛琦时常痛楚难忍，但她从来没有因此耽误过作业和考试。瑛琦说："我自己想成为一个对社会有用的人、一个知书达礼的人。"如今，她已迈入大学，也梦想着能成为一名心理医生，结合自己的人生经历，鼓舞更多人积极向上。

（2）案例思考

池瑛琦身残志坚不言弃，努力学习考大学的经历对你有什么启发？在面对残疾康复对象出现疼痛时，你该如何为他做心理疏导以便缓解疼痛，帮助他重拾生活的希望？请结合本章内容思考并回答。

3. 实践训练

以小组为单位，围绕疼痛的应对策略主题进行资料收集，采用文献研究、调查法、访谈法等方式进行项目实践，最终以课件和视频的方式展示项目成果。课件要求简洁美观、配色合理，每页的字体和字数适当。视频时长为 3～5 分钟。本训练旨在促使学生进一步深入研究疼痛，掌握疼痛的基本知识及疼痛管理的方法。

复习思考

1. 名词解释

疼痛　痛阈　疼痛免疫训练

2. 简答题

（1）疼痛对人类有何意义？

（2）疼痛的评估方法有哪些？

（3）哪些行为技术可以有效地管理疼痛？

扫一扫，查阅
复习思考题答案

扫一扫，查阅
本项目PPT、
视频等数字资源

项目十三　睡眠问题

【学习目标】

素质目标：培养以人为本的整体理念，增强人文关怀意识。

知识目标：阐述睡眠、睡眠问题、睡眠障碍的定义；描述睡眠问题的影响因素；区别睡眠问题与睡眠障碍的分型；正确选择睡眠问题的应对方法。

能力目标：提高观察与分析睡眠问题的能力。

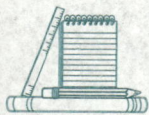

【案例导入】

案例描述

张某（化名），女性，45岁。因"突发意识障碍1个多月"入院，诊断为脑出血恢复期。经住院治疗后，现意识清醒，但左侧肢体偏瘫，基本生活尚能自理。原就职于一家生活超市，育有一女。自2024年年初因病休养在家后，主要经济来源依靠其爱人在装修公司的工作。因其爱人外出办公时间较多，张某外出就医治疗或进行康复训练时，通常由妹妹陪同。近段时间，张某情绪波动较大，因女儿期中考试成绩不佳而感到生气和焦虑；同时，长时间的康复训练及持续服用营养神经、改善循环的药物等，给家庭带来了较重的经济负担，且张某自觉康复效果不理想，萌生了停止治疗和康复锻炼的念头。她经常晚上11点上床睡觉，思绪较多，大约需要1个小时后才能入睡，夜间醒来两三次，但基本能在30分钟内重新入睡，偶尔会暗自流泪。

面对张某的这种情况，你会如何给予帮助？

案例分析

张某因意外导致偏瘫，无法正常工作和生活，因此感到自己成了家庭的负担，也无法充分履行作为母亲的责任。她对康复训练缺乏积极性，治疗耐心不足，并表现出焦虑、抑郁等情绪问题及睡眠障碍。针对此情况，首先，我们应多给予她关注和关心，鼓励她倾诉并耐心倾听，给予积极的回应；其次，应减少不良刺激，建议家属增加陪伴时间；最后，需要帮助她改变不良认知，鼓励她积极面对困境，克服困难，增强战胜疾病的信心。

任务一　睡眠的概述

睡眠已经当今社会的重要关注点。2023年《中国睡眠研究报告》显示，中国成年人失眠发生率高达38.2%，存在睡眠障碍的人数高达5.1亿。报告进一步指出，失眠人群正呈现出年轻化的趋势，儿童、青少年与老年群体的睡眠障碍问题尤为严重，且女性患失眠的比例是同龄男性的1.5～2倍。若睡眠不足或睡眠质量不佳，可能会引发一系列健康问题，如疲劳、注意力不集中、记忆力减退、情绪波动、免疫力下降等。这些问题不仅可能导致日常生活和工作中出现差错、事故，还会对人的心理健康造成负面影响，甚至引发身心疾病。此外，不良的睡眠状况还可能加剧已有的基础疾病，不利于疾病的治疗与康复。因此，保持良好的睡眠时间、睡眠质量和睡眠习惯，对于维护身体健康及促进疾病康复至关重要。

一、睡眠的概念

睡眠是一种自然的、反复出现的生理状态。在此状态下，人的意识活动减弱，对环境变化变得不敏感，随意肌呈现松弛状态。人的一生中，大约有三分之一的时间在睡眠中度过。睡眠是生命不可或缺的一部分，睡眠质量对人体的健康和功能起着至关重要的作用。它有助于体力的恢复、促进生长发育、增强免疫力及调节情绪等。

二、睡眠的生理过程

（一）入睡阶段

人的睡眠机制是一个由外部和内部因素相互作用、共同调节的复杂系统，它决定了睡眠的时机和质量。引发睡意的因素包括以下几个方面。

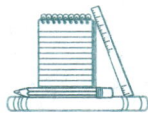

1. 外部时钟调节 人类的睡眠周期主要受 24 小时自然日照周期的调节。当光线变暗时，体内褪黑激素的分泌量会增加，使人产生困倦感，从而促进入睡。

2. 内部节律调节 人的体温、心率和脑电波等生理指标都呈现出一定的节律性变化。通常情况下，人的体温在夜晚会逐渐下降，这种变化有助于促进入睡。

3. 累积睡眠压力 在清醒状态下，人体会产生一种累积性的睡眠压力，即逐渐增强的睡意。这是由于大脑中的某些特定物质（如腺苷）在清醒时不断积累，而在睡眠时则会被清除，这一过程导致了体内困倦感的产生。

4. 神经调控作用 睡眠是由大脑中多个神经递质相互作用、共同调节的。其中，脑内多巴胺系统对觉醒状态具有促进作用，而腺苷和 γ- 氨基丁酸等递质则对睡眠起到促进作用。

（二）睡眠分期

人类睡眠主要分为快速眼动睡眠（rapid eye movement sleep，REM）和非快速眼动睡眠（non-rapid eye movement sleep，NREM）。

REM 睡眠又称异相睡眠，其脑电图特征表现为去同步化的快波。在此阶段，还可能出现间断的阵发性现象，如肢体抽动、血压升高、心率加速、呼吸不规律，以及眼球的快速运动等。若在此阶段被唤醒，人们通常会报告正在做梦。此阶段，体内各种代谢功能均显著增强，以确保脑组织蛋白的合成和消耗物质的及时补充，从而维持神经系统的正常发育，并为次日的活动储备能量。脑功能的发育与提升主要与 REM 睡眠密切相关。在婴幼儿期，REM 睡眠占夜间睡眠时间的比例可高达 50%，相较于成人几乎多出一倍；而在痴呆患者中，这一比例则明显减少甚至消失，这进一步证明了睡眠对脑功能发育与提升的重要作用。

NREM 睡眠又称正相睡眠，其脑电图特征为同步化的慢波。在此阶段，腺垂体分泌的生长激素增多，有助于促进身体的生长和体力的恢复。根据脑电图特征和睡眠的深度，NREM 睡眠可以进一步细分为思睡期、浅睡期、熟睡期和深睡期四个阶段。在思睡期和浅睡期，人们容易因外界干扰而醒来；而进入熟睡期和深睡期后，人们对外界环境的反应减弱，变得不易被干扰。

在正常情况下，人在夜间的睡眠中会经历多个 REM 睡眠与 NREM 睡眠的交替周期，每个周期大约持续 90 分钟。随着睡眠的深入，NREM 睡眠的时间会逐渐减少，而 REM 睡眠的时间则会逐渐增加。

（三）正常睡眠的表现

正常睡眠是指在合理的睡眠时间和舒适的睡眠环境下，躺床后停止其他活动，半小时内能够自然入睡。睡着后中间不醒或偶尔起床上卫生间，之后能迅速且容易地再次入睡，直至天亮或闹钟响起才醒。醒后精神饱满、精力充沛。在当天的工作和生活中，思维敏捷，注意力集中，无疲乏和困倦之感，心情平和，处事得当，办事效率高。

三、睡眠时间

睡眠的时间并非固定不变，每个人在不同年龄段、不同时间段、不同体质和状态下，所需的睡眠时间也有所不同。随着年龄的增长，睡眠需求量相对地逐渐减少。不同年龄人群每天 24 小时的睡眠时间和特征参考，见表 13-1。

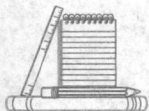

表 13-1　不同年龄人群的睡眠时间和特征

年龄	睡眠时间（小时）	特征
新生儿（出生后至 1 月龄）	18～20	除了因饥饿或排泄不适而哭闹外，大部分时间都在睡眠中度过
婴儿（2～12 个月）	13～15	偏向多相睡眠，即 24 小时内存在多次睡眠与觉醒的交替，一般睡眠 1～2 小时后会有 2～3 小时的觉醒时间，如此循环往复
幼儿（1～3 岁）	11～14	每天平均睡眠时间逐步减少，尤其白天睡眠时间减少，可能仅有数次短暂的睡眠，主要睡眠时间集中在夜晚
学龄前儿童（3～7 岁）	10～13	睡眠模式接近成人的单相睡眠，即每天主要集中在晚上睡眠
学龄儿童（7～12 岁）	9～11	单相睡眠
青少年（12～18 岁）	8～10	单相睡眠
成年人（18～65 岁）	7～9	单相睡眠
老年人（65 岁及以上）	6～7	老年人夜间睡眠时间缩短，白天可有短暂的睡眠时间

四、睡眠的功能

睡眠与人的身心健康密切相关。良好的睡眠是衡量人们身心健康和生活质量的重要指标，也是保证人们学习、工作效率的前提。睡眠对人体的生理功能主要有以下方面。

1. 促进体力和精力的恢复　睡眠后，大脑启动修复和清理机制，可以帮助大脑在一天的忙碌之后"清理冗余"，进而保障第二天大脑的正常代谢和功能发挥。

2. 保护大脑，提高记忆力　睡眠过程中，大脑会进行记忆巩固，处理新记忆的神经元会被重新激活，有助于更好地记住信息。

3. 增强机体抵抗力　睡眠时，免疫系统会释放出一系列细胞因子，促进或抑制免疫细胞的活动，从而维持免疫系统的平衡，提高免疫力。

4. 调节情绪　睡眠时，清醒状态下受到压抑的潜意识通过梦境得到充分宣泄，从而减轻心理压力，使心情重新变得轻松。夜间睡眠不佳会使人变得更易激惹、愤怒、敌对；而长期的睡眠剥夺也会引发抑郁情绪，导致更消极的情绪反应。

5. 促进儿童身体成长和脑功能发育　儿童处于快速生长发育阶段，保证充足的睡眠时间是保障其身心健康的重要条件之一。睡眠剥夺、生物节律紊乱短期内会引起注意力不集中，长期则可能损害脑功能，导致青少年出现抑郁、焦虑、注意力缺陷、行为冲动等情绪行为问题，并显著增加肥胖等代谢性疾病的风险，损害身心健康与学业发展。

6. 加快皮肤的再生，预防皮肤衰老　进入深度睡眠时，身体会分泌生长激素，有助于肌肤细胞的更新和修复，使肌肤保持弹性和光泽。

五、睡眠问题

睡眠问题是指人们在入睡、睡眠过程及醒来后无法获得适当数量和质量的睡眠状态。每个人都需要遵循睡眠的基本规律，一旦这些最基本的睡眠规律发生紊乱，就会随之出现各种睡眠问题。最常见的睡眠问题有以下四种类型。

1. 入睡困难　指无法在静卧后迅速入睡。需要长时间在床上辗转反侧，入睡潜伏期超过 30 分钟。例如，晚上 10 点上床准备睡觉，直到晚上 12 点才能入睡，且睡醒后仍感到困倦。

2. 睡眠浅　一是睡眠不深，睡不安稳，有似睡非睡的感觉，容易被外界的声音、光线等刺

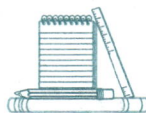

激所干扰而醒来；二是躺在床上虽然闭着眼睛，但对周围的动静却一清二楚，虽然看似睡了一夜，但醒后却感到十分疲惫。白天精神状态不佳，注意力不集中，容易健忘。

3. **早醒、易醒**　早醒是指醒来时间比平时早 1～2 小时，导致整体睡眠时间减少。易醒则是指容易受到外界影响而醒来或自然醒来，一个晚上超过 2 次，且醒后难以迅速再次入睡。这类情况常伴有口腻口淡、厌食、大便不成形等症状。

4. **多梦**　表现为做梦次数频繁或杂乱无章，导致睡眠效率低。可能会出现记忆力减退、白天精神不振、时有心慌心悸等症状。

六、睡眠障碍

睡眠障碍是指由各种心理、社会因素引起的非器质性睡眠与觉醒障碍。通常分为失眠、睡眠过度、睡眠中有异常运动或行为，以及睡眠觉醒节律障碍四个类型。非器质性的睡眠障碍大多属于心身障碍的范畴。

1. **失眠**　即患者对睡眠时间和（或）睡眠质量不满足并影响白天社会功能的一种主观体验。主要表现为入睡困难、睡眠浅、早醒，醒来后缺乏清醒感等。一般情况下，老年人睡眠时间相对较少，且易早醒，此类现象多属于正常生理现象。此外，因突发的生活事件、工作压力或生活环境的改变造成的一过性或暂时性失眠亦不属于病态的失眠，此类情况可归属于睡眠问题。

2. **睡眠过度**　即成人每天的睡眠时间超过 10 个小时，或近期的睡眠时间较平时状态下明显延长。睡眠过度会使血流量减慢，大脑处于缺氧状态，导致睡醒后精神状态不佳。个体常感觉睡不够、萎靡不振，并可能出现体重增加等现象。

3. **睡眠中有异常运动或行为**　即在睡眠过程中未能安静休息，出现各种异常的运动或行为动作。例如，在睡觉过程中突然从床上爬起来到处走动，目光无神、向前凝视，数分钟或数十分钟后再次回到床上继续睡觉等奇怪举止。第二天醒来无任何记忆，旁人提醒后仍否认事实。此外，睡着后还可能出现磨牙、梦游、多汗、打鼾、夜惊、梦魇等现象。

4. **睡眠觉醒节律障碍**　即睡眠时间长短变化不固定，时长时短，基本没有固定的睡眠时间范围；或入睡和醒来时间不规律。例如，平时晚上 11 点左右睡觉，早上 7 点左右起床，但近期出现入睡或起床时间提前或延迟的情况，或有日夜颠倒的节律紊乱。这类情况易导致烦躁、冲动，严重者可能出现焦虑、抑郁等心理症状。

知识链接

中医学中的失眠

失眠在中医学中归属"不寐"范畴，以经常不能获得正常睡眠为特征。多由情志所伤、久病体虚、饮食不节、劳逸失衡、年迈体虚等导致脏腑功能紊乱，气血失和，阴阳失调，阳不入阴而发病。

中医古籍中对此有所记载。《黄帝内经》将不寐称为"不得卧""目不瞑"等。宋代许叔微在《普济本事方》提出"肝经血虚，魂不守舍，心神不安而出现不寐"，《素问·逆调论》提出"胃不和则卧不安"。

不寐的病因病机：人体脏腑调和，气血充足，心神安定，卫阳能入于阴，"阴平阳秘"，则夜寐安。如饮食不节，情志失常，劳倦、思虑过度，以及病后、年迈体虚等因素，导致心神不安，神不守舍，不能由动转静，便会导致不寐。

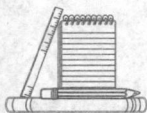

任务二 睡眠的影响因素

一、环境因素

人类在漫长的生存演变过程中形成了特定的习惯。在不安宁的外界环境下，大脑会调控人体缩短睡眠周期，使人处于随时可以清醒的警惕状态。而长期处于这种状态，会导致情绪烦躁、神经衰弱及睡眠问题的出现。

住院期间的康复患者有时需要在不同医院就医治疗，因此会不定时地更换就医环境。新入院的患者因陌生的环境、规章制度，以及对医护人员、病友及陪护人员的不熟悉，会影响其睡眠。同病房患者的治疗、护理、生活作息习惯等因人而异，也会相互产生影响。此外，生活居住环境、工作环境的嘈杂等，同样会引起睡眠问题。最常见的外界影响因素有五种，即声音、光线、温度、运动和饮食。

（一）声音

声音的作用相对复杂。声音刺激在正常清醒状态下通常不会造成显著影响，但对于睡眠质量良好的人群，偶尔的声音可能会产生负面影响。然而，对于正经历睡眠困扰的人群来说，声音刺激则可能产生更大的影响。国际环境研究与公共卫生组织通过研究发现，超过 55 分贝的声音会增加由自主神经系统调节的激素分泌，促进觉醒；超过 75 分贝的声音会增加入睡难度以及半夜觉醒的次数；而超过 85 分贝的声音则会改变睡眠阶段的持续时间，特别是减少 REM 睡眠的比例。

（二）光线

光线对睡眠具有显著影响。当人体受到强烈的光线刺激时，大脑皮层的兴奋性会增高，从而可能引发睡眠问题。每个人的情况不同，有些人对光线格外敏感，即使是微小的光线刺激也可能导致睡眠问题的出现。褪黑素是一种调节睡眠节律的重要激素，它在黑暗环境中分泌较多。而光线会干扰褪黑素的分泌，开灯睡觉会显著减少褪黑素的分泌，进而可能导致睡眠质量下降、失眠、神经衰弱、肥胖及心脏健康问题等。

（三）温度

温度变化通常被视为一种强烈的刺激，能够维持觉醒状态。空间内过冷或过热都会刺激交感神经，使其处于兴奋状态，从而影响睡眠。当睡眠环境温度过高时，机体会通过出汗来降低体温，出汗过多会导致水分流失增加，进而可能引起水电解质失衡，干扰中枢神经系统功能，导致入睡困难。炎热的天气使得皮肤表面温度较高，不利于散热，机体会处于应激状态，激活交感神经系统，分泌去甲肾上腺素、肾上腺素等物质。这些物质具有提高心率、升高血压的作用，同时还会抑制 5-羟色胺（一种促进睡眠的神经递质）的合成，从而导致入睡困难、睡眠维持障碍等问题，进而出现不良症状。

同时，高温环境还可能导致心情烦躁、大脑疲劳，进一步影响睡眠质量。研究表明，被褥温度过低时，需要长时间用体温来焐热，这不仅会消耗人体的热能，而且当人的体表经受一段时间的寒冷刺激后，会使大脑皮层兴奋，进而延长入睡时间或导致睡眠不深。

（四）运动

睡前进行运动会释放更多的肾上腺素、内啡肽等激素，这些激素会刺激大脑皮层，使脑细胞更加活跃，导致人精神亢奋，难以入睡。同时，它们还会使睡眠时大脑皮层保持兴奋状态，

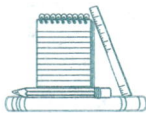

从而影响睡眠质量。临床相关研究表明，肾上腺素、内啡肽等激素通常需要至少90分钟才能恢复到平静水平。因此，建议如需运动，应在睡前90分钟结束。

（五）饮食

绝大多数刺激性药物与睡眠密切相关。例如，咖啡因、哌甲酯、匹莫林、可卡因及糖皮质激素类药物等都会影响睡眠。此外，浓茶、咖啡、含有兴奋性物质的饮料等食物也会影响睡眠，导致入睡困难。

二、疾病因素

疾病本身或其治疗过程往往会导致患者的生理功能下降或受限。例如，脑出血可能会引发患者偏瘫，使肢体活动受限，进而影响患者的行走能力和日常生活自理能力。这些生理功能的限制会直接影响患者的康复进程、心理状态及睡眠质量。

（一）疾病本身对睡眠的影响

疾病本身对睡眠的影响主要体现在以下几个方面。

1. 康复人群所需的恢复时间相对其他疾病而言更长且复杂，时间越久，患者感受到的威胁感越强，越难以面对。

2. 疾病带来的疼痛、麻木及活动沟通障碍会使患者的日常生活受到严重限制。例如，患者需要花费更多的时间和精力来完成穿衣、洗漱、进食等日常生活的基本活动，这不仅会降低生活质量，还可能进一步加剧身体的衰弱，导致自卑感加重。

3. 有些疾病来势凶猛，突发的疾病发作或对疾病不确定性的担忧等，都会让患者毫无防备，产生恐慌和不安。

此外，儿童及老年人若离开主要抚养人或熟悉的环境，可能会因社交孤立感而产生分离性焦虑。

（二）疾病治疗过程对睡眠的影响

疾病治疗过程对睡眠的影响主要体现在以下几个方面。

1. 治疗、康复时间较长，或伴有药物副作用的影响，都可能导致患者睡眠质量下降。

2. 长期的康复治疗会对患者的日常生活产生巨大影响，甚至改变其原有的生活方式和作息习惯，进而影响睡眠。

3. 患者对诊断、检查、治疗等行为大多心存疑虑，对药物、手术等也十分顾虑。病情变化、诊断不清、手术后遗症等都会让患者产生担心、恐惧等心理特点，从而导致睡眠问题。

4. 面对疾病造成的身心伤害，有些人的康复动机强烈，有些人则失去信心。强烈动机的人群易出现"急病乱投医"现象；而失去信心的人群则存在消极、依从性不良的问题。这些问题都会导致患者心理压力大，影响睡眠，不利于疾病的康复。

三、心理因素

（一）个性特征

睡眠问题与追求完美的人格类型密切相关。这类人群常为自己设定极高的标准，一旦未能达到预期目标，便会立即进行自我反省，结果往往导致个体长期处于精神困扰之中，尤其是性格偏内向、偏执的人群更易受影响。其他人格测量研究表明，失眠者的个性通常具有内倾、焦虑、神经质等特点。中医理论认为，睡眠不佳的人往往属于心脾两虚、气血亏虚，无法养血安神，导致大脑细胞持续处于兴奋状态，不自觉地反复思考。

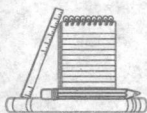

（二）情绪问题

除了躯体因素和中枢兴奋性药物或物质，精神、心理因素也是导致睡眠问题的常见原因，如精神紧张、焦虑、恐惧、抑郁、兴奋及担心等情绪困扰。患者患病后心情本就复杂，容易焦虑、恐惧，而睡眠问题一旦出现，康复期的患者会更加紧张、焦虑及抑郁。情绪问题越严重，越难以入睡，形成恶性循环，导致患者害怕睡觉，甚至不敢睡觉。若情绪问题得不到及时解决，睡眠问题将日益严重，最终可能发展为睡眠障碍。研究显示，许多康复患者存在心理问题，并伴有睡眠问题。例如，抑郁症患者常出现睡眠问题，以睡眠浅、易醒最为明显；而焦虑症患者则主要表现为入睡困难。

四、家庭社会因素

（一）家庭因素

角色的转变，原本作为家庭支柱的患者因健康问题需依赖其他家庭成员的照顾，无法承担家庭责任，常感到自己是家庭的累赘。同时，部分家庭成员可能对患者存在偏见或不理解，因长期照顾而失去耐心，变得不耐烦，甚至冷落患者，不及时带其就医，有时擅自减少药量或停药。此外，长期治疗及康复导致患者无法正常工作，增加了家庭的经济负担。这些因素都会加重患者的心理负担，尤其在夜深人静时更易引发思考，从而导致睡眠问题。

（二）社会因素

社会偏见和歧视对康复患者产生负面心理影响，导致患者出现不同程度的自卑、焦虑或社交恐惧等现象，进而影响睡眠。部分社会人群或工作单位对康复患者存在偏见和歧视，可能阻碍他们融入社会。这加重了患者的心理负担，担心康复后无法就业、无法胜任日常工作，甚至因此失业。同时，康复患者可能面临不平等的教育机会和公共交通可达性不足的问题。长时间的缺乏社交沟通，缺少朋友、同事的关怀，这些因素都会加重患者的心理负担，导致睡眠问题的出现。

知识链接

成年人惜命的最好方式，就是睡觉

一个 22 岁的上班族女性，因长期加班熬夜，导致免疫力下降，最终被诊断为急性白血病；一位年轻的母亲，白天忙于照顾孩子，晚上又熬夜刷手机，长此以往，在一次深夜购物时不幸猝死；还有一位 28 岁的男子，因熬夜玩游戏，几乎从未在晚上 12 点前入睡，结果在一个清晨他突然发现自己左侧身体无法动弹，所幸经过及时救治才避免了瘫痪的悲剧。类似触目惊心的案例不胜枚举。尽管有部分人群明知熬夜危害巨大，却仍然忍不住过上夜猫子般的生活，熬夜工作、追剧、玩游戏。熬夜似乎已成为年轻人的"流行趋势"。睡眠，就像一面镜子，能够清晰地反映出一个人的生活方式和身体状态。据中国睡眠研究会调查显示，超过 70% 的年轻人有熬夜的习惯，而 90% 的年轻人猝死、脑出血、心肌梗死等严重健康问题都与熬夜有关。《睡眠革命》一书中提到："一个真正厉害的人会主动掌控自己的生活节奏，提高自己的'睡商'，从而永远以积极的状态应对工作和生活。"

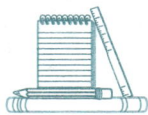

任务三　睡眠问题的应对

康复人群最大的愿望莫过于尽快恢复健康，此时，健康成为他们的首要需求。他们十分关注病情的微小变化，稍有不适或病情反复便会出现寝食难安、情绪波动和心理压力增大等情况，渴望获得最佳的救治手段、最准确的诊治方法，并期望能在最短的时间内康复。由于认知、环境及不良心理等因素可能影响其睡眠质量，因此应及时有效地进行干预和控制，以减少因睡眠问题给患者带来的生理及心理不适症状，有利于康复进程。有研究显示，高质量的睡眠可以显著提升50%～70%的身体健康水平，而睡眠质量差则会降低20%～30%，甚至可能使人平均寿命减少10年。

一、创造有利于睡眠的环境

（一）声音

听觉系统在睡眠过程中仍在运作，大脑仍能接收到外界声音的刺激。可通过以下几种方式来改善睡眠环境：①在房间放置绿色植物，既能降噪，白天又能清新空气、愉悦心情；②选择具有隔音效果的门窗；③选用合适的耳塞或降噪耳机，在入睡前佩戴；④使用白噪声。白噪声是一种单调且重复的声音，能给人带来一种安全感，例如，婴儿在有人说话的房间里反而睡得更安稳。可在睡前播放分贝较低的雨声、流水声、虫鸣声、海浪声或优雅缓慢的歌声等。

（二）光线

个体闭上眼睛后，能隔绝大部分的光线。因此，睡眠环境应尽量选择昏暗、光线刺激小的房间。若个体对光线特别敏感，可佩戴眼罩。此外，白天进行适当的户外活动和充分的阳光接触，减少夜间灯光的外部刺激，有助于改善睡眠质量。

（三）温度

室内温度过高或过低均会影响睡眠质量。建议室内温度夏天控制在24～26℃，冬天控制在17～22℃，湿度保持在60%左右，这是最佳睡眠的温湿度。夏季睡觉时，不要将空调温度设置得太低（一般不低于24℃）；冬季睡觉时，不要将空调设置得太高（一般不超过27℃）或将取暖器放置在床头。被褥温度在32～34℃时最容易使人入睡。

（四）运动

进行规律、适量的体育锻炼。睡前避免剧烈运动，如跑步、打拳、跳操等。睡前至少1小时内不进行容易引起兴奋的脑力劳动或观看容易引起兴奋的书籍和影视节目。晚饭后可进行适量的体育活动，如散步、练习太极拳和八段锦等，有助于消化，更容易入睡。

（五）饮食

慎用刺激性药物，需遵医嘱执行。睡前数小时（一般下午4点以后）避免食用兴奋性的食物和饮品，如咖啡、可乐、浓茶或吸烟等。睡前切勿饮酒，因为乙醇会兴奋大脑中枢，进而影响睡眠。睡前勿暴饮暴食或进食不易消化的食物，以免胃胀气或负担过重而影响睡眠。建议睡前喝一杯热牛奶，因为牛奶中含有丰富的钙，可以降低神经细胞的兴奋性；且牛奶中的色氨酸具有安神镇静作用，能促进胰岛素的分泌，有助于人们睡得更安稳。

二、改变不当的睡眠认知

大部分人的睡眠问题源于对睡眠知识的缺乏及不恰当的认知。针对有睡眠问题的人群，我

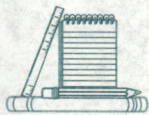

们应提供健康教育，从根本上查找原因，改变他们的不良认知和习惯。通过帮助他们分析并寻找导致睡眠问题的根源，引导他们建立良好的睡眠习惯。

部分康复人群过分关注自己的睡眠状况，对睡眠抱有过高的期望，虽然有睡意，但一上床就胡思乱想，试图控制自己的思绪却往往适得其反，越想控制越无法控制。有些人会特别在意自己入睡的时间，这种过度的关注往往导致他们在即将入睡时突然惊醒。此时，如果建议他们放弃过分关注，顺其自然，往往能够取得一定的效果。还有些人会夸大地认为自己睡眠时间严重不足，导致脑力、体力无法得到充分恢复。很多患者常称自己整夜做梦，甚至噩梦连连，认为大脑根本无法得到休息，进而担心睡不好会严重损害身体。这类人群通常对睡眠缺乏了解，他们认为没有好的睡眠就没有好的体力和精力。如果让他们了解到每个人都会做梦，而且做梦往往发生在深度睡眠之后，他们对失眠的担忧和恐惧就会减轻，对自己睡眠状况的认识也会发生改变，进而体力和精力都会有所改善。因此，我们需要引导患者降低对睡眠的预期，接受睡眠问题的存在，调整心态，减轻因睡眠问题带来的心理压力。

三、建立规律的作息时间

在康复人群对睡眠问题有了正确认知的基础上，我们应帮助他们建立一套能促进良好睡眠的行为方式，包括正常的觉醒、睡眠节律，通过增强白天的精神和体力活动、体育运动，形成规律的作息习惯，做到按时睡觉、按时起床。在进行正常的日常活动时，即使感到困意也要振奋精神，或者适当小憩（时间以不超过30分钟为宜）。将睡眠时间主要集中在夜晚，这样才能使机体自然而然地在夜间进入休息状态，从而更有利于睡眠。如果白天有异常的睡眠行为或睡眠时间过长，就会干扰夜间的正常睡眠。另外，在入睡前应放松身体，可以采用温水泡脚、温水洗浴、按摩、芳香疗法等方法来助眠。

舒适的睡姿有利于睡眠。据研究显示，左侧卧位时，左腿和左手弯曲，头靠在左手臂上，右腿伸直，右手放在身体侧边；右侧卧位时，则按相反方向调整睡姿。这种睡姿有助于身心放松，从而更快地入睡。但需要注意的是，每个人的睡眠习惯和舒适度不同，因此选择适合自己的睡姿最为重要。

四、家庭与社会支持

康复患者的家庭和社会因素主要包括家庭支持和社会支持两个方面。

1. 家庭支持　是患者康复的基础。家庭成员作为患者最亲近且最信任的人，他们的关爱与支持在患者的康复过程中起着举足轻重的作用。家庭成员应给予患者充分的关怀与照料，协助他们树立信心，克服恐惧、焦虑等不良心理情绪。此外，家庭成员还需积极参与到患者的治疗与康复进程中，深入了解患者的病情，配合医生共同制定科学合理的治疗方案与康复计划，并确保患者按时服药、定期复查。同时，关注患者的心理需求，与患者保持有效沟通，帮助他们释放压力，提升心理韧性。

2. 社会支持　对患者康复具有重要意义。社会是一个复杂的大环境，患者在康复过程中需要得到来自社会的关爱和支持。政府、企事业单位、社会团体等都应该关注患者的康复问题，为他们提供必要的帮助。政府应该加大对康复人群健康的投入力度，完善相关政策，切实保障患者的基本权益。企事业单位应该关注员工的心理健康及动态变化，为其提供宽松的工作环境和职业培训机会，帮助他们重返社会和岗位。社会团体和志愿者组织可以通过开展各种活动，帮助患者树立自信，提高生活质量。重塑自信，提升生活质量。减少社会偏见与歧视，对于患

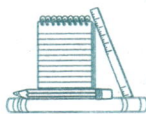

者的康复成功至关重要。

当患者获得来自社会、家庭等多方面的理解、关注与重视时，将有效减少不必要的心理问题，进而提升睡眠质量，促进身心健康。

五、心理干预

（一）失眠认知行为治疗

失眠认知行为治疗（cognitive behavioral therapy for insomnia，CBTI）是一种通过改变患者的认知来改善其睡眠状况的心理治疗方法。多项研究表明，CBTI 短期效果能够达到与药物同等的疗效，而长期疗效则优于药物治疗。经过 CBT-I 训练的心理治疗师需指导存在睡眠问题的患者更多地关注睡眠质量而非单纯的睡眠时间，以缓解其因睡眠时间减少而产生的焦虑、紧张等情绪，进而提升睡眠质量。具体可通过睡眠限制、刺激控制疗法、放松疗法等方法，帮助患者形成规律的睡眠习惯和良好的睡眠行为。

1. 认知调整　①帮助患者深入了解睡眠问题的成因及现状。通过解释、指导和宣教相关的睡眠知识，使患者更加全面地认识睡眠，认识到通过科学方法可以有效解决睡眠问题，从而树立对睡眠的正确态度。鼓励患者接受可能存在的睡眠问题，减少对睡眠的不合理认知与恐惧、焦虑心理。②改变患者的负性认知，如"我今晚肯定睡不着""我一定要睡够 8 个小时""我需要足够的睡眠才能正常工作"等错误观念。一旦发生入睡困难，应避免过分纠结于固定的睡眠时间或模式。实际上，只要睡醒后人体状态良好、精神饱满，即可视为有效睡眠。从根本上打破因睡眠问题而焦虑、越焦虑越睡不好的恶性循环。③培养乐观的态度，无论面对疾病、个人、家庭还是社会因素的影响，都应保持积极的情绪，乐观面对，遇事冷静处理，这样才能使全身达到放松状态，进而自然入睡。

2. 行为调整　形成规律的作息习惯是改善睡眠的关键。具体包括建立固定的上床时间和起床时间，避免在床上进行与睡眠无关的活动，如看手机、看电视等。此外，还可以通过限制卧床时间来提高睡眠效率，即在感到困倦时才上床，确保在床上的时间主要用于睡眠。这些行为调整有助于减少睡眠问题的发生。

（二）放松疗法

放松疗法又称松弛疗法或放松训练，是一种通过按照一定的练习程序，有意识地控制或调节自身的心理、生理活动，以降低机体唤醒水平，调整因紧张刺激而紊乱的功能的方法。放松疗法能够有效地消除焦虑情绪，是治疗睡眠问题的常用手段。它通过抑制中枢兴奋性，使身心和全身肌肉松弛，减少紧张度；同时抑制大脑兴奋，降低警醒水平，从而诱导睡眠的发生，缓解精神、躯体紧张状态以治疗睡眠问题。患者在睡前应做好充分准备，在安静、舒适的环境中尽量使自己放松。可以通过静坐冥想、调整呼吸、练习气功等方法，以及其他能够使自己全身放松的训练手段，来降低中枢兴奋性，松弛骨骼肌肉，诱导进入自然的睡眠状态。临床实践表明，放松疗法具有良好的镇静催眠作用。在临睡前进行放松训练，可以促进入睡，提高睡眠质量，使次日头脑清醒，提高思维效能。

放松疗法简单易行，无不良反应，医疗费用投入少，为睡眠问题患者提供了一个安全、有效的治疗方案。其他活动如瑜伽、气功、太极拳、八段锦等同样具有放松作用，能够促进睡眠。放松训练的方法多样，其中呼吸放松训练操的口诀为"一取、二闭、三放、四平、五慢"。每次可反复练习 3～5 分钟，以达到舒适为度。五个步骤的操作要点详见表 13-2。

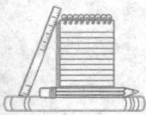

表 13-2 呼吸放松训练操

步骤	简称	操作要点
第一步	取	取舒适、安全的体位，可平躺或采取半坐位
第二步	闭	双眼放松并轻轻闭上，上眼睑自然下垂
第三步	放	身体处于放松状态，肢体自然垂直或平放
第四步	平	平复心情，放宽心态，排除杂念，切勿受紧张、急躁等心理影响，使全身肌肉放松
第五步	慢	缓慢呼吸，节律规律，切勿忽快忽慢

（三）音乐疗法

音乐疗法是一种有效的辅助治疗方法，可用于改善睡眠。早在秦代的《吕氏春秋》中，就已提出了音乐能够"和心""适行"的医学美学观点。优美动听的音乐常能使人心情愉悦。人的睡眠中枢位于大脑的脑干和下丘脑等部位。与语言不同，音乐能够直接作用于脑干网状上行激活系统和下丘脑，维持大脑皮质的觉醒状态，参与人体内分泌代谢，从而调节睡眠。在选择音乐时，可以选取舒缓、柔和的音乐，如悠扬的琴韵等，通过听觉感受，起到促进身心康复、改善睡眠的作用。常用的音乐疗法可分为以下三种类型。

1. 单纯音乐疗法 单纯通过听音乐来达到治疗目的。研究证实，音乐不仅可以改善从儿童到老年不同年龄群体的睡眠质量，还可以用于治疗单纯失眠或其他疾病伴发的失眠。可以选取一些抒情优美的乐曲，如《二泉映月》《春江花月夜》及各种摇篮曲等。

2. 音乐电流疗法 又称为音乐电疗法（musical electrotherapy），是一种结合音乐与由音乐信号转换成的同步电流来治疗疾病的方法。在治疗过程中，患者既接受音乐治疗，又接受电流治疗。音乐信号经过声电转换器转换成电信号后，经过放大、升压后输出为电流。这种电流具有一定的节律、频率和幅度变化，以低频、中频为主，其频率范围通常为 30 ~ 18000Hz。音乐电流作用于人体后，不仅可以通过听觉影响大脑皮层，还可以通过电流的物理作用对人体产生治疗效果。这种综合作用能够调节人体的生理机能，缓解疼痛，促进睡眠。

需要注意的是，音乐电疗法并非适用于所有人群。对于心力衰竭患者、装有心脏起搏器者，以及孕妇的腹部和腰骶部等特定人群和部位，应禁止使用音乐电疗法。此外，在治疗过程中应密切观察患者的反应和耐受情况，避免电流过大造成不适或损伤。

3. 音乐电针疗法 是一种将音乐疗法与电针疗法相结合同时进行的治疗方法。患者通过耳机欣赏音乐的同时，接受电针治疗。这种疗法融合了音乐治疗和电针疗法的优点，不仅增强了治疗效果，还提升了治疗的舒适性和愉悦感。

在治疗前，心理治疗师会根据患者的病情和喜好选择合适的音乐。例如，对于中风偏瘫患者，可能需要选择节奏鲜明、音量较大的音乐，而存在睡眠问题、神经衰弱患者则可能更适宜轻柔、舒缓的音乐，以确保治疗的舒适性和患者的接受度。随后，专业人员会将电极导线与毫针连接。

治疗时，毫针被刺入穴位，电流则通过毫针传递至患者体内，与此同时，患者通过耳机聆听音乐。这种治疗方法广泛应用于解决睡眠问题、缓解各种疼痛、治疗神经衰弱等症状。音乐电针疗法主要利用音乐的节奏、旋律及电流的刺激作用，不仅强化了针刺的治疗效果，还兼具止痛、活血、舒缓心情、镇静催眠等多重功效。该疗法的频率范围广泛，能够精准刺激经络穴位，从而显著提升治疗效果。

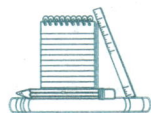

心理实践

1. 团体活动

（1）你帮我记录

目的：帮助个体识别并解决导致睡眠问题发生的根源，从而重塑健康、规律的睡眠模式。

活动时间：问卷填写时间15～30分钟；睡眠记录执行时间3天。

活动准备：空旷的教室、室外场地或学校寝室。

活动过程：①分组：教师（或带领者）进行分组并安排工作；②症状自查：参与者通过自我问卷或在线工具评估自身是否存在睡眠问题，如入睡困难、早醒、易醒、多梦等；③记录：由指定的记录者连续3天记录个人的睡眠时间、过程和质量，包括上床时间、入睡时间、醒来时间、夜间觉醒次数及次日的精神状态等，并注明影响睡眠的原因；④分享：活动结束后，教师邀请各小组组长分享本组收集的资料、发现的睡眠问题，以及提出的应对方法；⑤总结：教师带领所有成员分享参与团体活动的感受和看法，进行集体讨论。

（2）感同身受活动

目的：运用情景模拟的形式，培养共情理念，增强人文关怀意识。

活动时间：30分钟。

活动准备：大白纸、笔，以及多媒体教室。

活动过程：①教师根据课程需要和班级人数，将学生分为6～8人一组或以寝室为单位进行分组；②每组成员围坐一起，共同讨论确定组名、组长和小组活动规则；③小组组员轮流分享身边康复人群存在的睡眠问题及原因，并由专人记录在白纸上；④组长组织组员讨论可能的解决方法，并在班级里进行展示、分享及总结；⑤展示完毕后，教师引导大家分享个人感受，引发学生对人文关怀的深入思考。

2. 案例分析

（1）案例描述

睡不着的苦恼

李鸣（化名），男，30岁，就职于一家外资企业。近期，他除了日常工作，还需准备专业晋升考试。晚上睡前，他常会出现以下顾虑："明天一早有会议，我千万不能迟到啊。""一躺下，满脑子都是考试的内容，根本睡不着。""仰卧睡不着，侧卧会不会好一些呢？""我再刷会儿手机，等眼睛困了就自然能睡着了。""已经23点了，得上床睡觉了，我得努力在10分钟内睡着。可都半夜一点了，怎么还这么清醒？一点半了，怎么还没睡着呢？"这段时间，李鸣醒后常感困倦，上班时精力不集中，容易健忘，看书时记忆力减退。

（2）案例思考

李鸣的各种睡眠表现会对日常生活、工作有什么影响？可以采取哪些应对方法？如果你或身边的人出现了此类情况，你应该如何自己去克服或帮助他人解决呢？请结合本章内容思考并回答。

3. 实践训练

以小组为单位，围绕睡眠健康问题主题进行资料收集，可采用调查法、访谈法或观察法等方法进行项目实践，最终以学习报告的形式展现。本训练旨在促使大家进一步学习和分析睡眠问题的内容，并向身边人讲解睡眠的重要性。

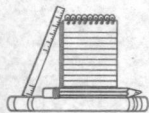

复习思考

1. 名词解释

睡眠　睡眠问题　睡眠障碍

2. 简答题

（1）简述睡眠问题的分型。

（2）简述睡眠问题的影响因素。

（3）简述睡眠障碍的分型。

扫一扫，查阅
复习思考题答案

项目十四　应激及创伤后应激障碍

扫一扫，查阅
本项目PPT、
视频等数字资源

【学习目标】

素质目标：培养学生的身心一体观和自助助人意识。

知识目标：阐述心理应激的定义及其过程；辨别急性应激障碍和创伤后应激障碍。

能力目标：能够识别创伤后应激障碍的症状，并进行初步的应对或处理。

【案例导入】

案例描述

王女士，35岁，因心前区刀割样疼痛而入院治疗。患者既往体健，自述3个月前参与职称评定，自认为能评上副高级职称，但最终未能如愿，这让她感到不公，整日心情低落、痛苦不已；此时，她的父亲因肺癌转移抢救无效去世，在强忍悲痛为父亲料理后事时，她的丈夫又不幸遭遇车祸身亡，她突然感到心前区疼痛，并伴有大汗淋漓及濒死感，随即被送入医院抢救。经心电图及相关检查，被诊断为广泛前壁急性心肌梗死。经医院全力救治，最终脱离危险。

案例分析

王女士因未能评上副高级职称、父亲和丈夫的相继离世等事件，导致出现广泛前壁急性心肌梗死，这属于典型的心理应激反应。在社会心理因素与健康、疾病的关系中，心理应激是一个至关重要的中间环节，它是机体在适应内外环境变化过程中所产生的一种反应。人的一生中会遭遇各种不同的心理应激事件，这些事件来源于社会的各种环境，有积极的，也有消极的。当这些事件超出人们的应对能力时，便会产生应激反应，进而出现身体或精神上的不适症状。

任务一　应激的概述

一、应激与心理应激

应激（stress）也称压力，是指个体在面临或觉察到环境变化对机体造成威胁或挑战时，所做出的适应性和应对性反应过程。对心理社会性刺激而言，当个体的认知评价认为"环境要求与个体应对能力"之间存在不平衡时，就会产生应激反应。心理应激（psychological stress）则

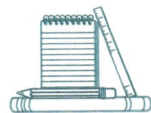

是指个体在生活适应过程中，由于感知到环境要求与自身应对能力之间的不平衡，而产生的一种心身紧张状态。这种紧张状态倾向于通过非特异性的心理和生理反应表现出来。健康的生活方式中包含着对应激的适应，加拿大生理学家塞里曾指出："没有应激，生命就会停止。"

适度的心理应激对个体的成长、发展以及健康和功能活动都具有积极的促进作用。过度的心理应激则可能导致机体的生理、心理产生损伤性变化，从而降低机体的抗病能力，使已有的疾病加速恶化或复发，甚至引发心身疾病，危及生命。

二、应激理论

（一）坎农的"战斗或逃跑反应"理论

坎农将机体在面对环境变化时保持内环境稳定的过程称为"内稳态"。他认为，感觉神经使大脑能够与身体其他部分进行沟通，大脑能够觉察到身体内部状态的不适当变化，并通过各种机制来正确地加以补偿。坎农在一系列的动物实验中发现，身体面对压力的立即反应有两种模式：实施攻击以保护自己（战斗）和逃走以躲避危险（逃跑），即"战斗或逃跑反应"。这一理论解释了应激反应的本质——让自身准备好战斗或逃离危及生命的事件。

（二）塞里的"一般适应综合征"理论

塞里从20世纪初开始，一直致力于研究各种刺激因素对人体的影响。他发现，不同性质的外部刺激，如冷、热、缺氧、感染等引起的机体反应都是非特异性的，即不同刺激因素都可以产生相同的应激症候群。他将这些症状群称为一般适应综合征（general adaptation syndrome，GAS），其作用在于维持机体功能的完整性。一般适应综合征包括警戒期、抵抗期和衰竭期三个阶段。

1. 警戒期　是指机体为了应对环境刺激而唤起体内整体防御能力的动员阶段。在这个阶段，机体的主要生理变化为肾上腺素分泌增加、血压升高、呼吸和心率加快，全身的血液集中供应到心、脑、肺和骨骼肌系统，为战斗或逃跑提供能量储备。

2. 抵抗期　如果机体继续暴露于应激环境中，就会转入抵抗或适应阶段，通过增加合成代谢来增强对应激源的抵抗能力。此阶段，某些警戒期的反应会发生改变甚至逆转，表现为体重恢复正常，肾上腺皮质和淋巴结功能恢复，激素水平趋于稳定。这时，机体对应激环境表现出一定的适应性，抵抗能力增强。

3. 衰竭期　若机体持续处在应激环境下或应激程度过于严重，就会丧失所获得的抵抗力而进入衰竭期。此时，警戒期的症状会再次出现，如肾上腺素分泌增加，淋巴系统功能紊乱等。当抵抗应激的能力衰竭时，可能导致疾病状态甚至死亡。

（三）拉扎勒斯的"认知评价"理论

20世纪60至80年代，以拉扎勒斯（R. Lazarus）为代表的心理学家提出了认知评价和应对方式在应激中的重要中介作用。拉扎勒斯认为，当应激或生活事件发生时，应激反应是否出现及如何表现，取决于当事人对事件的认知评价。此后，拉扎勒斯等人进一步研究应对方式在应激中的中介作用，从而将应激研究逐渐引向认知评价、应对方式等多因素关系的研究领域。

任务二　应激的过程

应激是一个由应激源引发，并经过多因素作用最终导致应激反应的过程（表14-1）。根据应

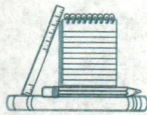

激过程模型，应激可以被视为个体对环境威胁或挑战的一种适应机制。应激的起因是生活事件，应激的结果是适应良好或适应不良的身心反应。从生活事件到应激反应的过程中，个体的认知评价、应对方式、社会支持、人格特征等多种因素都发挥着重要作用。

表 14-1　心理应激的过程

应激源	中介机制	反应	结果
生物	认知评价	生理性	适应良好——健康
心理	应对方式	心理性	适应不良——疾病
社会文化	社会支持		
	人格特征		

一、应激源

应激源的分类方法有很多种，在此按应激源的内容可分为三种，分别是生理性应激源、心理性应激源和社会文化性应激源。

（一）生理性应激源

生理应激源指直接作用于人体产生刺激作用的刺激物，包括各种物理、化学刺激物，如高温、低温、航天、航海、辐射、强烈噪声和振动等特殊环境，以及电击、损伤和生物原因造成的疾病。塞里在研究应激时，采用的刺激物多是生理性应激源。

（二）心理性应激源

心理性应急源主要指起源于个体内心的事件，如不切实际的预测、不祥预感、心理冲突和挫折等。

1. 挫折　是指个体在追求目标过程中，由于各种障碍而无法达到目的或目标实现进程受阻或被延迟的状态。挫折的程度与受阻动机的强度、紧迫性或重要性密切相关。根据造成挫折的原因不同，可分为外部挫折和个人内部挫折。

2. 心理冲突　是指当相互对立或排斥的目的、愿望、动机或反应倾向同时出现时，所引起的一种紧张的心理状态。引起心理冲突的刺激或情境被称为"冲突情境"。在日常生活中，最常见且最难解决的动机冲突包括独立与依赖、亲近与疏远、合作与竞争、冲动表达与社会道德规范之间的冲突。

（三）社会文化性应激源

1. 重要事件　是指能给个体带来应激的重大天灾人祸或社会变革，包括自然灾害、社会动荡、战争、变革等。此外，日常生活中发生的重要改变，如考试、就业、结婚、离婚、亲人患病或死亡等，也属于重要事件的范畴。对于不同年龄和经验的人来说，生活事件的种类和影响各不相同。

2. 日常琐事　是指那些能带来烦恼的小事件，它们的发生频率远高于重要生活事件。这些琐事可能包括不断地受到别人骚扰、频繁接待陌生人、物品放错位置、担心经济收入和支出（如纳税、医药费、保险费、学费等）、责任过多或缺少时间照顾家庭等。

3. 文化冲突　每个人都受到自己生活环境中社会文化背景的深刻影响，这种影响可能来自社区、城市，也可能来自民族、种族或国家。当个体迁居到其他地区、民族聚居区或国家开始新生活时，总会面临适应新文化环境的问题。社会文化背景在个体的身心上留下烙印，个体在

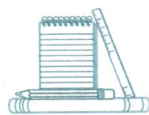

未能明确知觉前，就可能已经遭遇了文化冲突。

4. 职业性应激源　特指与工作有关的应激源，其产生通常是由于个体与工作岗位要求不匹配所致。此外，人际关系障碍、组织激励机制、组织结构等因素也是重要的职业性应激源。

1967年，美国精神病学专家霍尔姆斯（T. Holmes）和雷赫（R. Rahe）根据对5000多人的病史分析及实验室研究所获得的资料，编制了社会再适应评定量表（social readjustment rating scale，SRRS），为生活事件与疾病关系的研究提供了量化工具。霍尔姆斯用生活变化单位（life change unit，LCU）来表示生活事件的作用强度（表14-2），并通过追踪观察发现，个体在一年内所经历的LCU累积分与第二年患病率存在相关关系。如果个体在一年内LCU累积分数达到300以上，第二年有86%的人可能患病；若LCU累积分数在150至300之间，第二年有50%的人可能患病；若LCU累积分数低于150，第二年身体可能保持健康状态。

表14-2　社会再适应评定量表（SRRS）

等级	生活事件	LCU	等级	生活事件	LCU
1	配偶死亡	100	23	儿女离家	29
2	离婚	73	24	姻亲纠纷	29
3	夫妻分居	65	25	杰出的个人成就	28
4	坐牢	63	26	妻子开始或停止工作	26
5	家庭成员死亡	63	27	上学或毕业	26
6	个人受伤或患病	53	28	生活条件变化	25
7	结婚	50	29	个人习惯改变	24
8	被解雇	47	30	与上司的矛盾	23
9	复婚	45	31	工作时数或条件变化	20
10	退休	45	32	搬迁	20
11	家庭成员健康变化	44	33	转学	20
12	妊娠	40	34	娱乐改变	19
13	性生活困难	39	35	宗教活动变化	19
14	家庭增加新成员	39	36	社会活动变化	18
15	业务调整	39	37	抵押或贷款少于1万元	17
16	经济状况变化	38	38	睡眠习惯变化	16
17	好友死亡	37	39	家庭成员人数变化	15
18	工作性质变化	36	40	饮食习惯改变	15
19	夫妻不睦	35	41	休假	13
20	抵押超过万元	31	42	圣诞节	12
21	抵押品赎回权被取消	30	43	轻微违法行为	11
22	工作职责变化	29			

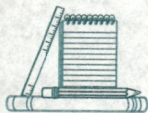

二、中介机制

（一）认知评价

认知评价是指个体对应激源的性质、程度及其潜在危害进行评估，并同时评估自身在应对该应激源时可调用的资源。认知评价在心理应激的发生和强度方面发挥重要作用，不仅影响个体的情绪状态，还可能触发相应的生理反应。拉扎勒斯将个体对生活事件的认知评价过程细分为初级评价、次级评价和再评价三个阶段。

1. 初级评价　是指个体在遭遇某一事件时，立即通过认知过程判断该事件是否与自己存在利害关系，即判断自己是否受到事件的威胁。其核心问题："这个问题对我来说意味着什么？"结果可能有三种：无关的、积极的和消极的。如果判断事件为与自己无关，则不采取任何行为，不会引起应激反应；如果认为事件积极，会引起愉快、振奋的情绪；如果评价为消极，个体则会感到紧张，进入应激状态。例如，学生通过对考试重要性的认知，判断考试是否对自己构成威胁，从而产生不同的情绪和行为反应。

2. 次级评价　指评估和选择对威胁事件的应对方式和适应能力，主要对个体是否可以克服应激性事件所带来的伤害、威胁等作出评估。其核心问题："对于这个问题我能做什么？这些应对策略的有效性如何？"在次级评价中，要判断自己能够利用的人、物质和社会资源，以及能够消除应激的各种应对方式，并考虑由于应对活动可能带来的新的问题。例如，个体可能会思考自己能否求得老师的帮助、自己的记忆能力如何、复习资料是否完整等。经过次级评价，如果个体认为某种应对策略能够有效地控制威胁，那么初级评价的结果可能会发生变化。相反，如果次级评价使个体感到无助，那么威胁感可能会显著增强。

3. 再评价　是指随着事件的发展和人与环境关系的变化，个体通过认知过程的再次评估，可能会使应激源的性质和强度发生变化。这种变化可能源于个体对环境的新认知、应对策略的调整或外部条件的改变等。

（二）应对方式

应对是指个体针对生活事件及其引发的自身不平衡状态，所采取的认知和行为策略。根据现代应激理论，应对的内容十分丰富，它贯穿从生活事件到应激反应产生的整个应激过程，并与其他应激因素（如认知评价、社会支持等）相互影响。拉扎勒斯和福克曼根据应对内容的不同，将应对方式划分为两大类。

1. 问题关注的应对　这是一种以解决问题为导向的应对方式，个体通过直面威胁或采取逃避策略来应对明确的应激源。例如，行为治疗中的问题解决训练技术就是一种典型的问题关注型应对，该技术包括描述问题并确立目标、想出多种解决方法、选择最佳方案并细化、实施解决方案、检验方案有效性五个步骤。

2. 情绪关注的应对　这种应对方式侧重于控制个体对应激情境的情绪反应，适用于应激情境不明确的情况。其中，最常见的是启动心理防御机制。心理防御机制是指个体在面临挫折或冲突的紧张情境时，在其内部心理活动中自觉或不自觉地解脱烦恼，以减轻内心不安，恢复心理平衡与稳定的一种适应性倾向。当自我受到超我、本我和外部世界的压力时，如果难以承受，就会产生焦虑反应。这种焦虑反应促使自我发展出一种功能，即用一定方式调解冲突，缓和危险对自身的威胁，既要使现实能够允许，又要使超我能够接受，还要使本我有满足感。这种功能就是心理防御机制。

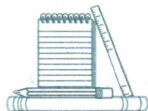

下面介绍几种常见的防御机制。

（1）否认　指拒绝承认现实以减轻痛苦。个体通过否定不愉快的事件，当作根本没发生，从而避免痛苦，以达到保护自我的目的。例如，小孩打破东西闯祸后，往往会用手蒙住眼睛说"不是我弄的"。

（2）歪曲　这是对外界现实进行曲解以适应内心要求的一种防御机制，妄想和幻觉是其常见表现。例如，明明昨天和女朋友分手，却自以为要和女朋友结婚，甚至还到处向亲朋好友发喜帖。

（3）投射　是指个体将自己不能接受的冲动、情绪或缺点归咎于他人，以避免或减轻内心的不安与痛苦。例如，一个对人常有敌意的人会说别人都不友好。

（4）退行　当个体遇到挫折与应激时，会放弃已经学到的比较成熟的适应技巧或方式，而退行到早期生活阶段的某种行为方式，以原始、幼稚的方法来应对当前情境，以降低自己的焦虑。例如，一个孩子本来已经能控制大小便，但在母亲生下小弟弟后，又开始尿床。

（5）幻想　当人无力处理现实生活中的困难或无法忍受情绪困扰时，会暂时离开现实，任意想象应如何处理困难，使自己存在于幻想世界中，以在幻想中实现内心的平衡和满足。儿童的幻想大多是正常现象；正常成人偶尔幻想也可暂时缓解紧张状态，但若成人经常采用幻想方式，特别是分不清幻想与现实时，则可能为病态心理。

（6）合理化　指个体无意识地用看似合理的解释来为难以接受的情感、行为或动机辩护，以使其变得可以接受，从而求得心理平衡。合理化常有三种表现：一是"酸葡萄"心理，即把得不到的东西说成是不好的；二是"甜柠檬"心理，即当得不到甜葡萄而只有酸柠檬时，就说柠檬是甜的；三是推诿，即将个人的缺点或失败归咎于其他理由，找人担待其过错。鲁迅先生笔下的"阿Q"就是使用合理化防御机制的经典例子。然而，如果过度使用此机制，借各种托词以维护自尊，就会自欺欺人。很多强迫症和精神病患者就常用这种方法来处理问题。

（7）反向　是指个体对内心难以接受的、不愉快的观念、情感或欲望冲动，以夸张性的相反外在态度或行为表现出来。例如，某人极需要某种东西或名誉地位，却表现为极力反对、推却或无所谓。反向机制如使用适当，可帮助人在生活上适应；但如过度使用，不断压抑自己心中的欲望或动机，并以相反的行为表现出来，将形成心理困扰。

（8）转移　是指将对某个对象的情感、欲望或态度转移到另一较为安全的对象上，以减轻自己心理上的焦虑。例如，中年丧子的妇人会将其心力转移到照顾孤儿院的孤儿上。迁怒于"替罪羊"的行为也属于转移机制。此外，心理咨询中的移情也属于转移机制的一种常见表现。

（9）隔离　是指将一些不愉快的事实、情景或情感分隔于意识之外，避免自己意识到它们，以免引起心理上的尴尬、不愉快或焦虑。例如，向他人讲述自己创伤的故事时，却说是身旁朋友的案例，仿佛这件事与己无关。

（10）压抑　是指个体将不可接受的欲望、思想或记忆在不知不觉中压抑到潜意识中。个体（自我）把意识中对立的或不被接受的冲动、欲望、想法、情感或痛苦经历，不知不觉地压抑到潜意识中去，以避免被察觉或回忆，从而减轻痛苦和焦虑。这是一种不自觉的选择性遗忘和主动抑制。被压抑的内容虽然平时意识不到，但在特殊情况下会影响个体的日常行为，如梦境、笔误、口误等。

（11）升华　是指被压抑的不符合社会规范的原始冲动或欲望通过另一种符合社会认同的建设性方式表达出来，并得到本能性满足。升华是最积极、最富建设性的防御机制，它不仅能宣

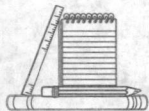

泄个体的内心冲动，还能使个人获得成功和满足感。例如，孔子在困厄中著《春秋》，司马迁在受刑后写成《史记》。

（12）幽默 是指以幽默的语言或行为来应对紧张的情境或表达潜意识的欲望，通过表面的开心欢乐来不知不觉地化解挫折困境、尴尬场面和内心的失落。幽默是智慧的象征。

知识链接

饮鸩止渴的不良习惯

虽然情绪关注的应对方式能在短期内为个体减轻压力，但若使用不当，则可能对个体的身心健康造成长期损害，尤其是那些涉及不良习惯的行为，如吸烟、酗酒、滥用药物或暴饮暴食等。

当面临生活重压时，一些人会选择通过"不良习惯"来减轻压力带来的困扰。从行为主义理论的角度来看，任何行为都具有一定的功能。在短期内，"不良习惯"或许能为个体带来一定的益处，如降低情绪困扰和躯体痛苦，减轻无能感和抑郁感。然而，从长期来看，这些不良习惯不仅会对身体造成损害，还可能成为逃避现实责任的借口，从而形成恶性循环，其弊远大于利，无异于饮鸩止渴。

（三）社会支持

社会支持主要指来自家庭、亲友及社会（包括同事、组织、团体和社区等）在情绪上和物质上提供的帮助和支持。拥有支持性社会关系的人能够更好地应对应激事件，避免孤独和寂寞感，从而降低总体应激水平。相反，缺乏社会支持会使人陷入孤立和敌对的环境中，对应激事件的应对产生负面影响。良好的社会支持可以来自亲密的朋友或家人，也可以来自具有共同兴趣和价值观的成员。个体从这些支持中获得情感慰藉，增强安全感，拥有良好的生活环境，个人的价值得到认同，进而提升自尊。

（四）人格特征

人格决定了个体的行为方式、生活方式和习惯，同时影响着个体对心理社会刺激物的认知与评价、情绪的产生及生理反应。此外，人格还影响和决定了个体对外界挑战的适应方式、应对能力、应对效果，以及与他人的人际关系，从而进一步决定了个体能够获得和利用社会支持的质量。

心理学家科巴斯经过长达12年的跟踪研究发现，那些在高度紧张的工作环境中能够保持抵抗压力的个体具有共同的人格特征，即3C人格特征：承诺、挑战和控制。承诺指的是个体能够全身心投入工作，并积极寻找工作中的乐趣和意义。挑战则是指当环境发生变化时，个体能够将这种变化视为自身成长的机会，从中学习并积累经验。而控制则是指即使处于困境之中，个体也坚信通过自己的努力能够解决问题。

三、应激的反应

（一）生理反应

在应激状态下，个体为了应对紧张和压力，会产生一系列生理适应性反应。这些反应涉及神经系统、内分泌系统、免疫系统等多个方面，其影响遍及全身。

1. 神经系统反应 神经生理反应过程是，心理社会紧张刺激首先作用于大脑皮层，然后通

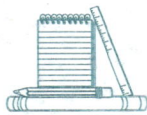

过皮层下中枢的调节和自主神经的介导，直接反射到靶器官；同时，交感肾上腺髓质系统的活动也会增强，导致儿茶酚胺的分泌增多，进而影响靶器官的生理功能。例如，当一个人突然受到惊吓时，会立即出现心跳加速、全身冷汗、毛发竖立、手足发冷，甚至二便失禁等症状。

2. 内分泌系统反应　内分泌反应过程是，心理社会紧张刺激通过神经内分泌机制作用于靶器官，从而影响靶器官的生理功能。研究发现，血液中的多种激素，如肾上腺素、去甲肾上腺素、肾上腺皮质激素、甲状腺素、胰岛素、生长激素等，其水平常随情绪反应而发生特异性波动。

3. 免疫系统反应　免疫系统反应过程是，心理社会紧张刺激通过"神经 – 内分泌 – 免疫系统"这一途径，影响免疫系统的功能，使其增强或减弱，进而对靶器官的生理功能产生影响。免疫系统的中介机制十分复杂，在癌症的发病过程中起着重要作用。

（二）心理反应

1. 认知反应　在应激情境中，个体心理的内稳态受到破坏，应激源可以直接或间接地削弱认知能力。心理、社会和文化性应激源通过引发情绪反应，干扰和阻碍逻辑思维和智力活动，导致认知能力下降。而认知能力下降又会进一步加剧个体的动机冲突，增加挫折感，激发不良情绪，从而形成不良情绪与认知能力下降之间的恶性循环。

2. 情绪反应　焦虑、愤怒、恐惧和抑郁是应激情境下的主要情绪反应，这些情绪反应又称为"情绪应激"。

（1）焦虑　是应激中最常见的情绪反应，通常出现在预期某种灾难性后果时。适度的焦虑能够提升人的警觉性，促使人采取行动，以合理的方式应对应激源，从而有助于适应环境。以考试焦虑为例，轻度焦虑有助于学生集中注意力，提高记忆力，以更好地应对考试。然而，过度焦虑则会产生负面影响，妨碍人准确认识和分析自己所面临的挑战与环境条件，导致难以作出理性的判断和决策。

（2）恐惧　是一种试图摆脱已明确且特定危险的逃避情绪，通常发生在个人安全、自身价值与信念受到威胁的情况下。这种威胁可能来自躯体性刺激物或社会性刺激物等，并可能伴随着回避或逃避行为，以及恶心、呕吐等生理反应。

（3）愤怒　通常出现在一个人追求某一目标时遇到障碍或受到挫折的情境中。当个体认为目标值得追求，而障碍是不合理的、恶意的或有人故意设置时，便会产生愤怒、愤恨和敌意等情绪。

（4）抑郁　包括一系列消极低沉的情绪，如悲观、悲哀、失望、绝望和无助等。表现为发愁、苦闷，对周围事物漠不关心，缺乏兴趣，郁郁寡欢，对生活失去乐趣和自信心下降，以及自我评价明显降低。严重时，个体可能感到悲观沮丧、绝望，甚至有自杀倾向。

3. 行为反应　应激情境下的行为反应与情绪反应相似，因应激源、情境因素和个人特点的不同而有所差异。某些行为反应也可被视为应对行为。根据行为反应的指向，可将行为反应分为针对自身的行为反应和针对应激源的行为反应两类。

（1）针对自身的行为反应　指通过改变自身以适应环境要求的行为，包括远离应激源、改变自身条件、行为方式和生活习惯等。如果其他挫折反应无效，不能减轻挫折情绪，个体可能会试图采用逃避的方式，如逃学、停止工作、离开郁闷的家庭等，来远离应激源。

（2）针对应激源的行为反应　指通过改变环境要求（即应激源）来处理心理应激的行为，包括消除或减弱应激源的各种活动。例如，由于工作单位离家远而产生的压力，可以通过搬家来解决问题。

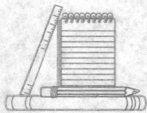

知识链接

相信的力量

蔡磊于 2003 年加入三星集团中国总部，担任税务经理一职。此后，他相继在安利（中国）和万科集团分别担任税务经理、集团总税务师。2011 年，蔡磊加入京东，并带领团队在 2013 年成功开出国内首张电子发票，因此被誉为"电子发票第一人"。然而，2019 年蔡磊被确诊患有"渐冻症"，医生建议他休息以延缓病情恶化。但蔡磊为了攻克渐冻症，给病友们带来希望，不顾自身病情的进展，夜以继日地奋斗。他搭建了全世界最大的渐冻症数据平台，为病友提供帮助和支持，并创立了攻克渐冻症的慈善信托，担任中国社会福利基金会渐愈公益计划的理事长。2022 年，为了研发药物攻克渐冻症，他打造了破冰驿站直播间，并与妻子一同开启带货直播，为科研筹集资金。蔡磊的坚韧和无私为我们树立了榜样，让我们明白，在生命的旅程中，无论遇到什么困难和挑战，都不能放弃对生活的热爱和对未来的期望。

四、应激的结果

（一）积极结果

1.适度的应激是人成长和发展的必要条件。早年的应激经历可以丰富个体的应对策略，提高其在后续生活中的应对和适应能力，从而更好地耐受各种紧张性刺激物和致病因素的影响。相反，小时候受到"过分保护"的孩子，在进入社会后往往会出现适应问题，甚至可能因长期、剧烈的心理应激而中断学业或患病。

2.适度的应激是维持人正常功能活动的必要条件。人离不开刺激，适当的刺激和心理应激有助于维持个体的正常生理、心理和社会功能。缺乏适当的环境刺激会损害人的身心功能。感觉剥夺和单调状态实验证实，在完全没有压力的情况下，个体会出现脑电图的改变、错觉、幻觉及智力功能障碍。心理应激可以消除厌烦情绪，激励人们采取行动，克服前进道路上的困难。因此，心理学家主张在学习和工作中要保持一定的"精神压力"和"紧迫感"。

3.应激有助于人类适应环境。在古代，祖先们生活的环境异常恶劣，周围总是存在凶猛的野兽。在适者生存的年代，强者试图吃掉弱者以填饱肚子，而弱者则努力逃离险境。一有风吹草动，祖先们就会迅速紧张起来，提高警觉性，注意力更加集中，心跳和呼吸加快，肌肉紧张，以便迅速离开危险地带或准备应战。通过这一系列的应激行为，人类逐渐适应了环境。

（二）消极结果

1.持续、慢性的心理应激对个体身心健康会造成不良影响 处于持续、慢性心理应激状态下的个体常常感到疲劳，并可能出现疼痛、失眠和体重减轻等躯体症状。

2.急性、严重的心理应激可诱发急性应激反应 当个体遭遇急性或严重超出其应对能力的应激事件时，通常会引发强烈的心理和生理反应。这些反应可能诱发血管迷走神经反应、通气过度综合征等生理症状，并产生类似甲状腺功能亢进、冠心病、低血糖及肾上腺髓质增生（或称为嗜铬细胞瘤）等疾病的临床表现。急性、严重的心理应激还可能导致个体出现急性应激障碍或创伤后应激障碍等心理疾病，对其日常生活和社会功能造成严重影响。

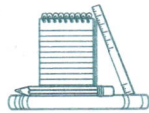

任务三　应激障碍的应对

一、常见应激障碍

（一）急性应激障碍

1.定义　急性应激障碍又称为急性应激反应，是指以急剧、严重的精神打击作为直接原因，患者在受刺激后立即（通常于1小时之内）发病，症状包括强烈恐惧体验的精神运动性兴奋，行为具有盲目性，或者呈现为精神运动性抑制，乃至达到木僵状态。如果应激源得以消除，症状往往持续短暂，预后良好，可完全缓解。

2.临床表现和特征

（1）意识障碍　患者在遭遇突如其来的重大应激事件时，表情茫然，感觉头脑空白，表现出不同程度的意识障碍。可出现定向障碍，言语紊乱，对外界刺激失去反应能力，动作杂乱无章且缺乏目的性，有时可见冲动行为。还可伴有分离症状，如不认识亲人，出现人格解体和现实解体现象。事后可能部分遗忘，无法回忆创伤的重要细节。

（2）精神运动性抑制　患者表现为沉默寡言，表情呆滞，长时间呆坐或卧床不起，拒绝进食和饮水，对外界刺激反应减弱，情感反应迟钝，有时呈现木僵或亚木僵状态。

（3）精神运动性兴奋　患者表现出伴有强烈情感体验的不协调性精神运动性兴奋，言行混乱无序，缺乏目的性，言语增多，内容往往与发病因素或个人经历相关。

（二）创伤后应激障碍

1.定义　创伤后应激障碍（post-traumatic stress disorder，PTSD）是指个体在经历异乎寻常的重大应激事件后，延迟出现并持续存在的精神障碍。导致PTSD的事件通常涉及个体经历或目睹威胁生命的事件，如战争、地震、严重自然灾害、严重事故、性侵犯、酷刑、抢劫等。这些事件常导致个体产生极度恐惧、害怕和无助感，被称为创伤性事件。临床症状通常在创伤发生后3个月内出现，但部分患者可能在数月甚至数年后才发病。约半数患者可在1年内康复，而近1/3的患者在数年后仍可能持续存在症状。

2.临床表现和特征

（1）闯入性记忆　创伤以闯入性念头、闪回或噩梦的形式反复出现，尽管这些记忆可能零碎、不完整，但感觉非常逼真，仿佛事件正在重新发生，使个体再次体验到当时的情绪和感觉。

（2）回避　个体极力避免可能引起创伤记忆重现的活动、场景、想法、感受和话题，以逃避精神上的痛苦。

（3）高警觉性　个体常处于高度警觉状态，可能表现为易怒、易受惊吓、过度警觉、失眠和难以集中注意力。

（4）心境和认知改变　包括难以回忆起事件的重要细节，持续的消极认知，如自责或责怪他人，弥散的消极情绪，对重要活动失去兴趣或不愿参与，感觉与他人疏远，或无法体验到积极的情绪。

二、应激障碍的应对

应激障碍的应对又称心理危机干预，是指通过向处于危机中的个体提供有效的援助和心理

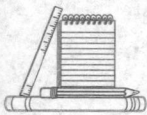

支持，以激发其内在潜能，恢复其原有的适应水平，并助其习得新技能，从而预防或减轻心理创伤可能带来的潜在负面影响的过程。

（一）心理危机干预的目标

心理危机干预目标制定可以分为三个层次：一是帮助危机个体减轻情感压力，降低自伤或伤人的危险；二是帮助危机个体组织、调动支持系统应对危机，避免出现慢性适应障碍，并逐步恢复到危机前的功能状态；三是提高危机个体的危机应对能力，使其更加成熟。

（二）心理危机干预的常用技术

心理危机干预的技术一般分为支持技术和干预技术两大类。支持性技术主要包括通过倾诉、暗示、保证、改变环境等手段，为危机个体提供情感上的支持，缓解其情感紧张，建立有效的沟通与合作关系，为后续干预奠定基础。干预性技术则包括认知行为疗法、短程动力学治疗、焦点解决短期治疗、意义疗法、表达性艺术治疗等多种方法。

在当前心理危机干预实践中，对于焦虑、紧张情绪的处理，常采用放松训练、休息与娱乐活动（如参与社交、培养兴趣爱好），以及安慰与陪伴等方式；针对灾难性心理危机的干预及PTSD的预防与治疗，多运用认知行为疗法；对于闯入性记忆的处理，可采用眼动脱敏与再加工技术（eye movement desensitization and reprocessing，EMDR）；对灾难救援人员进行团体干预时，可采用紧急事件应激晤谈（critical incident stress debriefing，CISD）；对于儿童，则更多地采用表达性艺术治疗；此外，心理学循证研究表明，创伤聚焦的认知行为疗法（trauma-focused cognitive behavioral therapy，TF-CBT）是广受认可的儿童心理健康干预方案之一。

1. 焦虑放松技术　焦虑放松技术是通过帮助求助者体验生理和心理紧张状态后的放松感，以克服其焦虑情绪的一种技术。该技术现已成为使用最为广泛的行为治疗技术之一。目前最常用的放松技术包括渐进式肌肉放松训练、腹式呼吸放松训练、冥想放松训练和音乐放松训练。

2. 认知行为治疗　认知行为治疗是灾难心理危机干预和灾后PTSD防治中重要的心理治疗技术。在心理危机干预中，认知行为治疗主要包括认知重建技术及暴露疗法（详见项目六）。通过改变危机个体对于危机事件的不合理认知，能够帮助危机个体重建控制感，恢复心理平衡。暴露疗法则为危机个体提供对创伤情景再加工的机会，从而降低其对创伤情景的反应。

3. 应对创伤的认知行为疗法　是一项针对儿童及父母的结构化创伤干预模式，旨在帮助儿童、青少年及其家庭摆脱创伤经历的负面影响。TF-CBT扩展了CBT的方法，纳入了家庭治疗的技术。它由科恩等人开发，主要的治疗内容包括八个单元：心理教育与亲职训练、放松训练、情绪调控训练、认知应对训练、创伤复述与对创伤经验的认知加工、创伤线索暴露、亲子联合治疗，以及促进安全与未来发展轨迹。TF-CBT的目的是帮助经历创伤事件的儿童处理创伤记忆，克服不良思维和行动，发展有效的应对和人际技能，从而实现创伤后的成长。

4. 紧急事件应激报告　也称集体晤谈，是一种系统的、通过交谈来减轻心理压力的方法，属于简易的支持性团体治疗。该技术由麦切尔在20世纪70年代提出，最初应用于维护应激事件救援人员的身心健康。后来，该技术经过多次修改完善并被广泛推广使用，现已成为对遭受各种创伤的危机个案进行干预的基本工具之一。CISD的目标是防止和降低创伤性事件对个体造成的症状激烈度和持久度，帮助危机个案尽快恢复心理平衡。

CISD可分为正式援助与非正式援助两种形式。非正式援助由受过训练的专业人员现场进行应急性干预，整个过程大约需要1小时。正式援助通常在危机发生后的24或48小时内进行，需要2～3小时，多以团体的方式进行，并分为以下7个阶段：①介绍期：危机干预者和小组成

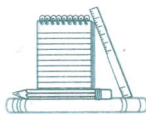

员进行自我介绍,危机干预者说明 CISD 的规则,强调保密性。②事实期:要求所有危机个体从个人角度出发,报告危机发生时的所在、所见、所闻、所为、所嗅等具体情况。③感受期:鼓励危机个体暴露自己有关危机事件的最初的和最痛苦的想法,引导其从事实描述转向内心感受,开始将事件与个人情感相联系,并坦诚表达自身情绪。④反应期:此阶段为危机个案情感反应最为强烈的时期,危机干预者需对表露情感的危机个体展现出更多的关怀与理解。⑤症状期:从心理、生理、认知及行为等多个维度,全面评估并确定危机个案所承受的痛苦症状。⑥教育期:帮助危机个体认识到,在危机事件的压力下,其躯体和心理行为反应是正常的且可以理解的。与危机个体共同探讨积极的适应策略和应对方式,同时提醒其可能存在的问题。⑦再入期:对前面的讨论进行总结,回答问题并考虑需要补充的事项,提供进一步的信息服务。

CISD 为危机个体提供了一个安全的环境,使其能够用言语来描述自己的痛苦经历,并获得小组和同事的支持。在需要时,危机个体还能得到进一步的支持与帮助。这对于减轻各类事故造成的心灵创伤、维护个体内心环境的稳定具有重要意义。

5. 表达性艺术治疗 是一种非言语性的心理治疗方式,它借助艺术的形式来深入了解危机个案的内心世界,并帮助个案表达内心的感受。这种治疗方式能够让危机个案通过自由联想来调节和稳定情感,消除负性情绪,甚至对精神疾病产生治愈作用。这使得危机干预工作者能够灵活运用多种表达手法,达到与危机个案心灵上的沟通。例如,通过生命彩绘来整合创伤经验,帮助危机个体理解危机事件对自身的影响、意义及性质;通过心理剧表演来引导危机个体感受当时角色的心理状态,并用独白的形式表达内心的想法和感受;通过音乐冥想舒缓情绪,并结合肢体语言进一步表达情绪。此外,绘画、心理剧、沙盘游戏(具体可参考项目七)等方法,都能使危机干预对象唤醒潜意识的力量,积极进行自我探索,从而促进心理成长,有效应对所面临的心理危机。

6. 稳定化技术 安全岛技术和保险箱技术是两种有效的情绪缓解方法,能够为危机干预对象营造安全的心理空间。在这两项心理干预技术中,想象中的体验相较于想象的画面更为重要。

(1)安全岛技术 正常情况下,个体在遭遇危机事件后,情绪上往往会有剧烈的波动。通过想象安全岛,可以重建内心的安全感,并调节改善情绪。安全岛技术是指在危机干预对象的内心深处构建一个绝对惬意舒适的场所。在这个想象中的安全岛上,没有任何压力存在,一切都是美好的、具有保护性的、充满爱意的。需要注意的是,在构建安全岛时,应避免将他人或具有攻击性的物品(如狗等)纳入其中。

指导语:

请闭上眼睛,慢而深地呼吸,慢而深地呼吸……请从头到脚扫描一下自己的身体,找到一个最温暖、最放松、最舒服的部位,感到这种温暖、放松和舒服的感觉向你的全身扩散……再扩散……直到这种温暖、放松和舒服的感觉充满了你的全身。

现在,请你在内心世界里寻找一个安全的地方,这个地方可以让你感受到绝对的安全和舒适。它可能存在于你的想象世界中,也可能就在你的附近,甚至可能位于这个世界的某个角落或宇宙的某个空间……你可以为这个地方设定一个界限,让它只属于你一个人,没有你的允许,任何人也不能进入。如果你觉得孤单,可以带上友善的、可爱的东西来陪伴你,帮助你。但请记住,真实的人是不能被带到这里来的……不要着急,慢慢思考,寻找这个神奇、安全、惬意的地方,直到这个安全岛在你的内心逐渐清晰、明确起来……或许你会看到一个画面,或许你会有所感觉,或许你只是在脑海中构想这样一个地方……让它出现,无论出现的是什么,就是它了……

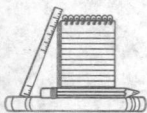

有时候，要找到一个这样的安全岛可能有些困难，因为还缺少一些必要的东西。但你要知道，为了找到和装备你内心的安全岛，你可以动用一切你能想到的器具，比如交通工具、日用品、各种材料，当然还有魔力等一切有用的东西……

你的眼睛所看到的景象，让你感到舒适吗？如果是，就留在那里；如果不是，就变换一下，直到你的眼睛真的感觉很舒适……气温是不是很舒服？如果是，就保持这样；如果不是，就调整一下气温，直到你真的觉得很舒适……你能不能闻到什么气味？舒服吗？如果是，就保留原样；如果不是，就变换一下，直到你真的觉得很舒适……如果你在这个属于你的地方还是不能感到非常安全和惬意的话，这个地方还需要做哪些调整？请仔细观察，看看还需要添加些什么，才能使你感到更加安全和舒适……把你的小岛装备好之后，请你仔细体会，你的身体在这个安全的地方有哪些感受？你看见了什么？你听见了什么？你闻到了什么？你的皮肤感觉到了什么？你的肌肉有什么感觉？呼吸怎么样？腹部感觉如何？请你尽量仔细地体会现在的感受，这样你就知道，在这个地方的感受是什么样的了……

如果你在你的小岛上感觉到了绝对的安全，就请你用自己的躯体设计一个特殊的姿势或动作。用这个姿势或者动作，你可以随时回到这个安全岛来。以后，只要你一摆出这个姿势或者一做这个动作，它就能帮助你在想象中迅速地回到这个地方来，并且感受到舒适。你可以握拳，或者把手摊开。这个动作可以设计成别人一看就明白的样子，也可以设计成只有你自己才明白的样子。请你带着这个姿势或者动作，全身心地体会一下，在这个安全岛的感受有多么美好……现在，撤掉你的这个动作，回到这个房间里来。

（2）保险箱技术　能够将创伤性材料进行"打包封存"，从而帮助个体恢复心理功能。通过危机干预者的引导，危机干预对象能够与创伤材料保持距离，并学会对创伤材料进行掌控。在指导语的帮助下，危机干预对象可以将创伤材料、负面情绪等锁进保险箱，并由自己决定是否愿意、何时取出来处理。需要注意的是，该技术对情绪不稳定、行为异常或处于解离状态的患者应谨慎使用或禁用。

指导语：

请闭上眼睛，慢而深地呼吸，慢而深地呼吸……请从头到脚扫描一下自己的身体，找到一个最温暖、最放松、最舒服的部位，感到这种温暖、放松和舒服的感觉向你的全身扩散……再扩散……直到这种温暖、放松和舒服的感觉充满了你的全身。

下面，我想邀请你为自己设计一个保险箱，一个只属于你自己的保险箱。它有多大？高、宽，以及壁厚分别是多少？用什么材料做的？是什么颜色？仔细观察保险箱，箱门好不好打开？关箱门的时候有没有声音？你会怎样关上它的门并上锁？锁是什么样的？形状、性质、颜色、强度如何？钥匙是什么样的？你看看这个保险箱，并试着关一关，你觉得它是否绝对牢靠？如果不是，请你试着把它改装到你觉得百分百牢靠为止。然后，你可以再检查一遍，看你所选的材料是否合适，箱体是否足够结实，锁也足够结实。

现在，请你打开你的保险箱，把所有给你带来压力的东西，统统装进去。锁好保险箱的门，想想看，你想把钥匙（或者写有密码数字的纸条、遥控器等）藏在哪里？

请把保险箱放在你认为合适的地方。这个地方不应该太近，而应该在你力所能及的范围里尽可能地远一些，并且在你以后想去看这些东西的时候，能够轻松找到。如果完成了上述步骤，就请你集中自己的注意力，回到这间房子来。

需要注意的是，有些危机干预对象可能会很轻松地完成这个任务，而有些则可能需要帮助，

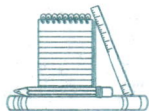

因为他们可能不知道如何将这些压力、可怕的画面等装进保险箱。此时，我们应该帮助危机干预对象将这些心理负担"物质化"，并轻松地放进保险箱。

心理实践

1. 团体活动

（1）成长三部曲

活动目的：感受应激过程，体会应激对个人成长的意义。

活动时间：10 ~ 15 分钟。

活动准备：空旷的教室或适宜的室外场地。

活动过程：①教师说明活动规则。完全蹲下的姿势代表"鸡蛋"，半蹲的姿势代表"小鸡"，站立的姿势则代表"大鸡"。所有同学均从"鸡蛋"状态开始。接着，两人一组进行猜拳游戏，赢者从"鸡蛋"晋升为"小鸡"，输者则保持"鸡蛋"状态。之后，同学们需继续寻找与自己状态相同的"同类"，"小鸡"与"小鸡"之间再进行猜拳，赢者成长为"大鸡"，输者则退回"鸡蛋"状态。一旦成长为"大鸡"，即可回到自己的座位上坐好。②团体成员开始游戏，按照规则进行互动。③游戏结束后，带领者组织团体成员进行分享。分享对象包括但不限于：一次性成功晋升为"大鸡"的成员、经历多次"大鸡 – 小鸡 – 鸡蛋"转换但最终成长为"大鸡"的成员，以及最终仍为"鸡蛋"状态的成员。通过分享，引导学生认识到人生并非总一帆风顺，经历挫折和应激事件也是成长的一部分，这样的人生或许更具魅力和意义。同时，鼓励其他成员给予最终仍为"鸡蛋"状态的同学社会支持，帮助他们重拾信心。

（2）绘制魔法壶

活动目的：帮助团体成员认识到自己在面对应激时的应对方式和心态。

活动时间：30 分钟。

活动准备：大白纸、彩笔，以及多媒体教室。

活动过程：①发放大白纸和彩笔，指导成员进行魔法壶的绘制：在纸的四周画一个边框（距离纸边缘大约 1 厘米），然后再用一根竖线和横线将画框分为 4 个区域。②引导成员想象这样一个场景：走在路上时，突然被一个魔法师抓住并放进了一个充满魔法的壶里。请成员将这个场景画在第一个区域内。③让成员思考并画出一天一夜过去后，自己在壶里的状态。这是第二个区域的内容。④让成员想象并描绘当阳光照射进来时，自己在壶里的状态。这是第三个区域的内容。⑤让成员思考并画出一年过去后，自己在壶里的最终状态。这是第四个区域的内容。⑥完成画作后，团体成员内部进行分享，带领者对每幅画作进行解读，说明其代表的意义。

2. 案例分析

（1）案例描述

在挫折中重启"天下无盲"之梦

陶勇是首都医科大学附属北京朝阳医院眼科主任医师。他专注于眼底疾病及葡萄膜炎的诊治工作，同时擅长白内障摘除联合人工晶体植入术、抗青光眼手术、玻璃体切割术以及视网膜扣带术。2020 年 1 月 20 日，朝阳医院眼科发生了一起暴力伤医事件，导致陶勇左手骨折、神经肌肉血管断裂、颅脑外伤、枕骨骨折，两周后才得以脱离生命危险。这次事件给陶勇医生的身心带来了沉重的打击。为了重返手术台，他历经了近一年的漫长且艰辛的康复训练历程。凭借着个人的坚韧不拔与团队的不离不弃，陶勇医生最终战胜了重重难关，重新握紧了那把象征希望与光明的手术刀。

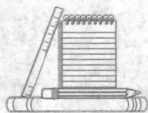

（2）案例思考

陶勇医生的事迹对你有什么启发？在面对康复对象因应激事件产生的心理问题时，你该如何给他做心理疏导？请结合本章内容思考并回答。

3. 实践训练

以小组为单位，收集资料，围绕应激相关的任意主题进行资料收集与项目实施，最终以课件和视频的方式展示项目成果。课件要求简洁美观、配色合理，每页的字体和字数适当。本训练旨在促使大家进一步学习心理应激的过程和常见应激障碍。

复习思考

1. 名词解释

　　心理应激　应对　心理防御机制

2. 简答题

　　（1）简述心理应激的过程。

　　（2）简述常见应激障碍及其表现。

　　（3）简述应激障碍的应对策略。

扫一扫，查阅
复习思考题答案

项目十五　不同康复人群的心理康复

扫一扫，查阅
本项目 PPT、
视频等数字资源

【学习目标】

　　素质目标：培养医者仁心的人文精神，树立以人为本的观念，提升个人的职业素养。

　　知识目标：阐述老年康复患者、儿童康复患者和残疾康复患者的心理变化；阐释残疾和残疾人的定义；阐释残疾康复患者的心理适应过程；区分老年人与老年康复患者的心理特点；区分儿童与儿童康复患者的心理特点。

　　能力目标：提升针对老年康复患者、儿童康复患者、残疾康复患者进行心理康复的能力，培养医患沟通的能力。

【案例导入】

案例描述

李明（化名），男，10岁，小学四年级学生。李明在学校频繁与其他同学发生冲突，表现出任性、冲动及攻击性行为，上课时难以集中注意力，常在座位上说话、发出怪声，玩弄手指、学具或擅自离座走动。他在集体游戏中缺乏耐心，常破坏游戏规则，并因不满情绪与同学发生肢体冲突，写作业时字迹潦草、错别字频出或抄错题目，难以按时完成作业。其各科学习成绩均处于落后状态，班主任及任课老师普遍认为其缺乏显著优点，甚至有部分老师已对其失去信心，仅要求其不要在课堂上制造严重干扰。尽管每次犯错后都会进行检讨，但类似情况仍频繁发生。

面对此种情况，你会如何帮助他？

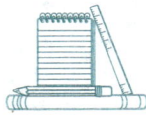

案例分析

李明面临的主要问题是注意力缺陷、活动过度、行为异常和学习困难，且屡教不改，导致老师对其管教失去信心。针对此情况，我们应全面考虑心理因素、家庭环境及教育方式对其行为的影响，并积极采取心理干预措施。我们应对李明的家长及教师进行指导与教育，使他们认识到这些异常行为可能是由儿童多动症引起的。家长应带领李明前往正规医疗机构进行系统的评估与治疗，并在日常生活中结合行为疗法、认知训练及情绪调节方法，以矫正其不良行为和情绪，培养其适应能力。若条件允许，可考虑让李明在特殊教育学校就读，以获取更适宜的教育环境。同时，教师应理解并关爱李明，为其创造一个轻松、愉快且充满成就感的学习环境，鼓励其积极参与学习活动，逐步改善学习状况。

任务一   康复患者的心理特征

康复科收治的患者均患有不同程度的功能障碍性疾病，如脑瘫、脑卒中、截瘫、四肢瘫、骨折及颈肩腰腿痛等。与一般患者相比，康复患者的功能障碍往往伴随着一系列复杂的心理变化。当他们遭遇明显的功能障碍时，会产生心理上的挫折感、失衡和动荡，这种心理创伤的程度不亚于躯体功能的损伤。患者的心理变化对心理和躯体康复均产生着重要影响。

一、康复患者的心理变化

从中医角度来看，人有"七情"，即喜、怒、忧、思、悲、恐、惊，太过则为病，进而形成病理心理、病理生理的恶性循环。康复患者的心理变化主要体现在三方面。

1. 认知方面   患者的注意力由外部事物转向自身，异常关注自身病情和感受，从而出现主观感觉异常，如将微小的刺激感知为剧烈的疼痛。

2. 情绪方面   患者情绪波动大，不稳定，易激怒，情感脆弱，常因小事而激动、气愤或悲伤。此外，患者对消极情绪刺激的反应强度超过常人，更易出现焦虑、抑郁、愤怒、恐惧等情绪问题。

3. 人格和意志方面   虽然人格具有稳定性，但在患病状态下，人格也可能发生变化。例如，部分患者患病后原本独立自强的性格可能变得依赖性强，缺乏自制力。另外，长期在封闭医院接受治疗的患者还可能产生孤独、否认、猜疑等心理。

二、康复患者的心理特征

康复患者的病程冗长，一般会经历3个阶段。①治疗准备期：患者意识到自身存在功能障碍，并做好准备接受康复治疗。②接受期：患者以自我为中心，对周围事物难以产生兴趣，依赖性增强，同时厌恶自身的依赖行为。此阶段易产生各类心理问题，如情绪不稳定、情感脆弱、主观异常感觉增加、行为退化等，严重者甚至可能出现焦虑、抑郁甚至自杀行为。③恢复期：随着功能的改善或恢复，患者逐渐配合医生积极参与治疗，心理状况日趋见好。由于个体心理承受能力不同，康复患者在恢复过程中可能表现出不同的心理特征。

（一）急躁型心理特征

康复患者因躯体运动功能障碍，导致日常生活活动能力受限。由于不适应病后的功能状况，且对所患疾病缺乏充分了解，心理准备不足，患者往往期望肢体功能能够迅速恢复。在康复初期，患者通常积极主动配合治疗，但容易因急于求成，短期内未见明显成效而逐渐产生急躁、

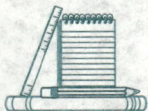

愤怒等负面情绪，甚至可能抵触后续治疗。

（二）消极型心理特征

消极型心理特征可能由急躁型心理特征转变而来。患者的自理能力因疾病而受到不同程度的限制，需要依赖他人的帮助和支持，这往往导致患者产生依赖心理，并伴有焦虑、失眠、抑郁等复杂的心理反应。此外，随着患者社会角色的转变，如从职场人士转变为患者，患者可能难以适应新的生活环境、人际关系等，心理承受能力降低，从而产生悲观、失望的情绪，对机体康复失去信心，表现出消极懒散的态度，完全依赖他人照顾。

（三）迟钝型心理特征

当病程过长或病情较重，导致功能恢复不理想甚至几乎丧失时，康复患者往往情绪低落，反应迟钝。患者可能出现抑郁、悲观、失望等心理反应，对自己和周围的任何事都表现出漠不关心、麻木不仁的态度，沉默寡言，既不拒绝治疗，也不主动参与治疗，缺乏积极的治疗态度。

任务二　老年康复患者的心理康复

我国通常将老年期定义为 60 岁以后的时期，被视为生命中的最后一个阶段，从生理意义上讲，是生命过程中组织器官退化和生理功能衰退的阶段。衰老是人类不可避免的自然规律，进入老年期，人的各种生理机能都进入了衰退阶段，再加上家庭、职业、人际等社会角色的改变，必将引起一系列的身心变化。

一、老年人的身心变化

（一）认知方面的变化

个体的认知活动在进入老年后会发生一定程度的衰退，其主要表现为以下方面。

1.感知觉能力下降，如视觉敏锐度降低、视野缩小，听觉能力减退，味觉、嗅觉和触觉也逐渐变得迟钝。

2.记忆力减退，尤其是次级记忆和近事记忆，再认能力相对保持较好，但回忆能力下降；意义记忆相对较好，机械记忆则较快减退。

3.注意力减退，表现为反应迟钝，注意力维持时间缩短，转移能力下降，难以将注意力从一件事物转移到另一件事物上。

4.思维活动减退相对较晚，老年人往往难以从他人和客观的角度全面分析问题，表现出固执己见、思维自我中心化的特点；同时，老年人在认识新事物或解决问题时容易受以往经验的影响，思维模式固定化，灵活性较差。

（二）情绪方面的变化

由于认知功能的衰退及身心健康、经济基础、社会角色、生活价值等方面的变化，老年人的情绪也会发生一系列变化。

1.负性情绪逐渐增多　如衰老感、孤独感、空虚感、自卑感、恐惧感、焦虑感、抑郁感等。

2.情绪体验比较深刻持久　老年人情绪体验的强度和持久性并不随年龄的增长而降低，一旦爆发，往往难以平复。

3.情绪表达方式较为含蓄　老年人遇事会考虑前因后果，照顾到方方面面，这在一定程度上缓冲了情绪的表达方式。久而久之，情绪表达日趋含蓄。

4.情绪较为多变　易激惹、常争论，即使是一些小事，如电视声音稍大、周围有人高声说

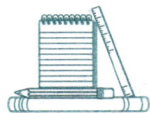

话等，也会引起烦躁发怒；有些老人的情感则会变得反复无常，甚至近于幼稚。

（三）意志方面的变化

大部分老年人在身体条件允许的情况下，仍能保持顽强的意志。然而，如果强行超出自身能力范围去行事，可能会导致生病或受伤。老年人意志消沉的一个重要原因是"丧失"，如丧失职业、经济来源、社会地位、体力，甚至是配偶等。如果老年人没有及时找到生活的乐趣，随着年龄的增长，容易产生无用感，意志衰退，变得慵懒无欲，不再喜欢参加有益的活动。

（四）人格方面的变化

老年人的人格是个体过去人格的继续发展，但会增强某些原本的人格特点。例如，原本内向的人可能变得更加孤僻，回避与人交往；原本开朗外向的人则可能更加喜爱与人接触、谈天说笑。随着年龄的增长，老年人对待周围环境的态度和方式逐渐由主动转为被动，由外部转向内心。同时，受身心功能衰老和其他多种因素的影响，老年人一般具有小心、谨慎、猜忌、固执、刻板、保守、自责等特点。学习和活动能力的下降使老年人难以接受新鲜事物；对身体健康的担忧使他们变得焦虑、敏感和谨慎。如果老年人认为一生无悔、事业有成、愿望基本满足，就能对现实采取积极态度，享受天伦之乐；反之，则可能出现消极悲观的态度。

（五）人际关系方面的变化

老年人认知、情绪、意志和人格等方面的变化也影响了他们的人际关系。随着身心功能的衰老和活动能力的减退，老年人的人际交往范围会逐渐缩小。然而，老年人数十年形成的人际关系一般都比较稳定，在价值观等内在因素的影响下，人际关系更加坚定，情感体验也更加深刻。

二、老年康复患者的心理特点

1. 孤独失落 老年人因患有慢性疾病导致行动不便，心理上容易产生自卑感，从而不愿意出门与人交往，整天待在家里，进而产生孤独感。在老人因病住院期间，由于生活变得单调，与家人及外界的联系减少，缺乏有效的沟通和情感交流，患者容易感到被忽视甚至被抛弃。这类老年康复患者通常表现为自尊心强、固执己见、沉默寡言。

2. 焦虑恐惧 老年期往往伴随着一生中所获得的多方面丧失，包括身心健康、经济基础、社会角色和生活价值等。因此，老年人常常有各种担忧。某些老年人在疾病的急性期，如心肌梗死发作时，可能会因持续的剧烈疼痛而产生濒死的恐惧心理。住院后，饮食、睡眠等日常生活规律被打乱，难以适应新环境，从而产生焦虑和恐惧情绪。这类老年康复患者多表现为睡眠质量差、食欲缺乏、烦躁不安、痛苦呻吟，并过度关注治愈时间及预后情况。

3. 敏感猜疑 老年康复患者往往敏感多疑，一个细微的动作、一句无意的话语都可能引发他们的猜疑。他们可能会怀疑医生、护士甚至家人有意隐瞒病情，或者猜测自己的病情非常严重，这会导致他们的心理负担加重。这类老年康复患者通常极度关注医护人员的谈话内容，易受暗示，情绪低沉或波动大，常常无端地发脾气。

4. 悲观抑郁 由于器官功能逐渐衰退，老年人常常会感到力不从心，产生老而无用的感觉。同时，病情迁延反复、治疗效果不明显，以及长期遭受慢性疾病的困扰，加之对死亡的恐惧，都容易使老年人产生悲观抑郁情绪。这类老年康复患者多表现为情绪低落、精神忧郁、意志消沉，感到束手无策，常常暗自伤心落泪，不愿与人交往或交谈，食欲下降，失眠，对治疗及疾病的转归表现出漠然态度，不愿接受治疗和护理，消极地等待"最后的归宿"。严重情况下，患者可能出现自杀行为。

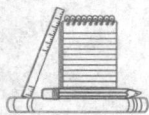

5. 依赖心理　老年人常常有一种"我老了"的心理暗示，因此更加需要亲人的陪伴和赡养。然而，这并不意味着老年人一定会产生依赖心理。依赖心理是一种消极心理，表现为缺乏自信心和对未来失去信心。具有依赖心理的老年人会把生活和健康的希望寄托于家人、社会甚至药物上，缺乏安全感。他们全身功能处于抑制状态，各脏器功能不断降低，应急能力下降。在行动上表现为迟缓无力，精神上则显得呆滞忧郁、自卑不已。

三、老年康复患者的心理康复

（一）建立良好的治疗关系

良好的治疗关系在老年康复患者的心理康复过程中起着非常重要的作用。第一，要尊重、理解、关爱他们，交谈时语气应温柔、关心、体贴，语速应缓慢，面带微笑。老年人的反应比较迟钝，注意力也不易集中，应耐心地引导，尤其对有认知障碍的老年康复患者，还可以通过其眼神、表情、手势、坐姿等肢体语言了解他们的诉求，对老人的健忘和啰唆给予谅解，对老人的合理要求尽量满足。第二，对于不同的患者应采用不同的沟通方式，自尊心和虚荣心都较强的老年康复患者，应以鼓励和赞扬的口气，在充分尊重的基础上，让患者乐于接受医生的治疗，并适时与患者进行有效沟通；对于敏感猜疑的老年康复患者，必须满足其了解自身疾病有关知识的需要，尽早取得他们的信任，减少猜疑和误会，一味地隐瞒只会适得其反。

总之，我们应尽量使老年康复患者放松心情，调节他们的紧张情绪，增强他们战胜疾病、恢复健康的信心，让他们保持良好的心理状态。

知识链接

医患沟通的原则和技巧

医患沟通的原则和技巧包括以下几点：①以人为本。应充分考虑患者的各方面合理需求，体现对患者的关心与尊重。②诚实守信。良好的沟通建立在医患双方的相互信任和诚实守信的基础之上，这是治疗顺利进行的基石。③平等相待，互相尊重。新型医患关系必须以相互平等和互相尊重为基本原则。④主动沟通。患者对疾病的信息和知识往往处于相对匮乏的状态，加之心理上的担忧，需要医生主动、全面地向其解释病情，说明治疗计划及原则。⑤全面关怀。应尽量从整体上了解患者的社会关系、家庭状况、工作性质等情况，以便为患者提供更全面的关怀。⑥保守秘密。医务人员必须严格遵守保密原则，防止患者个人信息的泄露。⑦同情理解。在与患者沟通时，应表现出高度的同情和理解，给予患者心理上的安慰和鼓励。⑧共同参与（互动）。医患双方应共同参与治疗过程，同时，也应保障患者的知情权。让患者及其家属共同参与疾病的治疗和讨论，有助于获得他们的支持和理解，从而使治疗效果更加明显。

（二）改善家庭关系，获取家庭支持

家庭关系是一种特殊的社会关系，家属是老年康复患者生活中关系最亲密的人。在康复治疗的过程中，除了医务人员和患者本身，家属的作用同样不可小觑。他们能够为老年康复患者提供情感上的慰藉，帮助他们摆脱悲观、焦虑等不良心理状态，从而保持稳定的心理状态，确保康复治疗过程能够平稳、有序地进行。此外，家属还能激励老年康复患者克服消极被动的情绪，摆脱依赖心理和"懒惰"习惯，保持积极向上的心态和主动参与治疗的意愿。更重要的是，家属的鼓励、支持与肯定能够极大地增强老年康复患者康复的信心和决心。

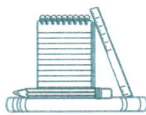

（三）调适社会角色，加强人际沟通

鼓励老年康复患者多结交朋友、多与人交流，通过看电视、听广播、阅读书籍报刊等多种方式培养广泛的兴趣爱好，以丰富自己的生活内容。对于病情较轻的老年康复患者，应动员他们走出病房，在院内散步，呼吸新鲜空气，并根据个人喜好和身体状况适当参与一些适合老年人的体育锻炼，如练习气功、打太极拳。这样的人际交流和锻炼活动不仅能够有效地转移患者对自身疾病的过度关注，还能帮助他们避免孤独感，促进思想交流，解决心理问题，实现相互鼓励和支持。

任务三　儿童康复患者的心理康复

一、正常儿童的心理特点

正常儿童的心理发展与身体的生长发育相似，是一个循序渐进的过程，具有一定的阶段性和规律性。正常儿童的心理特征具体表现如下。

1. 智力迅速发展　儿童好奇心旺盛，求知欲强烈，对周围的一切事物，尤其是新鲜事物充满兴趣。从出生至4岁，是儿童视觉发展的关键时期，其形象视觉发展尤为迅速；而学龄期则是儿童学习科学文化知识的重要基础阶段。

2. 情感纯真直率　幼儿期是儿童情感发展和情感教育的重要时期，他们渴望得到他人的爱和关心。学龄前儿童的情绪直接指导并调控他们的行为，决定着他们的所作所为。进入学龄期后，儿童情感的稳定性和深刻性逐渐增强，开始学会控制自己的情绪，懂得维护集体荣誉、珍惜友谊、遵守道德规范等。

3. 人际关系单纯融洽　在儿童的生活中，父母、老师和同伴是他们最主要的接触者。父母作为孩子的启蒙老师，向儿童传授多方面的社会知识和道德准则，为他们提供丰富的社交行为和技能练习机会，并给予相应的指导和强化。老师则为儿童创造与同伴友好相处、互相关心和帮助的环境，提供语言交流的机会，丰富交往的内容，并帮助儿童树立交往的信心。在与同伴的交往中，儿童一方面会发展出如微笑、请求等社交行为，从而尝试、练习并巩固已学会的社交技能，使之更加积极、恰当；另一方面，他们还会通过观察同伴的社交行为来学习、尝试新的手段和方法，从而丰富自己的交往经验和能力。

4. 个性逐渐形成　儿童具有好模仿、可塑性强的特点，儿童期正是性格形成和发展的关键时期。老师、父母及其他经常生活在一起的家庭成员的言行、性格及教育方式对儿童性格的形成具有重要影响，不良习惯也容易在这个阶段养成。因此，在这一阶段，家长和老师应特别注重自身的言行举止，为儿童树立良好的榜样。

二、儿童康复患者的心理特点

由于儿童康复患者年龄尚幼，对疾病缺乏足够的认知，且心理状态尚未完全成熟，因此随着病情或环境的变化，他们的心理会迅速发生显著变化。以下是儿童康复患者可能出现的几种心理特征。

1. 自卑心理　表现为无法正视自己的功能障碍，认为自己不如正常儿童，遇事畏缩不前，缺乏竞争勇气。由于升学、就业等方面的限制及社会传统观念的偏见，他们对未来感到迷茫和沮丧，部分儿童甚至自暴自弃，缺乏积极向上的动力。

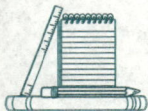

2. 孤僻倾向 由于生理缺陷，他们可能游离于普通儿童之外，更喜欢独处，只愿意与同类儿童康复患者交往。

3. 多疑心态 在人际交往中常常对他人产生偏见和误解，仅凭主观认识和事物表象作出判断，表现出疑虑、反感等情绪，并通过面部表情和言语充分流露出来，影响他们与他人的正常交往。

4. 依赖习性 一些儿童康复患者在家庭中受到过多的照顾，养成了依赖的习惯，尤其是视力障碍儿童的依赖性可能更强。即使是一些力所能及的事情，他们也不愿自己动手去做，而是一味地等待、依靠他人，缺乏自主自立的能力。

5. 分离焦虑 由于生病住院，患儿可能不得不与父母分开或减少与父母的接触时间，从而产生分离焦虑。这种焦虑情绪和行为反应包括反抗、哭闹、拒绝他人、无助、冷漠、失望等。同时，还可能伴有自主神经系统功能紊乱的症状，如心慌、胸闷、尿频、尿急等。这些症状可能导致患儿食欲减退、胃肠功能紊乱，出现营养不良的容貌，以及入睡困难、睡眠不安等问题。

6. 易激惹性 当受到不公正的对待或误解其原意时，患儿极易激动，举止冲动，待人态度生硬，乱发脾气，不听劝告。

三、儿童康复患者的心理康复

（一）建立良好的治疗关系

儿童康复患者对康复治疗师的喜欢和信任格外重要，这是治疗的前提。康复治疗师需真诚地关心并同情儿童康复患者，赢得他们的信赖，从而建立起基于友爱、尊重、平等、信任及包容的治疗关系。这种良好的治疗关系有助于治疗师与儿童之间的顺畅沟通，深入了解其病情、心理状态及社会背景，进而有针对性地实施康复及治疗措施。

（二）矫正不良行为和情绪

凭着良好的医患关系，使用行为疗法或认知疗法改变儿童康复患者的认知、情绪和行为，鼓励并支持儿童康复患者矫正其歪曲的认知或消极的情绪与行为，同时督促并指导他们培养新的能力，重塑健康心态及人格。

（三）有针对性的心理治疗

根据儿童的心理行为特点，采用适当的心理治疗，如音乐治疗、游戏治疗等。

1. 音乐治疗 音乐能够跨越语言界限表达情感世界。对于存在语言障碍、情感障碍的儿童康复患者而言，音乐能够开启他们的内心世界，使其情感得以与外界交流。音乐能够刺激多重感官，与人的听觉、视觉、触觉、运动觉、平衡感等同步作用，在安全且无威胁的音乐环境中，引发儿童康复患者有意识或无意识的反应，从而消除其心理防御机制。有目的地开展音乐治疗活动能够增强儿童的自信心，建立良好的人际交往关系，并发展其社会交往能力。针对儿童康复患者的音乐治疗更注重心理与情绪的调适，而非单纯的行为训练。

2. 游戏治疗 以游戏活动为媒介，使儿童能够自然地表达自己的情感，暴露问题，并从中自我解脱心理困扰。在游戏治疗中，玩具成为儿童的"词汇"，游戏则是他们的"语言"。对儿童而言，"游戏"是最自然的沟通媒介，也是表达自我情绪、想法和行动的工具。游戏治疗不仅涉及与儿童一起玩耍，更重要的是通过游戏治疗的过程，将儿童在现实中无法处理的问题通过象征性的方式呈现出来，转变为可学习、可处理的情绪与事物，从而达到舒缓紧张情绪、发现问题、解决问题的目的。

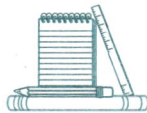

（四）进行家长康复指导

儿童的成长离不开家庭的支持，家长是儿童生活中的重要陪伴者。亲子关系直接影响着儿童的身心健康、行为态度、价值观念及未来成就。良好的亲子关系是儿童心理健康的重要保障。作为养育者，父母有责任培养儿童健康成长。面对患有严重疾病或残疾的孩子，家长也需要一个心理接受和适应的过程。此外，家长在看到自己的孩子在心智、学习、社会活动等方面不如其他正常儿童，常会产生羡慕、嫉妒，甚至悔恨、敌对等不良心理。因此，在康复过程中要密切关注儿童家长的心理反应及情绪变化，及时给予他们心理援助，帮助他们正确面对患病或残疾的孩子，调整心态，积极配合儿童的心理康复治疗。病残儿童家庭应建立正确的亲子关系，即接受孩子的病残事实，给予关爱与关注，稳定患儿情绪，避免溺爱、干涉或放纵。

（五）获得教育与社会支持

儿童康复患者是社会的一员，关爱他们是全社会的共同责任。儿童康复患者应与其他孩子一样享有学前教育与义务教育的权利。他们可以根据自身情况选择进入普通小学或特殊教育学校就读。在普通小学接受融合教育，有助于病残儿童走出孤独，真正与普通儿童共享美好时光。在特殊教育学校的儿童，可以参与学校创设的社会交往环境，如与健全学生开展手拉手活动，参加书画、舞蹈、声乐、体育等各种竞赛，从而在交往与参与中不断克服自卑心理。无论是普通学校还是特殊学校，都应为儿童康复患者提供适当的心理咨询及心理辅导服务，帮助他们克服自卑、孤独、情绪不稳等不良情绪，建立良好的师生关系，与同学融洽相处。

任务四　残疾康复患者的心理康复

残疾改变了个体的生理及社会状况，阻碍了残疾人充分、平等地参与社会生活，与健全人相比，其心理问题往往呈现出更为复杂的特点。治疗者需针对残疾人的心理特点，采取有针对性的心理康复措施，以帮助他们尽快恢复功能，重返社会。

一、残疾康复患者的心理适应过程

（一）无知期

无知期是指残疾发生后，个体尚未充分了解自身的真实病情，未意识到病情的严重性，心理上缺乏长期应对残疾的准备。主要表现为认为自身病情不重，相信经过治疗后可以痊愈，对病情预后缺乏足够的忧虑。情绪表现与创伤程度、病情变化、家庭和社会支持等因素有关。此阶段持续时间因人而异，从数天到数月不等，与年龄、文化程度、职业及对医学知识的了解程度有关。

（二）震惊期

当个体意识到自身病情的严重程度后，心理上可能会陡然出现情感麻木或休克的状态，即进入震惊期。主要表现为头脑一片空白，沉默寡言，表情惊讶、呆滞，思维迟钝，行为不知所措，对周围事物缺乏感知和反应。此阶段持续时间较短，从几秒到数天不等。

（三）否认期

在震惊期之后，个体可能会为逃避精神痛苦而在心理上对当前事实采取否认态度，进入否认期。主要表现为不相信自己无法再痊愈，四处咨询病情，寻求各种治疗方法，"病急乱投医"。心理上对病情既敏感又矛盾，不愿意听到有关自身病情的负面评价，容易出现紧张、焦虑的情绪，激惹性增强，甚至出现拒不配合治疗、骂人、摔东西等攻击行为。否认程度与个体的性格、

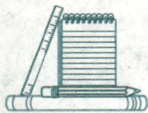

周围人的支持程度，以及接收到的病情正负面评价信息有关。此阶段持续时间可能为数周或数月不等。

（四）抑郁期

当心理防线彻底崩塌时，个体可能会对自身病情和今后生活产生负面评价，情绪持续抑郁，进入抑郁期。当病情没有明显好转或反复发作时，个体逐渐意识到病情的严重性，治疗信心动摇，表现出情绪低落、不稳定，心情压抑，对周围事物失去兴趣，不愿说话，不愿与人交往。可伴有睡眠障碍，部分患者出现自杀念头甚至自杀行为。此阶段持续时间可能为数月或更长时间。

（五）反对独立期

反对独立期是指个体情绪趋于稳定，但缺乏独立自主的谋生心态和行为。主要表现为被动接受自身的残疾，过于依赖他人，害怕出院，不敢独自居家或外出，自己能干的事也需要他人帮助，无意愿回归社会。此阶段持续时间从数月到数年不等。

（六）适应期

当个体不再过分担心、恐惧自身病情和预后时，会主动面对残疾，积极配合治疗，心理上基本适应残疾所带来的不便，进入适应期。主要表现为正面评价自身生存价值，生活态度积极乐观向上，充分发挥残存能力，自主独立地参与家庭和社会生活。

二、残疾康复患者的心理特点

1. 自卑心理　残疾康复患者往往难以像普通人一样进行学习、工作和恋爱，因此心中常感悲伤和失落，进而产生自卑心理，缺乏自信心。当面对自身缺陷带来的诸多不便时，他们的情绪容易低落。特别是当个人无法解决问题，又缺乏足够的支持和帮助，甚至遭遇嘲笑和歧视时，自卑心理会更加严重。自卑心理是残疾康复患者的主要心理特点。

2. 孤独心理　残疾康复患者由于存在功能障碍，如行为障碍、语言障碍等，加之社会配套设施如无障碍通道、残疾人卫生间、红绿灯声音信号等尚不完善，这限制了他们的外出活动，导致活动范围狭小。此外，缺乏适合的活动场所和人际交流机会，久而久之，他们容易产生孤独心理。这种心理往往会随着年龄的增长而逐渐加重。

3. 敏感心理　残疾康复患者因自卑心理而减少与外界的交流，遇到事情往往藏在心里，这容易导致他们形成敏感多疑的性格。他们对其他人的评论特别敏感，尤其是涉及个人缺陷时，不正确的眼神、不恰当的称呼、不合适的动作都可能被他们误解为针对自己，从而引发强烈的反感。

4. 消极心理　残疾康复患者由于功能障碍导致自我效能感减弱，他们可能会抱怨命运的不公，对未来失去希望，进而产生消极逆反心理。这种心理常表现为情绪低落、意志消沉、缺乏兴趣和生活动力等。更有甚者，会表现出敌对情绪，当个人利益受到影响或遭受不公正待遇时，可能会辱骂甚至攻击他人。

5. 富有同情心　残疾康复患者在生活中往往表现出强烈的同情心。由于自身的残疾和内心的无助，他们渴望得到更多人的关注和帮助。从心理学角度来看，这样的心理状态更容易使他们在相似的人身上产生移情和投射，潜意识里在对方身上看到了自己的影子，从而给对方（也是给自己）更多的理解和同情。

6. 自强自立　有相当一部分残疾康复患者虽然身体残疾，但意志坚定，具有强烈的自强自立精神。他们凭借顽强的毅力去学习、去奋斗，努力实现自己的人生价值，为社会创造财富。

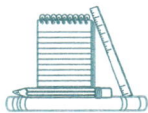

知识链接

身残，志不残

云南省昆明市东川区乌龙镇坪子村芭蕉箐小组的张顺东、李国秀夫妇，尽管两人加起来只有一只手和一双脚，却练就了常人难以想象的技能——张顺东仅凭一只手就能挖田、骑三轮摩托车；李国秀则依靠一双脚就能绣花！2018年，为了节约建房运费，张顺东独自一人驾驶三轮摩托车，从镇上将建筑材料一车车拉回家，每天往返多达20余次，一个月下来为家庭节省了一万多元的开支。最终，他们住进了一幢80多平方米的新砖房。家中悬挂着李国秀用双脚绣制的党旗，党旗上还绣有"我是你的手，你是我的腿"的字样，夫妻二人的和睦与同心由此可见一斑。从最初曾为经济偶有争吵，到有了孩子后感情越来越稳固，风雨同舟20余年，女儿培养成了大学生！如今，依靠种地、养殖和政府补助，全家年收入近2万元。收入中，有2700元是张顺东做残疾人联络员的补助。他做这项工作已10多年，为同村105名残疾人带去不少帮助。张顺东夫妇的事迹，在当地广为流传，激发着东川干部群众脱贫攻坚的内生动力。

三、残疾康复患者的心理康复

（一）建立良好的医患关系

通过观察、会谈、心理测验，或通过与家属、朋友等的交流，全面了解残疾康复患者的心理状况，并作出准确评估。明确患者所处的心理阶段，同时有意识地与残疾康复患者建立一种良好的医患关系，使其感受到温暖与关怀，从而赢得他们的信任。在建立这种关系时，应保持中立的立场，确保治疗的客观性。促进残疾康复患者积极参与康复训练，主动配合医生完成各阶段的训练任务，以提高训练效果。

（二）树立正确的认知

帮助残疾康复患者正确认识残疾，尽快适应新的社会角色，完成角色转换。选择适当的时机，让患者全面了解病情，充分认识残疾可能带来的影响及康复训练的重要性，从而正确面对现实，接受残疾。完成角色转换有助于残疾康复患者尽早树立正确的心理观念，重新认识自己，发现并积极开发自身潜能。这将成为他们今后参与社会活动、树立自信心的心理支撑点，有助于树立正确的价值观和积极向上的人生态度。同时，强化残疾康复患者自强不息的意识，真正解决自卑、孤独、敏感、忧虑等心理问题，增强社会适应能力，建立良好的人际关系，促进健全人格的发展，使他们能够更好地生活和发展。

（三）营造和谐的家庭氛围

家庭是残疾康复患者生活成长的主要场所，亲人是他们最亲密的人。因此，家人应增加与残疾康复患者的交流和沟通，认真倾听他们的需求和想法。对于积极的需求和想法，应尽量满足和实现；对于消极的情绪和行为，应及时纠正和引导。对于产生的心理问题，要尽快进行疏导和解决。营造和谐温暖的家庭氛围，以宽容平和的心态对待残疾康复患者，使他们感受到家庭的温暖和家人的关爱，从而增强他们战胜困难的信心和未来发展的希望。

（四）帮助残疾康复患者了解社会资源

我国已经建立了较为完善的社会保障体系，以保障残疾康复患者能够获得良好的教育和就业机会，解决其工作、生活、婚姻等问题，使他们能够全面地融入社会生活。然而，很多人对此并不了解，担心自己不能适应社会。因此，有必要帮助残疾康复患者了解现有的社会保障体

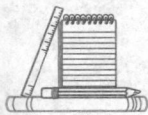

系，如国家对残疾康复患者开展的免费培训项目，可帮助他们学习新技能；残疾人的创业和就业扶持政策，可提供资金和税收的优惠等。

（五）运用心理行为技术

1.行为疗法　利用行为疗法中的鼓励与支持手段，定期对残疾康复患者进行心理强化，巩固已经形成的正确观念。在初步适应新的社会角色后，患者可能会出现一些反复，因此，要定期进行随访、强化，鼓励和表扬他们的进步，不断让他们体会到适应新角色是正确的和愉快的。

2.角色扮演训练　通过对残疾康复患者进行假定角色的扮演训练，提高他们转换社会角色的能力，增加对不同社会角色的心理体验，有助于顺利完成对当前"残疾"这一角色的认同。

3.集体疗法　将病情、自然状况相近的残疾康复患者组成小组，让他们相互交流，畅谈自己耳闻目睹的事物和内心感受，以及对残疾的看法、生活训练的经验等。特别邀请一些对残疾有全面认识、心理状态良好的残疾康复患者作为小组的主要发言者，以起到榜样的作用。通过交流，可以加深残疾康复患者对残疾的理解，并找到一种心理平衡感。在进行该疗法时，要预先设定好讨论的内容，并在心理医师的指导下进行。

心理实践

1.团体活动

（1）收获"糖弹"

活动目的：通过给予赞美来发现他人的优点，取长补短；通过接受赞美来认识自身的优点，扬长避短；学会人际沟通技巧。

活动时间：20 ～ 30 分钟。

活动准备：彩色卡纸、笔，以及空旷的教室或适宜的室外场地。

活动过程：①将学生进行分组，根据课程需求和班级人数，建议每组 6 ～ 8 人。②每个学生根据需要领取彩色卡纸，在 5 分钟内尽可能多地写下对班级同学的赞美之词，并将其制作成"糖弹"。③5 分钟后，大家将手中的"糖弹"抛给想要赞美的人，直到手中的"糖弹"全部送完。之后，才能打开自己收到的"糖弹"。④小组内相互交流自己收到的"糖弹"，并大声朗读出来。⑤活动结束后，教师邀请各小组分享交流：收到"糖弹"时与人目光接触的感觉如何？收到"糖弹"是感到甜蜜还是有所伤害？当你看到别人对自己的赞美时，有何感受？你是否还有更多的赞美想要送出？

（2）规则的意义

活动目的：让学生树立良好的规则意识和责任意识，认识并珍视自己的生命价值观，学会珍爱生命。

活动时间：30 分钟。

活动准备：阅读材料、大白纸、笔，以及空旷的教室或适宜的室外场地。

阅读材料：有一个火车轨道，由于道路改道，原来的铁轨被废弃，新的路轨已经建好并通车。在新修建的路旁，竖立了一块牌子，上面写着"严禁在此轨道玩耍"。有几个学生放学后来到了这里，其中一个学生看到牌子的警告后，就跑到了原来的旧轨道上去玩，而其他三个学生虽然看到了那块牌子，但他们没有理会，仍旧跑到新修建的轨道上去玩。这时，突然一列火车疾驰而来，速度太快，学生们已来不及从轨道上离开。假定这两个岔道口中间有个控制装置，可以决定火车往哪个方向开，既可以沿着新的轨道也可以沿着原来的旧轨道开。问题如下：

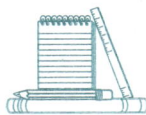

①如果你是控制员，你会把火车调到哪个方向？是原来的旧轨道还是新的轨道？为什么？说说你此时的心情。②如果你是那三个在新轨道上玩耍的学生之一，你希望控制员把火车调到哪个方向？请说明理由，并谈谈你此时的心情。③如果你是那个在旧轨道上玩耍的学生，你希望控制员把火车调到哪个方向？请说明理由，并谈谈你此时的心情。

活动过程：①将学生进行分组，根据课程需求和班级人数，建议每组 6～8 人。②每组成员围坐一起，发给每个小组每位同学阅读材料。读完材料后，请回答后面的问题。③每个人思考完毕后，在小组内进行交流，由记录员记录讨论结果，最后总结出小组的观点。④分享。教师邀请各小组分享观点和看法。

2. 案例分析

（1）案例描述

为"折翼天使"插上翅膀

走进湖州市第一人民医院康复医学科儿童康复室，仿佛置身于一个充满童趣的游乐园。房间被亮黄色、粉色、橘色等鲜艳色彩装点得生机盎然。在这里，康复治疗师马妍洁正跪在地上，专注地为一位小患者进行康复训练。"刚成为儿童康复医师时，我确实感到很头疼。"马妍洁回忆道，"因为有些孩子年龄太小，无法像大人那样用语言沟通，掐咬就成了他们最直接的表达方式。这导致我的胳膊时常淤青。"由于患儿身材娇小，马妍洁在工作的大部分时间里都需要下蹲、弯腰甚至跪在地上。一天下来，她常常感到腰酸背痛。久而久之，她的髋关节和膝关节都出现了不适。

然而，即便面对这些困难和挑战，马妍洁在面对患儿时依然保持着满眼的笑意和无限的耐心。她深知，用一颗真挚的爱心和持久的耐心，能够迅速拉近与孩子们的距离。而专业精湛的康复治疗技巧，则是帮助这些"折翼天使"重新插上"翅膀"，飞向美好生活的关键所在。

（2）案例思考

儿童康复治疗师马妍洁的事迹对你有什么启发？在面对儿童康复患者时，你该如何为他做心理疏导，帮助他回归学校与社会？请结合本章内容思考并回答。

3. 实践训练

以小组为单位，围绕助残日、残疾人心理健康相关的任意主题进行资料收集，可采用调查访谈的方式进行项目实施，最终以课件和视频的方式展示项目成果。课件要求简洁美观、配色合理，每页的字体和字数适当。视频时长为 3～5 分钟。本训练旨在促使大家进一步学习残疾康复患者的心理适应过程、心理变化，掌握对残疾康复患者的心理康复。

复习思考

1. 名词解释

老年期　残疾　残疾人　无知期　否认期

2. 简答题

（1）简述老年人记忆改变的表现。

（2）简述儿童的心理需要有哪些。

（3）简述残疾康复患者的心理适应过程。

扫一扫，查阅
复习思考题答案

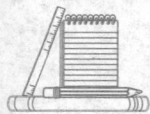

参考文献

［1］罗伯特·弗兰克，米歇尔·罗森塔尔，布鲁斯·卡普兰编著.康复心理学手册［M］.朱霞，李云波，孙丛燕主译.2版.南京：东南大学出版社，2014.

［2］琳达·布兰农等著.健康心理学［M］.郑晓辰，张磊，蒋雯译.8版.北京：中国轻工业出版社，2016.

［3］李静，宋为群.康复心理学［M］.2版.北京：人民卫生出版社，2018.

［4］杨小兵，李凌霞.康复心理［M］.北京：中国中医药出版社，2018.

［5］徐传庚.医学心理学［M］北京：中国中医药出版社，2018.

［6］菲利普·津巴多等著.津巴多普通心理学［M］.王佳艺译.北京：中国人民大学出版社，2008.

［7］费尔德曼，黄希庭著.心理学与我们［M］.黄希庭等译.2版.北京：人民邮电出版社，2020.

［8］罗杰·R·霍克著.改变心理学的40项研究［M］.白学军等译.7版.北京：中国人民大学出版社，2015.

［9］周郁秋.康复心理学［M］.3版.北京：人民卫生出版社，2019.

［10］马存根.医学心理学［M］.5版.北京：人民卫生出版社，2019.

［11］钱铭怡.中国心理学会临床与咨询心理学工作伦理守则解读［M］.北京：北京大学出版社，2021.

［12］张日昇.咨询心理学［M］.3版.北京：人民教育出版社，2022.

［13］科米尔，纽瑞尔斯，奥斯本著.心理咨询师的问诊策略［M］.张建新等译.6版.北京：中国轻工业出版社，2009.

［14］杨凤池.咨询心理学［M］.北京：人民卫生出版社，2018.

［15］胡君梅.正念减压自学全书［M］.北京：中国轻工业出版社，2019.

［16］贝克著.认知疗法：基础与应用［M］.张怡，孙凌，王辰怡等译.2版.北京：中国轻工业出版社，2018.

［17］法布里奇奥·迪唐纳著.正念疗法：认知行为疗法的第三次浪潮［M］.郭书彩，范青，陆璐等译.北京：人民邮电出版社，2021.

［18］马莹.心理咨询技术与方法［M］.北京：人民卫生出版社，2016.

［19］赵旭东，张亚林等著.心理治疗［M］.武汉：华东师范大学出版社，2020.

［20］张勇.中国传统音乐治疗理论与方法体系研究［M］.北京：人民出版社，2019.

［21］贾静.音乐治疗理论体系构建及临床应用研究［M］.北京：北京工业大学出版社，2022.

［22］玛考尔蒂著.儿童绘画与心理治疗：解读儿童画［M］.李甦，李晓庆译.北京：中国轻工出版社，2019.

［23］黄晓红.画中有话——叙事绘画治疗的临床应用［M］.北京：中国轻工出版社，2019.

［24］申荷永.荣格与分析心理学［M］.北京：中国人民大学出版社，2015.

［25］马丁·塞利格曼，塔亚布·拉希德著.积极心理学治疗手册［M］.邓之君译.北京：中信出版

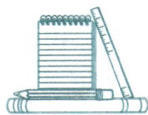

社，2020.

［26］樊富珉，何瑾．团体心理辅导［M］.2 版.上海：华东师范大学出版社，2022.

［27］张文霞．团体心理辅导［M］.北京：清华大学出版社，2022.

［28］欧文·D·亚隆，默林·莱兹克兹著．团体心理治疗理论与实践［M］.蒋娟，李鸣译.6 版.北京：中国轻工业出版社，2022.

［29］刘勇．团体心理辅导与训练［M］.广州：中山大学出版社，2018.

［30］汪启荣，郭娟．心理咨询实务［M］.大连：大连理工大学出版社，2024.

［31］王建平，张宁，王玉龙等．变态心理学［M］.北京：中国人民大学出版社，2018.

［32］李献云．精神障碍的认知行为治疗：总论［M］.北京：北京师范大学出版社，2021.

［33］美国精神医学学会编著．精神障碍诊断与统计手册（DSM-5-TR）［M］.张道龙译.5 版.北京大学出版社，2024.

［34］吴勉华，石岩．中医内科学［M］.5 版.北京：中国中医药出版社，2021.6.

［35］汪启荣．护理心理学基础［M］.3 版.北京：人民卫生出版社，2018.12.

［36］中华医学会神经病学分会神经心理与行为神经病学学组．常用神经心理认知评估量表临床应用专家共识［J］.中华神经科杂志，2019，52（3）：166-176.

［37］顾添培，王荣，戴琪等．品格优势的评估工具及在心理护理中的应用研究进展［J］.护理研究，2022，36（16）：2940-2943.

［38］徐蕊，黄兴兵．难治性抑郁症非药物治疗新进展［J］.实用医学杂志，2024，40（4）：439-446.

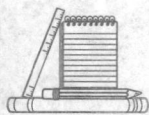

全国中医药行业职业教育"十四五"规划教材

教材目录

注：凡标☆者为"十四五"职业教育国家规划教材。

序号	书名	主编		主编所在单位	
1	医古文	刘庆林	江 琼	湖南中医药高等专科学校	江西中医药高等专科学校
2	中医药历史文化基础	金 虹		四川中医药高等专科学校	
3	医学心理学	范国正		娄底职业技术学院	
4	中医适宜技术	肖跃红		南阳医学高等专科学校	
5	中医基础理论	陈建章	王敏勇	江西中医药高等专科学校	邢台医学院
6	中医诊断学	王农银	徐宜兵	遵义医药高等专科学校	江西中医药高等专科学校
7	中药学	李春巧	林海燕	山东中医药高等专科学校	滨州医学院
8	方剂学	姬水英	张 尹	渭南职业技术学院	保山中医药高等专科学校
9	中医经典选读	许 海	姜 侠	毕节医学高等专科学校	滨州医学院
10	卫生法规	张琳琳	吕 慕	山东中医药高等专科学校	山东医学高等专科学校
11	人体解剖学	杨 岚	赵 永	成都中医药大学	毕节医学高等专科学校
12	生理学	李开明	李新爱	保山中医药高等专科学校	济南护理职业学院
13	病理学	鲜于丽	李小山	湖北中医药高等专科学校	重庆三峡医药高等专科学校
14	药理学	李全斌	卫 昊	湖北中医药高等专科学校	陕西中医药大学
15	诊断学基础	杨 峥	姜旭光	保山中医药高等专科学校	山东中医药高等专科学校
16	中医内科学	王 飞	刘 菁	成都中医药大学	山东中医药高等专科学校
17	西医内科学	张新鹃	施德泉	山东中医药高等专科学校	江西中医药高等专科学校
18	中医外科学☆	谭 工	徐迎涛	重庆三峡医药高等专科学校	山东中医药高等专科学校
19	中医妇科学	周惠芳		南京中医药大学	
20	中医儿科学	孟陆亮	李 昌	渭南职业技术学院	南阳医学高等专科学校
21	西医外科学	王龙梅	熊 炜	山东中医药高等专科学校	湖南中医药高等专科学校
22	针灸学☆	甄德江	张海峡	邢台医学院	渭南职业技术学院
23	推拿学☆	涂国卿	张建忠	江西中医药高等专科学校	重庆三峡医药高等专科学校
24	预防医学☆	杨柳清	唐亚丽	重庆三峡医药高等专科学校	广东江门中医药职业学院
25	经络与腧穴	苏绪林		重庆三峡医药高等专科学校	
26	刺法与灸法	王允娜	景 政	甘肃卫生职业学院	山东中医药高等专科学校
27	针灸治疗☆	王德敬	胡 蓉	山东中医药高等专科学校	湖南中医药高等专科学校
28	推拿手法	张光宇	吴 涛	重庆三峡医药高等专科学校	河南推拿职业学院
29	推拿治疗	唐宏亮	汤群珍	广西中医药大学	江西中医药高等专科学校

序号	书名	主编		主编所在单位	
30	小儿推拿	吕美珍	张晓哲	山东中医药高等专科学校	邢台医学院
31	中医学基础	李勇华	杨 频	重庆三峡医药高等专科学校	甘肃卫生职业学院
32	方剂与中成药☆	王晓戎	张 彪	安徽中医药高等专科学校	遵义医药高等专科学校
33	无机化学	叶国华		山东中医药高等专科学校	
34	中药化学技术	方应权	赵 斌	重庆三峡医药高等专科学校	广东江门中医药职业学院
35	药用植物学☆	汪荣斌		安徽中医药高等专科学校	
36	中药炮制技术☆	张昌文	丁海军	湖北中医药高等专科学校	甘肃卫生职业学院
37	中药鉴定技术☆	沈 力	李 明	重庆三峡医药高等专科学校	济南护理职业学院
38	中药制剂技术	吴 杰	刘玉玲	南阳医学高等专科学校	娄底职业技术学院
39	中药调剂技术	赵宝林	杨守娟	安徽中医药高等专科学校	山东中医药高等专科学校
40	药事管理与法规	查道成	黄 娇	南阳医学高等专科学校	重庆三峡医药高等专科学校
41	临床医学概要	谭 芳	向 军	娄底职业技术学院	毕节医学高等专科学校
42	康复治疗基础	王 磊		南京中医药大学	
43	康复评定技术	林成杰	岳 亮	山东中医药高等专科学校	娄底职业技术学院
44	康复心理	彭咏梅		湖南中医药高等专科学校	
45	社区康复	陈丽娟		黑龙江中医药大学佳木斯学院	
46	中医养生康复技术	廖海清	艾 瑛	成都中医药大学附属医院针灸学校	江西中医药高等专科学校
47	药物应用护理	马瑜红		南阳医学高等专科学校	
48	中医护理	米健国		广东江门中医药职业学院	
49	康复护理	李为华	王 建	重庆三峡医药高等专科学校	山东中医药高等专科学校
50	传染病护理☆	汪芝碧	杨蓓蓓	重庆三峡医药高等专科学校	山东中医药高等专科学校
51	急危重症护理☆	邓 辉		重庆三峡医药高等专科学校	
52	护理伦理学☆	孙 萍	张宝石	重庆三峡医药高等专科学校	黔南民族医学高等专科学校
53	运动保健技术	潘华山		广东潮州卫生健康职业学院	
54	中医骨病	王卫国		山东中医药大学	
55	中医骨伤康复技术	王 轩		山西卫生健康职业学院	
56	中医学基础	秦生发		广西中医学校	
57	中药学☆	杨 静		成都中医药大学附属医院针灸学校	
58	推拿学☆	张美林		成都中医药大学附属医院针灸学校	